张照潼 / 著

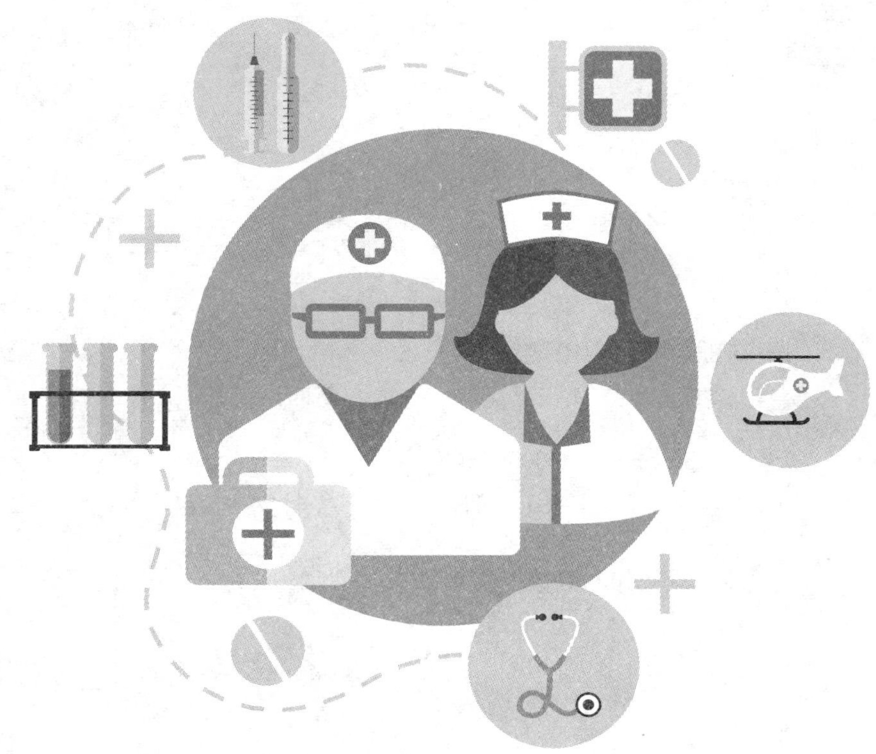

急诊诊断与治疗

JIZHEN ZHENDUAN YU ZHILIAO

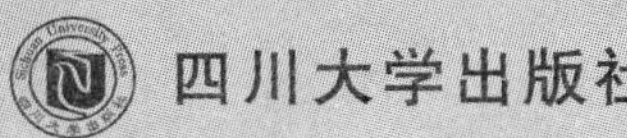

四川大学出版社

特约编辑:龚娇梅
责任编辑:傅　奕
责任校对:周　艳
封面设计:璞信文化
责任印制:王　炜

图书在版编目(CIP)数据

急诊诊断与治疗 / 张照潼著. —成都：四川大学出版社，2015.10
ISBN 978-7-5614-9059-4

Ⅰ.①急…　Ⅱ.①张…　Ⅲ.①急诊②急性病-诊疗
Ⅳ.①R459.7

中国版本图书馆 CIP 数据核字（2015）第 246373 号

书名　**急诊诊断与治疗**

著　　者　张照潼
出　　版　四川大学出版社
地　　址　成都市一环路南一段 24 号（610065）
发　　行　四川大学出版社
书　　号　ISBN 978-7-5614-9059-4
印　　刷　郫县犀浦印刷厂
成品尺寸　185 mm×260 mm
印　　张　18.5
字　　数　482 千字
版　　次　2019 年 7 月第 1 版
印　　次　2019 年 7 月第 1 次印刷
定　　价　78.00 元

◆读者邮购本书,请与本社发行科联系。
电话:(028)85408408/(028)85401670/
(028)85408023　邮政编码:610065
◆本社图书如有印装质量问题,请
寄回出版社调换。
◆网址:http://press.scu.edu.cn

目　录

第一章　急诊科急危重症的识别和诊断思路

第一节　概述

危重病是指患者病情危重，已危及或可能危及生命的疾病。例如：心脏博动（简称心博，俗称心跳）和呼吸停止、休克、昏迷、出血（包括内出血）、器官的急性功能不全、急性中毒、重症创伤合并器官损伤、各种疾病的最终阶段，以及急性心肌梗死、主动脉夹层破裂、致死性心律失常、肺栓塞、窒息、意外伤害（如溺水、电击伤、烧烫伤等）等。其突出的特点是：发病急、病情重，需要在第一时间内迅速给予急救处理，延误治疗可致死或致残。

急诊患者发病突然，病情严重性超出了患者和（或）家属的预想范围或耐受极限。除危重病以外，还包括癔症发作、打架斗殴、自杀性轻微伤害、神经症等。急诊患者根据病情分为5类：

（1）急需心肺复苏或生命垂危患者：此类患者要立即抢救。

（2）有致命危险的危重病：应在5～10分钟内接受病情评估和急救。

（3）暂无生命危险的急症患者：应在30分钟内经急诊检查后，给予急诊处理。

（4）普通急诊患者：可在30～60分钟内给予急诊处理。

（5）不属急诊的“急诊”患者：一般普通门诊患者，可按照就诊时急诊抢救情况适当延时给予诊治。

尽早而准确地对众多的急诊患者科学地进行评估，并进行危险分类，从中识别出各种急危重症，并尽早进行有力干预，对提高危重病患者的抢救成功率具有非常重要的意义。这也是每一个急诊科临床医师首先要解决而有时较难解决的问题，是急诊科医师的第一基本功。

一、危重病的识别

（一）心搏、呼吸停止的识别

（1）意识突然丧失，患者当即就地摔倒，对各种刺激均无反应。

（2）叹气样呼吸，在数十秒内停止，或已经停止。

（3）口唇、面色及全身皮肤发绀或苍白。

（4）大动脉搏动消失。

（5）心音消失。

（6）血压消失。

（7）双侧瞳孔（多数患者）对光发射消失。

(8) 短暂(大约持续数秒钟)的四肢抽搐和二便失禁。

(9) 心电图或心电监护显示:心捕静止、心室颤动或无脉电活动。

♥有学者将上述过程归纳为:一个体位(即被动体位)和七个字(背、抱、抬、推、流、倒、抽)。其中背、抱、抬、推是患者被家人运送至急诊室的情景,流是指二便失禁,倒是指意识丧失而倒地,抽是指肢体抽搐。识别的方法:看、拍、呼、摸。看是指看患者的眼睛(是否双眼紧闭和瞬目等)、面色(是否发绀等)、口鼻和胸廓(看口鼻和胸部有无呼吸动作);拍即拍患者的面颊等处,看有无反应;呼即大声呼喊患者的名字,看患者有无反应;摸是摸患者颈部动脉或其他显露部位的大动脉是否有搏动。

(二)其他急危重症的识别

1. 病史采集

采集并识别具有诊断意义的线索、病史。病史采集内容包括既往疾病史、可能的诱发原因、发病前患者的状态、发作时与发作后患者的情况患者生活的周围环境状况、服药(包括加减药情况)、饮食等,以及对识别急危重症有提示作用的线索。例如:高血压、糖尿病史与心脑血管病,吃糖块、花生、元宵与气管异物,煤炉取暖、汽车驾驶室使用空调与一氧化碳中毒,糖尿病患者加药或服用非法、私制降糖药与低血糖,情绪不良与癔症,胃病史与胃穿孔,腹部手术史与粘连性肠梗阻,育龄期女性停经史与异位妊娠出血,集体就餐同时出现异常表现与毒物、食物中毒等。

2. 识别急危重症状

常见急危重病的症状有:①意识不清;②呼吸困难与发绀;③各种出血(呕血、便血或黑便、咯血、尿血及其他部位出血等);④胸闷与胸痛(特别是伴有大汗、呕吐、晕厥现象者);⑤晕厥;⑥抽搐与惊厥;⑦精神及反应差;⑧严重心慌;⑨濒死感;⑩疲乏(不明诱因的严重疲乏)等。

3. 识别急危重病体征

危重病伴随的体征是早期识别危重病重要的客观依据。当患者意识不清或者患者单身、独居时,体格检查和可能的辅助检查结果是诊断危重病最重要的线索。

常见的危重病体征包括:①心率或脉搏过快或过慢,患者出现明显不适;②呼吸频率、幅度变化,并合并缺氧症状;③血压过高或突然降低,出现临床表现;④体温过高或过低;⑤意识状态异常;⑥言语障碍或语声微弱者;⑦表情淡漠或精神萎靡;⑧被动体位;⑨强迫姿势;⑩步态异常或四肢不能活动等。

为准确获得更多有用的危重病体征,减少漏(误)诊,要求:①所有急诊患者,必须以最快速度准确获取体温(T)、脉率(P)、呼吸频率(R)和血压(BP)四大生命体征及血氧饱和度(呼吸困难患者)数据;②危重病患者在进行急救处理的同时,应尽快测量生命体征、血氧饱和度等,为进一步的诊断、治疗提供科学依据;③应密切观察患者的意识、精神、面色、言语、体位、步态等,以发现危重病的识别、诊断线索。例如:大汗淋漓与重度创伤、面色苍白与内脏损伤;精神萎靡与危重病,被动体位与危重症,弯腰捧腹与急腹症,言语不清、肢体活动不便与脑血管病等。

4. 通过必要、可行的辅助检查早期识别危重病(包括验证或排除诊断)

例如:①快速血糖检查识别糖尿病(酮症、高渗昏迷)与低血糖昏迷;②血胆碱酯酶、碳氧血红蛋白、高铁血红蛋白测定对有机磷中毒、一氧化碳中毒、亚硝酸盐中毒的识别等；③心电图识别急性心肌梗死、各种心律失常等；④B超识别异位妊娠（宫外孕）合并腹膜腔积血、卵巢囊肿蒂扭转、心脏压塞（心包填塞）、主动脉夹层、胆道和泌尿系统结石等；⑤X线检查识别胃肠穿孔、肠梗阻；⑥CT检查识别脑血管病（脑梗死、脑出血等）、颅脑损伤以及胸、腹部器官的损伤等。但应注意，非床边检查一定要待患者生命体征稳定，并征得患者家属同意后方可进行。

5. 密切观察患者病情的变化

对某些病情较复杂，难于在短时间内做出初步诊断的急危重症，应在对患者进行一般抢救处理的同时，密切观察病情的变化，并通过相关辅助检查，缩小诊断范围，并请相关专科医师协同诊治。对实在难以确诊的疑难危重病，应待患者生命体征稳定后，以“××症状原因待查”收入专科病房进一步诊治。

♥在进行急危重症的处理时：

(1) 按照患者的临床表现，首先识别出危重病患者，迅速对不稳定的生命体征和危重情况给予对症支持治疗和密切检测，即一般急救处理（初步想到某种或某一类危重病后，迅速给予抢救。即所谓的“先开枪”或“先救人命”）。

(2) 在一般急救处理的基础上，收集患者的病史，进行体格检查、辅助检查。根据了解到的患者的情况进行进一步有针对性的诊治（即“后瞄准”或“后治病”）。

(3) 反复与患者家属沟通，交代病情的严重性和有可能出现的危险情况，有时是一边抢救，一边交代病情，这一点非常重要。在某些情况下与患者家属沟通、交代病情甚至比抢救患者更重要！

(4) 危重患者的所有非床边辅助检查必须注意以下两点：一是尽量在患者生命体征稳定后进行；二是要向患者家属讲清检查过程中有可能发生的各种危险，并征得其同意，必要时，还需要形成书面文件，并请患者家属或陪护人员签字。

二、急危重症的病情分级

各种急危重症的病情轻重不同，临床表现复杂多样。对患者众多的症状、体征及有关的生理、病理指标进行量化，根据综合评分来衡量病情的轻重，并对危重病病情的急性、危险分级，按照避轻就重的原则进行有目的、科学的抢救，既能使施救者有的放矢，又可提高危重病患者的抢救成功率，具有重要的临床意义。目前较常用的评分方法有APACHⅡ评分、格拉斯（GCS）评分、创伤指数、CRMAS、改良早期预警评分（MEWS）等。

（一）APACHⅡ评分

APACHⅡ评分（见表1-1）较常应用于重症监护室（ICU）患者的评分。

表1-1 APACHⅡ评分内容

生理变化 Physiologic Variable	+4	+3	+2	+1	0	评分 Score
直肠温度 Temperature－rectal（℃）	≥41 ≤29.9	39～40.9 30～31.9	32～33.9	38.5～38.9 34～35.9	36～38.4	
收缩压 MAP（mmHg）	≥160 ≤49	130～159	110～129 50～69		70～109	

续表1－1

生理变化 Physiologic Variable	+4	+3	+2	+1	0	评分 Score
心率 HR（次/分）	≥180 ≤39	140～179 40～54	110～139 55～69		70～109	
呼吸频率 RR（次/分）	≥50 ≤5	35～49	6～9	25～34 10～11	12～24	
Oxygenation：A－aDO_2 or PaO_2（mmHg）						
a. FiO_2≥0.5：A－aDO_2	≥500	350～499	200～349		<200	
b. FiO_2<0.5：PaO_2	<55	55～60		61～70	>70	
动脉 pH 值 Arterial pH	≥7.7 <7.15	7.6～7.69 7.15～7.24	7.25～7.32	7.5～7.59	7.33～7.49	
血清钠 Serum Na (mmol/L)	≥180 ≤110	160～179 111～119	155～159 120～129	150～154	130～149	
血清钾 Serum K (mmol/L)	≥7 <2.5	6～6.9	2.5～2.9	5.5～5.9 3～3.4	3.5～5.4	
血清肌酐 Serum Cr（mg/dL）（double point score for ARF）	≥3.5	2～3.4	1.5～1.9 <0.6		0.6～1.4	
因细胞比容（红细胞压积）Hct（%）	≥60 <20		50～59.9 20～29.9	46～49.9	30～45.9	
白细胞 WBC（$\times 10^9$/L）	≥40 <1		20～39.9 1～2.9	15～19.9	3～14.9	
意识评分＝15－GCS 总分						
A. 急性生理学评分 Acute physiology score（APS）						
静脉血清 HCO_3^- Serum HCO_3（venous，mmol/L）(在无血气时用)	≥52 <15	41～51.9 15～17.9	18～21.9	32～40.9	22～31.9	
B. 年龄评分						
年龄（岁）	≤44	45～54	55～64	65～74	≥75	
分值	0	2	3	5	6	
C. 慢性健康评分						
肝	活检证实的肝硬化及明确的门脉高压，既往因门脉高压引起的上消化道出血，或既往发生肝衰竭/肝性脑病/肝昏迷					
心血管	纽约心脏病协会心功能Ⅳ级					
呼吸	慢性阻塞性、梗阻性或血管性肺疾病导致活动重度受限，即不能上楼或不能做家务；或明确的慢性低氧、CO_2潴留、继发性真红细胞增多症、重度肺动脉高压（>40 mmHg）或呼吸机依赖					
肾	接受长期透析治疗					

续表1-1

生理变化 Physiologic Variable	+4	+3	+2	+1	0	评分 Score
免疫功能	应用治疗影响对感染的抵抗力，如免疫功能抑制治疗、化疗、放疗、长期或近期使用大剂量糖皮质激素，或罹患疾病影响对感染的抵抗力，如白血病、淋巴瘤和 AIDS					
符合慢性器官功能不全或免疫功能抑制的患者才有慢性健康评分						
					择期手术后入 ICU，为 2 分	
					急诊手术或非手术后入 ICU，为 5 分	
APACHE Ⅱ 总评分=急性生理评分+年龄评分+慢性健康评分						
APACHE Ⅱ 评分的理论最高值为 71 分						

评分注意事项：

(1) APS 包括 12 项生理指标，应当选择患者入 ICU 最初 24 小时内的最差值进行评分。

(2) 记录患者各项指标在最初 24 小时内的最高值和最低值，并根据表 1-1 分别进行评分，应当选择较高的分值。

(3) 急性肾衰竭时，应根据血清肌酐先行评分后将分值乘 2，而非将肌酐数值乘 2 后再进行评分。

(4) 如有缺项，应视为正常，缺项评 0 分。

(5) 若患者不符合慢性器官功能不全或免疫功能抑制的诊断，无论入院情况如何，均没有慢性健康评分（即慢性健康评分为 0）。

(6) 急诊手术的定义为：由计划手术开始 24 小时内进行的手术。

（二）格拉斯评分

格拉斯评分（GCS，见表 1-2）用于意识状态评分。

表 1-2　格拉斯评分（GCS）

GCS 评分	6	5	4	3	2	1
睁眼			自动	呼唤后	刺痛时	无反应
语音		回答正确	回答错乱	语句不清	只能发声	无反应
运动	按吩咐	刺痛定位	刺痛躲避	刺痛时肢体屈曲（去皮质强直）	刺痛时肢体过伸（去脑强直）	无反应

格拉斯评分总分为 3～15 分，患者总分越低，表明意识障碍越重，总分在 8 分以下表示昏迷。

（三）改良早期预警评分

改良早期预警评分（modified early warning score，MEWS）见表 1-3。

表 1－3　改良早期预警评分（MEWS）

项目	评分						
	3	2	1	0	1	2	3
心率（次/分）		≤40	41～50	51～100	101～110	111～129	≥130
收缩压（mmHg）	≤70	71～80	81～100	101～199		≥200	
呼吸频率（次/分）		＜9		9～14	15～20	21～29	≥30
体温（℃）		＜35.0		35.0～38.4		≥38.5	
意识				清楚	对光有反应	对疼痛有反应	无反应

一般认为，当患者 MEWS 大于或等于 5 分，必须予以重视并优先进行诊治；当 MEWS 大于或等于 10 分（有学者推荐大于或等于 9 分），提示患者病情危重，病死率极高，应立即进行抢救。此评分系统的特点是简便易行，对预后的判断准确率高，对院前和急诊患者更实用。

三、急危重症的一般急救程序

急危重症患者进入急诊科后，急诊科医师应掌握患者目前最危急的症状、生命体征，并通过简短询问既往病史，迅速对患者目前的整体状况做出初步评估，迅速对患者进行相应的急救处理。

（一）心搏，呼吸停止者，立即进行心肺复苏

（1）开放气道。

（2）人工呼吸。

（3）胸外心脏按压。

（4）对心室颤动患者进行电除颤。

（5）建立静脉通路。开始注射液体，排除低血糖反应后，应常规给予患者静脉滴注 0.9％氯化钠注射液（生理盐水）。

（6）进行生命体征、心电图和血氧饮和度的检测，并给予强有力的支持治疗。

（7）及时、反复（从患者刚入院）与患者家属进行沟通，交代病情，严肃说明病情的严重性和随时可能发生的危急事件（包括死亡）。告知患者家属，医护人员正在尽最大努力、全力对患者进行抢救（即让患者家属做最坏的打算，并知道医护人员正在做最大的努力）。

（二）未见心搏呼吸停止，但是生命体征不稳定患者应维持循环、呼吸功能

（1）适当体位。如休克患者采取休克体位、急性心功能不全患者采取坐位垂腿等。

（2）生命体征、心电图及血氧饱和度检测。

（3）保持呼吸道通畅。开放气道、头偏向一侧以防误吸，吸痰，必要时行气管插管。

（4）吸氧。根据不同的疾病，应用不同的氧流量，2 型呼吸衰竭时氧流量不超过 3 L/min。

（5）建立静脉通路。选择近心端、较粗的血管。穿刺困难时，及时进行血管切开输液。

（6）对昏迷患者留置导尿管，记录尿量。

（7）与患者及其家属进行沟通。对患者（非昏迷）进行心理安慰；向患者家属交代病情的严重性和可能出现的危险性。让患者情绪稳定，而让患者家属做最坏的思想准备。告

知医护人员正在全力抢救患者。

以上 7 项处理措施可作为急诊患者进入抢救室的一般常规抢救处理措施。

（8）维持患者的生命体征。①维持正常的呼吸功能。②维持稳定的循环功能，包括快速液体复苏，血管活性药物的应用，处理影响血液循环的心律失常。③保持体温恒定，患者体温过高（高于 41 ℃）时应给予物理降温；过低（低于 32 ℃）时，应用能测量 33.3 ℃以下温度的温度计测量，给予保温措施。

（9）处理、预防可能出现的其他重要器官功能障碍。

（10）做常规床边检查。如血常规、尿常规、大便常规、心电图、B 超、X 线检查，稳定并预测可能出现的其他器官功能障碍。

（三）生命体征稳定，伴器官功能不全者

对生命体征稳定，伴器官功能不全者除（二）中前 7 项常规急救处理措施外，还需做下列处理。

（1）镇静、镇痛。对烦躁患者应用地西泮（安定）等药物镇静，地西泮常用量为 5～10 mg，缓慢静脉注射。剧烈疼痛者，如急性心肌梗死、创伤等，可用哌替啶 50～100 mg，肌内注射，或吗啡 3～10 mg，肌内注射或静脉注射。

（2）采集病史，做初步对症处理，如平喘、解痉、强心、利尿等。

（3）向患者家属交代患者目前的病情、有可能出现的危险和不良后果（包括在辅助检查过程中）。

（4）做有关检查明确诊断。除常规床边检查外，必要时还需进行 CT、MRI 等急诊检查，根据检查结果做进一步处理（如继续抢救、急诊手术、入重症监护室、住院治疗、急诊留观等）。

第二节　从常见体征入手识别危重症

一、体温异常

体温异常包括体温升高（发热）和体温过低。后者常见于冷冻伤、淹溺、创伤的低温期、休克患者末梢循环衰竭、心搏呼吸停止时间较长等患者。引起体温升高的常见疾病见表 1—4。

表 1-4　常见的发热性疾病

分类	常见疾病
感染性疾病	1. 病毒性感染：流行性感冒、普通感冒、流行性出血热、流行性乙型脑炎、麻疹、其他传染病
	2. 细菌性感染：（1）肺炎、急性咽－扁桃体炎、肺结核、肺脓肿等呼吸系统感染性疾病
	（2）胆道系统感染、肝脓肿、急性胰腺炎、急性阑尾炎、急性菌痢等消化系统感染性疾病
	（3）急性肾盂肾炎等泌尿系统感染性疾病
	（4）化脓性脑脊髓膜炎、皮肤软组织感染等其他系统感染性疾病
	3. 支原体感染：支原体肺炎等
	4. 螺旋体感染：钩端螺旋体病、回归热等
	5. 衣原体感染：鹦鹉热等
	6. 立克次体感染：斑疹伤寒、恙虫病等
	7. 真菌感染：隐球菌感染、假丝酵母、念珠菌感染等
	8. 寄生虫感染：疟疾、阿米巴感染等
	9. 其他感染
非感染性疾病	1. 结缔组织病：系统性红斑狼疮（SLE）、风湿病、类风湿关节炎、皮肌炎、结节病等
	2. 变态反应（过敏）性疾病：药物热、输血与输液反应等
	3. 恶性肿瘤：白血病、淋巴瘤等
	4. 组织损伤：严重创伤、手术后、烧伤、急性心肌梗死（AMI）等
	5. 中枢性疾病：脑血管病、脑外伤等
	6. 内分泌、代谢性疾病：甲状腺功能亢进症、严重脱水等
	7. 散热障碍：广泛性皮炎、广泛性瘢痕等

（一）鉴别诊断

1. 伴发热危重病的识别

发热患者出现以下情况时，应引起高度重视：

（1）发热伴有其他异常生命体征，如感染性休克、流行性出血热低血压期、中毒性菌痢等。

（2）发热伴中枢神经系统损伤症状，如伴抽搐、昏迷、颅内压升高表现等，见于各种脑炎和脑膜炎等。

（3）发热伴器官（肺、心、肾、肝、脑）功能不全，见于各种重症肺炎、流感、流行性出血热等。

（4）重症传染病。①经典传染病，如霍乱、出血热肾病综合征、病毒性重症肝炎、流行性乙型脑炎、狂犬病等；②新发呼吸道传染病，如传染性非典型性肺炎、H_5N_1 甲型流感、禽流感、手足口病等。

2. 常见伴发热危重病及综合征

（1）全身炎症反应综合征（SIRS）。SIRS 是机体对致病因子防御性的应激反应过度，最终转变为全身炎症损伤病理过程的临床综合征。SIRS是在原发病的基础上引发全身炎症反应，符合以下2项或2项以上者，可诊断SIRS：①体温高于38℃或低于36℃；②心率大于90次/分；③呼吸频率大于20次/分或$PaCO_2$低于4.3 kPa（32 mmHg）；④白细胞计数大于12×10^9/L或低于4×10^9/L，或未成熟粒细胞大于10%。

（2）脓毒血症。脓毒血症是感染因素引起的全身炎症反应，严重时可导致器官功能障碍和（或）循环衰竭。感染是脓毒症（败血症）的主要发病原因。

（二）特点

（1）全身炎症反应。

（2）严重感染。

（3）血培养有或无阳性结果。

（4）可出现在各种临床危重病的过程中。

（5）一旦发生有其特别的病理生理过程和发展规律，与引发脓毒血症的原发病无关。

（6）炎症反应过度释放TNF－α、IL－6、IL－8等类性介质，损伤内皮细胞及凝血功能，最终导致MODS。严重的脓毒症又称重症感染，是指脓毒症伴器官功能障碍或衰竭。

（三）脓毒症诊断标准

（1）一般指征。确定或疑似感染，且存在以下体证①发热，中心温度高于38.3℃，或低于36.0℃；②心率大于90次/分；③呼吸急促，呼吸频率大于30次/分；④意识状态改变；⑤明显水肿；⑥高血糖，血糖大于7.1 mmol/L（130 mg/dl），且患者无糖尿病病史。

（2）炎症反应指标。

①外调血白细胞增多（$>12\times10^9$/L）或减少（$<4\times10^9$/L），或白细胞计数正常，但不成熟白细胞大于10%；②C反应蛋白（CPR）大于正常值2个标准差；③降钙素原（PCT）大于正常值2个标准差。

（3）血流动力学指标。低血压（收缩压<90 mmHg，平均动脉压<65 mmHg，或者成人收缩压下降大于40 mmHg，或者按年龄下降大于2个标准差）；混合静脉血氧饱和度大于70%；心脏指数大于3.5 L/(min·m^2)。

（4）器官功能障碍指标。

①低氧血症（$PaO_2/FiO_2<300$）。

②急性少尿，尿量少于0.5 mL/(kg·h)超过2小时；血肌酐升高，大于或等于44.2 μmol/L（0.5 mg/dl）。

③凝血功能异常，国际标准化比值（INR）大于1.5或部分活化凝血激酶时间大于60秒。

④血小板减少（血小板计数$<100\times10^9$/L）。

⑤腹胀（肠鸣音消失）。

⑥高胆红素血症（总胆红素>70 mmol/L）。

（5）组织灌流指标。高乳酸血症（乳酸>3 mmol/L）；毛细血管再充盈时间延长（>2秒）或皮肤出现花斑。

在以上各项诊断指标中，符合感染指标中的2项以上和炎症反应指标中的1项以上即可诊断为脓毒症。

二、心率、心律失常

（一）心率异常

1．心率增快

心率增快见于窦性心动过速、阵发性室性和室上性心动过速、心房扑动、心房颤动等。

2．心率过缓

心率过缓见于窦性心动过缓、房室传导阻滞（Ⅱ度和Ⅲ度房室传导阻滞）、病态窦房结综合征等。

（二）心律失常

心律失常见于各种期前收缩、心房颤动、窦性心动过缓并不齐等。

（三）病因诊断

1．心因性

常见于急性冠脉综合征、严重心功能不全、重症心肌炎和心肌病；严重病态窦房结综合征、阿－斯综合征、长 QT 综合征等。

2．非心因性

严重电解质紊乱、呼吸衰竭、休克、药物中毒、感染性疾病的发热期、甲状腺功能危象、低血糖、心脏神经症等。

（四）伴随症状

伴随症状包括心悸、心前区疼痛、头晕，如存在晕厥或抽搐（阿－斯综合征）、呼吸困难，预示病情重。

（五）危重病体征

危重病体征包括精神状态差、大汗、面色苍白、血压降低、口唇发绀、末梢循环差等血流动力学障碍的表现。

（六）辅助检查

1．心电图

心电图可识别各种心律失常，包括致命性心律失常。常见表现：①各种心律失常表现。②引起心律（心率）失常的原发病等心电图改变。

2．血液生化检查

血液生化检查可帮助明确引起心律（率）失常的原发疾病以及患者病情，如心肌梗死、电解质紊乱（如严重的高血钾、低血钾等）、器官功能不全、甲状腺功能亢进、低血糖、药物中毒、感染、重度贫血等。

3．X 线检查

X 线检查可明确心脏形态、心胸比例，肺充血、肺瘀血、气胸、肺不张、胸部器官损伤等。

4. 超声心动图

超声心动图可观察心脏大小、室壁厚度、节段运动、瓣膜活动以及有无心包积液等，以确定有无心脏器质性改变。

（七）常见严重或致命性心律失常

1. 快速性心律失常

（1）室性心律失常，包括室性心动过速（简称室速）、心室扑动与颤动、尖端扭转型室性心动过速。

（2）室上性心律失常，包括室上性心动过速、心房扑动、心房颤动、预激综合征等。

2. 缓慢性心律失常

（1）窦性停搏及病态窦房结综合征。

（2）严重的房室传导阻滞。

三、呼吸改变

（一）呼吸频率的变化

（1）呼吸过速。呼吸频率大于 20 次/分，见于发热、疼痛、贫血、甲状腺功能亢进、心力衰竭等。

（2）呼吸过缓。呼吸频率小于 12 次/分，见于麻醉剂或镇静剂过量、颅内压增高等。

（3）呼吸停止。见于心搏骤停。

（二）呼吸深度的变化

（1）浅快。呼吸浅快见于肺部疾病，如肺炎、胸膜炎、胸膜腔积液（习称胸腔积液、胸水）、气胸、呼吸肌麻痹、腹膜腔积液（习称腹腔积液、腹水）、严重肠胀气、肥胖等。

（2）深快。库什摩（Kussmaul）呼吸，常见于糖尿病酮症酸中毒和尿毒症等。

（三）呼吸节律的变化

常见异常呼吸类型的病因和特点见表 1－5，分类如下：

（1）潮式呼吸（陈施呼吸，Cheyne－Stokes 呼吸）。潮式呼吸是一种以“浅慢→深快→浅慢→暂停→浅慢”为特点的周期性呼吸。常见于中枢神经系统疾病，如脑炎、脑膜炎、颅内压增高等以及中毒某些糖尿病酮症酸中毒、苯巴比妥中毒等。

（2）间歇呼吸（比奥呼吸，Biots 呼吸）。间歇呼吸表现为有规律呼吸几次后，突然停止一段时间，又开始呼吸。常在临终前发生。

（3）抑制性呼吸。抑制性呼吸是胸部发生剧烈疼痛所致的吸气相突然中止，呼吸运动短暂地受到抑制，呼吸较正常人浅而快。常见于急性胸膜炎、胸膜恶性肿瘤、肋骨骨折、胸部严重外伤等。

表 1－5　常见异常呼吸的类型、病因和特点

类型	特点	病因
呼吸停止	呼吸消失	心脏停搏

续表1－5

类型	特点	病因
间歇呼吸	规则呼吸后出现一段时间呼吸停止，之后又开始呼吸	颅内压增高，药物引起的呼吸抑制，大脑损害（通常为延髓水平）
潮式呼吸	不规则呼吸呈周期性，呼吸频率和深度逐渐增加和减少以至呼吸暂停相交替出现	药物引起的呼吸抑制，充血性心力衰竭，大脑损伤（通常于皮质水平）
库什摩呼吸	呼吸深快	代谢性酸中毒

（四）呼吸异常危重病的识别

（1）呼吸异常伴生命体征异常者，常见于休克、致死性心律失常等；伴体温升高者，常见于肺部感染性疾病（包括重症呼吸系统传染病）等；伴低体温者，常见于颅脑、胸部创伤、淹溺、冻伤等。

（2）呼吸异常伴意识障碍者，常见于见于脑血管病、糖尿病酮症酸中毒或高渗性昏迷高血糖、尿毒症、肺性脑病、急性中毒等。

（3）呼吸异常伴胸痛者，常见于急性冠脉综合征、肺栓塞、自发性气胸等。

（4）突发性重度呼吸困难，常见于急性喉水肿（包括过敏）、气管异物、大面积肺栓塞、自发性气胸、重度支气管哮喘、急性左心衰竭、狂犬病等。

（5）呼吸异常伴其他危急情况，如严重的颅脑、胸部等部位的创伤；窒息性、刺激性气体中毒，有机磷中毒等；溺水，自缢等。

（五）常见的危重病

常见的危重症包括呼吸系统危重病，如呼吸停止、呼吸衰竭、急性呼吸窘迫综合征（ARDS）、窒息、张力性气胸、重症肺梗死、急性重症肺炎、急性呼吸道传染病性肺炎［如严重急性呼吸综合征（非典型性肺炎）、H5N1 病毒性肺炎等］、慢性阻塞性肺疾病（COPD）和呼吸道肿瘤的终末期等，以及非呼吸系统危重病引起的呼吸功能异常，如休克、急性心肌梗死、急性心功能不全、中毒及各个器官、系统的危重病均可引起呼吸功能异常。

四、血压改变

（一）血压的变化

（1）血压升高。导致血压升高的常见危重病有高血压脑病、高血压危象、脑出血等。

（2）血压降低。常见于各种休克。

（二）引起血压改变的危重病的识别

（1）患者在大量丢失体液，出血、严重感染、严重过敏、重度心功能不全、创伤等情况下合并血压低时，应高度注意休克的发生。

（2）血压低，患者伴有精神状况差、意识淡漠、面色苍白、大汗、濒死感、晕厥、周围及末梢循环不良，应高度警惕危重病的发生。

（3）血压低，伴较严重的胸痛、腹痛，应高度怀疑心肌梗死合并心源性休克、大面积肺栓塞、主动脉夹层、主动脉瘤破裂等疾病。

（4）血压高合并头痛、头晕、喷射性呕吐，应考虑高血压所致的脑病、高血压危象、高血压脑出血等。

♥注意鉴别正常低血压状态与休克。一些正常青年女性的血压常低于 90/60 mmHg，但无明显不适或仅伴轻度的头晕、乏力，无休克表现。

（三）常见血压异常性危重病

见休克、循环系统疾病各章。

五、意识障碍

意识障碍多由于中枢神经系统功能受损所引起，包括觉醒状态、意识内容和随意运动三方面的异常，表现为嗜睡、意识模糊、昏睡和昏迷（轻、中、重度昏迷）以及谵妄状态。

（一）意识障碍危重病的识别

（1）伴发热。先发热后有意识障碍常见于重症感染性疾病，先有意识障碍后有发热，常见于脑出血、蛛网膜下腔出血、巴比妥类药物中毒等。

（2）伴呼吸衰竭。这是呼吸中枢受抑制的表现，可见于吗啡、巴比妥类、有机磷农药中毒等。

（3）伴瞳孔散大。双侧同时散大可见于颠茄类、酒精、氰化物等中毒，以及癫痫、低血糖状态等；仅一侧散大，见于脑疝形成。

（4）伴瞳孔缩小。可见于吗啡类、巴比妥类、有机磷农药等中毒。

（5）伴心动过缓。可见于颅内高压、房室传导阻滞以及吗啡类等中毒。

（6）伴高血压。可见于高血压脑病、脑血管意外（脑卒中）、肾炎、尿毒症等。

（7）伴低血压。可见于各种休克。

（8）伴皮肤、黏膜改变。出血点、瘀斑和紫癜等多见于严重感染和出血性疾病；口唇呈樱桃红色常见于一氧化碳中毒。

（9）重度创伤、药物中毒、各种危重病的终末期等。

（二）常见意识障碍危重病

见昏迷的鉴别诊断。

六、精神状态

精神有两种含义，一是精神（jīng shen，指机体表现出的活力，中医所说的神），二是精神（jīng shén，指人的意识思维活动和一般心理状态）。这里所说的精神状态是指第一种精神，精神状态是人躯体健康和内心世界的外在反应。当人躯体不适或患有危重病时，就会出现精神差，如精神萎靡、淡漠等，表现为乏力和困倦，对周围的人和事的反应差、注意力下降，无积极的言语和情感活动或表情，嗜睡等。各种休克、严重创伤合并器官损伤等的患者常出现精神不佳、面色苍白、大汗等。若处理不及时，有可能导致病情加重，并出现意识障碍。

七、其他危重病的体征

（1）面色：面色苍白伴大汗与器官损伤或内出血；樱红色与一氧化碳中毒；口唇呈地

板色与亚硝酸盐中毒；面色灰暗与肝病；巩膜、皮肤黄染与胆囊疾病，口唇发绀与心、肺疾病。

(2) 体位：被动体位常常是危重病的表现。

(3) 大汗：异常的大汗，如急性心前区压榨性疼痛提示急性心肌梗死；全身大汗、瞳孔缩小与有机磷农药中毒有关；创伤伴大汗、面色苍白、精神差多提示有内脏损伤。

(4) 反应：患者突然出现对外界人和事的反应力下降，反应大脑意识功能下降。

(5) 言语：包括因意识障碍而致言语不能和意识清醒状态下的言语障碍（失语）。后者常见于脑血管病和颅脑损伤等。

第三节　从常见症状识别危重病

一、发热

伴发热的常见危重病的识别见本章第二节“一、体温异常”。

二、疼痛

（一）头痛

危重病头痛识别如下：

(1) 头痛伴意识障碍，常见于脑血管病、脑炎、脑膜炎、脑血管畸形等。

(2) 头痛伴剧烈呕吐，提示颅内压增高。

(3) 头痛伴发热，见于感染性疾病。

(4) 头痛伴脑膜刺激征，提示脑膜炎或蛛网膜下腔出血。

(5) 头痛伴癫痫发作，可见于脑血管畸形、脑脓肿或脑寄生虫感染。

(6) 外伤后剧烈头痛提示颅内出血，伴意识不清提示脑组织损伤。

(7) 同时伴有其他神经功能损伤表现，如合并偏瘫、失语等，提示。

（二）胸痛

导致生命体征不稳定，循环、呼吸功能障碍等的胸痛应按危重病处理。例如：①心绞痛、急性冠脉综合征；②主动脉夹层；③急性肺栓塞；④张力性气胸；⑤心脏压塞；⑥食管损伤；⑦各种重症胸外伤等。

（三）腹痛

应该引起重视的急腹症如下：

(1) 腹痛伴生命体征不稳，见于急性出血性坏死性胰腺炎、各种内出血、出血性休克、感染性休克等。

(2) 腹痛伴发热常提示急性腹腔器官的炎症，如急性阑尾炎、胆道感染、急性胰腺炎等。

(3) 腹痛伴有腹膜炎的表现提示腹腔器官炎症、胃肠穿孔等。

(4) 育龄期腹痛伴停经者提示异位妊娠。

(5) 腹痛伴停止排便、排气者多预示肠梗阻。

(6) 小儿腹痛伴血性大便应考虑肠套叠的可能。

（7）高龄患者上腹痛伴胸闷一定要考虑急性心肌梗死的可能。

（8）有心脏病史（如心房颤动）患者出现严重腹痛，肺部体征轻微，要高度警惕肠系膜动脉栓塞。

（9）突发腹部和腰背部“撕裂”样剧痛，病情进展迅速，迅速发生休克，伴有濒死感，应考虑腹主动脉夹层、腹主动脉瘤破裂的可能。

三、出血

出血包括外伤出血和内脏出血。这里通常指内脏出血。例如：①消化道出血；②咯血；③尿血；④其他部位出血等。

发现内脏出血，应进行严密的生命体征监测，并确定出血的部位、出血量、是否继续出血、是否出现休克以及窒息等。

四、呼吸困难

见本章第二节“三、呼吸改变”。

五、意识不清

意识不清作为危重病的常见表现，一经出现，应引起高度的重视，并给予严密观察。见昏迷的诊断。

六、心悸

心悸是一种自觉心脏搏动的不适感或心慌感。在心动过速、心动过缓、心律失常、心脏收缩过强时，患者均可感到心悸。详见本章第二节“二、心率、心律失常”。

七、晕厥

常见伴晕厥的危重病如下：

（1）急性出血。

（2）心律失常：①快速性心律失常，如心室颤动、快速心房颤动、心房扑动、阵发性室性或室上性心动过速等；②缓慢性心律失常，如病态窦房结综合征、高度传导阻滞引起的阿－斯综合征；③其他，如 QT 延长综合征、药物性心律失常等。

（3）急性心肌梗死、心脏瓣膜病、主动脉夹层、肺栓塞、张力性气胸、心脏压塞、梗阻性心肌病等。

（4）血源，如低血糖、严重贫血、低氧血症等。

（5）药物中毒性晕厥，如洋地黄、奎尼丁等中毒。

♥晕厥与休克：

有许多人，甚至不少医务人员，把晕厥误认为休克。二者的根本不同是：晕厥是由于一时性广泛性脑供血不足引起的短暂意识丧失状态，发作时患者因肌张力消失，不能保持发作前所处的正常姿势而倒地。其特点是：发作突然，迅速恢复，不留后遗症。发作时，可有血压下降（一过性），脉搏缓弱。晕厥多由神经反射引起，如血管迷走性晕厥、排尿性晕厥、咳嗽性晕厥等。

八、抽搐与惊厥

（一）抽搐发作的六大体征

（1）突然发作。

（2）持续短暂。

（3）意识改变。

（4）无目的性活动。

（5）不能被唤醒。

（6）抽搐发作后状态。

（二）常见伴抽搐的危重病

（1）心脏停搏。

（2）颅脑外伤。

（3）癫痫持续状态，指一次癫痫发作持续的时间较长（10 分钟以上），或者癫痫频繁发作，发作间期患者意识不完全恢复。

第四节　通过辅助检查识别危重病

一、一般检查

一般检查如血、尿、粪便三大常规检查。辅助检查项目与危重病识别的对应如：血红蛋白降低、血小板减少与出血；尿蛋白与肾功能不全；尿酮体与酮症酸中毒；血尿与输尿管结石；柏油样大便、大便潜血阳性与消化道出血；脓性便与中毒性痢疾等。

二、血液生化检查

血液生化检查的检查项目与危重病识别的对应如：血糖在 33.3 mmol/L 与糖尿病高渗高血糖性昏迷，低于 3.0 mmol/L 与低血糖昏迷；心肌酶含量的增高与急性心肌梗死、心肌炎等；血尿毒氮（BUN）、肌酐的增高与肾功能不全；转氨酶的增高与急性肝功能损伤；胆碱酯酶的降低与有机磷中毒；D-二聚体升高与栓塞性疾病；胰淀粉酶的明显增高与急性胰腺炎等。

三、血气分析

血气分析可用于各种酸碱平衡失调和呼吸衰竭的诊断和氧疗疗效的评价，是危重病患者的重要检查项目。

四、心电图检查

心电图检查可用于急性心肌梗死、各种心律失常等的快速识别。

五、影像学检查

（1）X 线检查，可识别气胸、胸腔积液、肺部炎症等呼吸系统危重病；胃肠穿孔、肠梗阻、肠套叠、肠扭转等腹部急症，以及各种骨、关节损伤性疾病等。

（2）B超检查，可识别心包填塞、心脏瓣膜病变、心脏及周围血管病变等循环系弘危重病以及腹腔器官的炎症、损伤、出血等急危重症。

（3）CT检查，可识别颅脑、胸、腹等部位的损伤，各种脑血管疾病，如肺栓塞、主动脉夹层以及胸腹部器官的炎症、占位等多种急危重症。

（4）MRI检查，应在病情稳定后检查。

第五节　急性病的异位表现

（1）以突发呕吐、上腹痛、大便次数增多以及以背痛、肩痛等为首发症状的急性心肌梗死。

（2）以突发腰痛为表现的主动脉夹层、主动脉瘤破裂。

（3）以突发腰痛为表现的肺炎、腹主动脉夹层等。

（4）以突发呕吐、大便次数增多为表现的输尿管结石。

（5）以突发胸背痛为表现的胆囊疾病等。

（6）以呕吐、腹痛、大便次数多为表现的急性心肌梗死。

第二章　心肺脑复苏

第一节　心搏骤停与心肺复苏

心搏骤停（SCA）是指各种原因所致心脏排血功能突然终止，其最常见的心脏机制为心室颤动（VF）或无脉性室性心动过速（VT），其次为心室静止及无脉电活动（PEA）；心搏骤停后患者即出现意识丧失，脉搏消失和呼吸停止，经及时有效的心肺复苏，部分患者可获存活。

心脏性猝死（SCD）指未能预料的于突发症状1小时内发生的心脏原因死亡。心搏骤停是心脏性猝死最常见的直接原因。

心肺复苏（CPR）是抢救生命最基本的医疗技术和方法，包括开放气道、人工通气、胸外按压、电除颤纠正VF/VT以及药物治疗等，目的是使患者恢复自主循环和自主呼吸。

一、病因

心搏骤停的病因参见表2－1。

表2－1　心搏骤停的常见原因

分类	原因	疾病或致病因素
心脏	心脏器质性病变	冠心病、心肌病、心脏结构异常、瓣膜功能不全等
呼吸	通气不足	中枢神经系统疾病、神经肌肉接头疾病、中毒或代谢性脑病等
	上呼吸道梗阻	中枢神经系统疾病、气道异物阻塞、感染、创伤、新生物等
	呼吸衰竭	哮喘、COPD、肺水肿、肺栓塞等
循环	机械性梗阻	张力性气胸、心脏压塞、肺栓塞等
	有效循环血量过低	出血、脓毒症、神经源性休克等
代谢	电解质紊乱	低钾血症、高钾血症、低镁血症、高镁血症、低钙血症等
中毒	药物因素	抗心律失常药、洋地黄类药物、β受体拮抗剂、钙拮抗剂（钙通道阻滞剂）、三环类抗抑郁药等
	毒品滥用	可卡因、海洛因等
	中毒	一氧化碳、氰化物等
环境		雷击、触电、低/高温、淹溺等

二、临床表现及诊断要点

心搏骤停的典型表现包括：意识突然丧失、呼吸停止和大动脉搏动消失的“三联征”。

(1) 意识突然丧失，面色苍白、口唇发绀。

(2) 大动脉搏动消失，触摸不到颈、股动脉搏动。

(3) 呼吸停止或呈叹息样呼吸，呼吸频率逐渐缓慢，继而停止。

(4) 双侧瞳孔散大。

(5) 可伴有短暂抽搐和大小便失禁，伴有口眼歪斜，随即全身松软。

(6) 心电图表现：①心室颤动；②无脉性室性心动过速；③心室静止；④无脉心电活动。

第二节　成人基础生命支持

基础生命支持（BLS）包括人工呼吸、胸外心脏按压和早期电除颤等基本抢救措施。其可归纳为初级 A、B、C、D（A 为开放气道，B 为人工呼吸，C 为胸外按压，D 为电除颤）。BLS 用于发病和致伤现场患者的抢救，包括对患者病情的判断评估和采用的其他抢救措施，目的是使患者恢复自主循环。BLS 包含了生存链“早期识别、求救，早期心肺复苏，早期电除颤和早期高级生命支持”中的前三个环节。

一、判断反应

患者突然意识丧失倒地，急救人员先要确定现场有无威胁患者和急救者安全的因素，如有应及时躲避或脱离危险区域，尽可能不移动患者。通过动作或声音刺激判断患者意识，如拍患者肩部呼叫患者，观察患者有无语音或动作反应。对有反应者使其采取自动体位；无反应患者应采取平卧位，以便于实施心肺复苏。如怀疑患者颈椎受伤，翻转患者时应保持头、颈、躯干在一个轴面上，避免脊髓受到损伤。

二、启动急救医疗服务系统

单个急救人员发现患者对刺激无反应、无呼吸、无脉搏，应先拨打急救电话启动急救医疗服务系统（EMSS），嘱携带除颤器，再进行心肺复苏。两个以上急救人员在场，一位立刻进行心肺复苏，另一位启动 EMSS。单人现场急救时，专业人员可根据所判断心脏骤停最可能的病因决定急救流程。病因可能是心源性时，应先拨打急救电话，然后立刻进行心肺复苏；当判断为溺水或窒息引起的心搏骤停，应先做 5 组胸外心脏按压与通气，然后再拨打电话启动 EMSS。

三、开放气道及检查呼吸

（一）开放气道

1. 仰头抬颏法

患者无明显头、颈椎受伤时可使用此法。操作时患者取仰卧位。急救者位于患者一侧，将一只手的小鱼际放在患者前额向下用力使头部后仰，另一只手指放在患者下颏骨性部向上抬颏，使下颌角、耳垂连线与地面垂直。

2. 抬领法

抬领法在高度怀疑患者有颈椎受伤时使用。其操作方法为：患者平卧位，急救者位于患者头侧，两手拇指置于患者口角旁，其余四指托住患者下颌，在保证头部和颈部固定的前提下，用力将患者下颌向上抬起，使下牙高于上牙。操作时注意避免搬动颈部。

（二）检查呼吸

在开放气道后，急救者侧耳贴近患者口、鼻处，同时注视患者胸及上腹部，听口鼻有无气息声，感觉面颊部有无气息吹拂感，观察胸、腹部有无起伏，以判断患者有无呼吸，时间短于 10 秒。应注意心搏骤停早期出现的叹息样呼吸（濒死呼吸）是无效呼吸。一旦发现患者无呼吸，应先给予 2 次人工通气，每次时间在 1 秒以上，有效的人工通气应见胸廓起伏。

四、人工呼吸

（一）人工通气方法

（1）口对口呼吸。急救者正常呼吸，用压前额的示指（食指）和拇指捏住患者鼻翼，将口罩住患者的口，将气吹入患者口中。

（2）口对鼻呼吸。用于口唇受伤或牙关紧闭者，急救者稍用力上抬患者下颏，使口闭合，将口罩住患者鼻孔，将气体吹入患者鼻中。

（3）口对导管通气。对永久气管切开的患者可通过导管进行人工通气。

（4）口对面罩通气。用面罩罩住患者的口鼻，通过连接管进行人工通气。

无论何种人工方法，急救者每次吹气时间均应持续 1 秒以上，应见胸廓起伏。潮气量为 500～600 mL。

（二）注意的问题

（1）心肺复苏中实际经过肺的血流量明显减少（为正常的 25%～33%），维持相对低的通气/血流比例，要求潮气量和呼吸频率均较生理状态下更低。所以要避免急速、过大潮气量的人工呼吸，避免胃胀气导致膈上抬使肺的顺应性下降，或胃内容物反流造成误吸。

（2）对于有自主循环的患者，人工呼吸频率维持在 10～12 次/分，大致每 5～6 秒给予 1 次人工通气，约 2 分钟重新检查 1 次脉搏。

（3）心搏骤停最初数分钟内，开始胸外按压比人工通气相对更重要，急救人员应尽可能避免中断胸外按压。

（4）人工通气时要注意气道始终保持开放状态。

（5）人工气道建立前人工呼吸频率为 10～12 次/分，建立人工气道后呼吸频率为 8～10 次/分，胸外按压频率约为 100 次/分，此后不再需要按压与通气同步而是按比例进行。

五、检查脉搏

某些状况下，急救人员即使花很长时间去检查脉搏，也常难以确定脉搏是否存在，现已不再强调检查脉搏的重要性。如果急救人员在 10 秒内不能明确地触及脉搏，应立即开始胸外按压。

六、胸外按压

（1）胸外按压应遵原则是：用力、快速按压，但不得冲击式按压。

①患者体位：患者取仰卧位，平躺在坚实平面上。

②按压部位：在胸骨下 1/3 处，即两乳头连线与胸骨交界处。

③急救人员体位与手法：急救人员跪在患者身侧，一个手掌根部置于按压部位，另一手掌根部叠放其上，双手指紧扣进行按压；身体稍前倾，使肩、肘、腕位于同一轴线上，与患者身体平面垂直。

④力量来源：上身重力。

⑤按压幅度：4～5 cm。

⑥按压频率：100 次/分。

⑦按压与放松时间相同，放松时手掌不离开胸壁。

（2）按压与通气比为 30∶2，每个周期为 5 组，时间大约 2 分钟。

（3）2 人以上做心肺复苏时，应每隔 2 分钟轮换位置，以免按压者疲劳使按压质量和频率降低。轮换时要求动作快，最好短于 5 秒。

（4）尽量减少因分析心律、检查脉搏和其他治疗措施中断胸外按压的时间，中断胸外按压时间应短于 10 秒。

七、电除颤

（1）定适应证。VF/VT 应立即电除颤，电击 1 次，之后做 5 组按压通气，再次检查心律。

（2）定能量。单相波除颤器首次电击能量选择 360 J，双相波除颤器首次能量选择为 150 J 或 200 J。

（3）电极位置。右侧电极放置于患者右锁骨下区，左侧电极放置于患者左乳头侧腋中线处。

（4）注意事项。电击时要提示在场所有人员不要接触患者身体。

♥我们在多年的临床实践中体会到，在临床急救工作中可将 A、B、C、D 视为救治心搏、呼吸骤停四种不同的、相互联系的措施，按照患者的临床表现、发病时间、原发病、抢救条件和抢救者水平的不同，科学、灵活而又不失时机地选择 A、B、C、D 中的一种或数种最佳复苏措施，作为较为合理而有效的心肺复苏程序，及时而准确地实施，并随时按照病情的变化，抓住主要矛盾，及时地调整，以提高患者的心肺脑复苏成功率。

第三节　小儿基础生命支持

一、概述

小儿心肺复苏（PCPR）与成人 CPR 比较，有其自身的特点。根据儿童年龄段印对其进行如下划分：1 个月以内为新生儿，1 岁以内为婴儿，1～8 岁为小儿。8 岁以上儿童心肺复苏程序及方法基本等同于成人。

（一）解剖学特点

（1）头部与身体比例。婴儿头部占身体的比例较成人大，枕凸明显，无意识时更易使头部前屈造成气道阻塞。颈部短而圆胖，不易触及颈动脉搏动。

（2）气管软骨软弱。颈部过度伸展时易造成气管塌陷；咽喉部软组织松弛、舌体大，易后坠阻塞气道；咽部腺体组织大，可造成经鼻插管困难；气道狭小，有炎症水肿时易阻塞。

（3）环状软骨气道最窄。小儿气管插管时若导管进入声门后阻力大，不可用力送进，应考虑是否遇狭窄部位必要时更换小一号导管。

（4）会厌柔软。婴儿会厌柔软，其游离缘与咽后壁贴近，喉镜检查时用直叶片更容易将会厌挑起暴露声门。

（二）心搏骤停的特点

（1）小儿更多因为呼吸功能障碍或心血管功能障碍而继发出现心搏骤停。

（2）小儿心搏骤停时约 78%属于心电静止，其次为心动过缓或无脉性电活动，室性心律失常的发生率低于 10%。

（三）生存链的特点

小儿心肺复苏生存链的顺序是：

①预防心脏停搏。

②早期有效心肺复苏。

③快速求救启动 EMSS。

④早期进行高级生命支持。只有一位急救人员在现场时，对 8 岁以下的患儿应先给于基础生命支持 1 分钟，再求救 EMSS，即先急救、再求救；8 岁以上儿童的处理方式同成人，先求救、再急救。

二、小儿基本生命支持的特点

对非原发性心搏骤停的患儿，复苏早期更要注重呼吸支持，改善缺氧，其心脏复苏的时间较成人复苏更长。

（一）人工呼吸

口对口人工呼吸，先吹气 2 次，每次约 1 秒，稍短于成人，潮气量以使胸廓抬起为度。对婴儿可采用口对口鼻人工呼吸或面罩－球囊通气。

（二）胸外按压的特点

（1）按压方法。

①双掌按压法：适用于成人和 8 岁以上儿童，方法同成人。

②单掌按压法：适用于 1~8 岁的儿童，仅用一只手掌按压，方法同成人。

③平卧位双指按压法：急救者一只手置于患儿背部，另一只手示指和中指置于两乳头连线下方，向后背方向按压。

④单掌环抱按压法：适用于新生儿和早产儿，急救者一只手的四指置于患儿后背，拇指置于前胸，具体按压部位同双指按压法。

⑤双手环抱按压法：用于婴儿和新生儿，急救者用双手围绕患儿胸部，双手拇指并列

或重叠于患儿前胸，位置同前，其余两手手指置患儿后背，向相对方向按压。

（2）小儿胸外按压深度大致为其胸廓厚度的 1/3～1/2 较为适宜。

（3）按压频率为 100 次/分。

（4）按压与通气比：单人复苏时同成人 30∶2，双人时为 15∶2。

（三）气道异物处理

（1）咳嗽排除法。若患儿咳嗽有力，应鼓励患儿连续自主咳嗽，以咳出异物；如患儿咳嗽无力或呼吸困难明显，甚至出现意识丧失的，应立即采取解除气道阻塞措施。

（2）拍/冲胸法。婴儿推荐使用。急救者取坐位，将患儿俯卧位置于其前臂上，前臂放于大腿上，用手指张开托住患儿下颌并固定头部，保持头低位；用另一只手的掌根部在患儿背部肩胛区用力叩击 5 次；拍背后将空闲的手放于婴儿背部，手指托住其头颈部，小心地将婴儿翻转过来，使其仰卧于另一只手的前臂上，前臂置于大腿上，仍维持头低位，继续实施 5 次快速胸部冲压，位置与胸外按压相同。冲压与按压的不同在于冲压时间短促，使气管内压力突然增高而将异物排出。如能看到患儿口或鼻中异物，可将其取出；不能看到异物，则继续重复上述动作，直到异物排出。

（3）腹部冲击法及卧位腹部冲击法的实施同成人。1 岁以上儿童建议使用腹部冲击法。

（四）药物治疗

（1）给药途径。首选静脉给药，但小儿复苏有时建立静脉通路较困难。近些年骨髓通路给药日渐受到重视。美国心脏病学会推荐，复苏时静脉穿刺失败 3 次或时间超过 90 秒，即为建立骨髓通路的指征。

（2）肾上腺素。肾上腺素仍为心肺复苏首选药物。用法：1∶1000 肾上腺素溶液，0.01 mg/kg，静脉注射，5 分钟后可重复；气管内给药为 0.1 mg/kg。

（3）碳酸氢钠。碳酸氢钠已不作为心肺复苏的必用药品。使用指征：血 pH 值大于 7.20、严重肺动脉高压、高血钾；足够通气状态下，肾上腺素给药后效果不佳者可考虑使用。

第四节　高级心血管生命支持

高级心血管生命支持（ACLS）通常由专业急救人员到达现场后或在医院内进行，通过应用辅助设备、特殊技术和药物等，进一步为患者提供更有效的呼吸、循环支持，以恢复自主循环或维持循环和呼吸功能。ACLS 是在基础生命支持基础上的进一步支持治疗，可归纳为高级 A、B、C、D（A 为人工气道，B 为机械通气，C 为建立液体通道，使用血管加压药物及抗心律失常药物，D 为寻找心搏骤停原因）。

一、人工气道

CPR 过程中进行人工通气的目的是维持血液充分氧合和避免二氧化碳潴留。在 BLS 和 ACLS 阶段应给患者 100％氧，使动脉血氧饱和度最大化。心搏骤停最初数分钟内，心、脑供氧受血流中断的影响最大，此时胸外按压较人工通气更重要，应尽可能避免因建立人工气道和检查心律等影响胸外按心脏压。

二、复苏药物的选择

（一）给药途径

（1）经静脉途径。急救时使用内位较大的外周静脉注射针，一般药物由外周静脉到达心脏需要 1~2 分钟，静脉注射后再推注 20 mL 液体，有助于药物进入中心循环。

（2）经气管途径。如果静脉通路不能建立，复苏药物可经气管内给予，用量是经静脉给药的 2~2.5 倍，药物应当用 5~10 mL 注射用水或 0.9%氯化钠注射液（生理盐水）稀释后注入气管内。

（3）经骨髓途径。由于骨髓腔有不会塌陷的血管丛，是另外一种可供选择的给药途径，其效果相当于中心静脉通路。如果无法建立静脉通路，可建立经骨髓给药通道。

（二）给药时机

（1）在 1 或 2 次电除颤和（或）CPR 后，若 VF/VT 持续存在，推荐给予血管加压药物，但不能因给药而中断 CPR。应当在 CPR 过程中和检查心律后尽快给药，其流程为：CPR—检查心律—给药—电除颤。

（2）在 2 或 3 组电除颤、CPR 和应用血管收缩药物后，若 VF/VT 仍持续存在，可使用抗心律失常药物；对有长 QT 间期的尖端扭转型室性心动过速，可选用镁剂。

（三）复苏药物的选择

（1）血管加压药物。

①肾上腺素：目前推荐成人患者给予肾上腺素 1 mg，每隔 3~5 分钟可重复一次。

②血管升压素（血管加压素）：是非肾上腺素能外周血管收缩剂，能同时引起冠状动脉和肾动脉收缩。《2005 年美国心脏协会心肺复苏与心血管急救指南》提出可选用血管升压素（第次 40 U）代替首次或第二次肾上腺素治疗。

（2）阿托品。可用于心室静止或 PEA。推荐剂量为每次 1 mg，每隔 3~5 分钟重复一次，最大剂量为 3 mg。

（3）抗心律失常药物。

①胺碘酮：《2005 年美国心脏协会心肺复苏与心血管急救指南》推荐对 CPR、电除颤和血管升压素无反应的 VF/VT，可首选胺碘酮。初始剂量为 300 mg，静脉注射，无效可再加用 150 mg。

②利多卡因：《2005 年美国心脏协会心肺复苏与心血管急救指南》推荐利多卡因作为无胺碘酮时的替代药物。初始剂量为 1~1.5 mg/kg，静脉推注；如 VF/VT 持续，可给予额外剂量 0.5~0.75 mg/kg，每隔 5~10 分钟静脉推注一次，最大剂量为 3 mg/kg。

③镁剂：能有效中止尖端扭转型室性心动过速。1~2 g 硫酸镁溶于 10 mL 5%的葡萄糖注射液 10 mL 中，缓慢静脉注射，而后可用 1~2 g 硫酸镁溶于 50~100 mL 5%葡萄糖注射液中，静脉滴注（50~60 分钟）。

（4）碳酸氢钠。目前无证据支持复苏过程应用碳酸氢钠对患者有益处，相反，应用碳酸氢钠会带来较多副作用。故只有在特定情况下考虑应用，如心搏骤停前存在代谢性酸中毒、高钾血症或三环类抗抑郁药过量，初始剂量为 1 mmol/kg，应尽可能在血气分析的指导下应用。

第五节　脑缺血损伤与脑复苏

一、临床表现

（1）患者发生心搏骤停后将立即表现出意识丧失，如果实施快速成功的CPR，患者意识可恢复。

（2）复苏后意识未恢复者，多数持续1周左右处于昏迷状态，不睁眼，受刺激时可出现不同程度的肢体运动反应；2～3周内进入植物状态，一般昏迷时间不超过1个月。

（3）患者开始出现睁眼，最初睁眼是对疼痛的反应，以后发展为呼唤后睁眼，不久后可出现自动周期性睁眼，不需要任何刺激。有时则进入睡眠，患者开始出现睡眠—醒觉周期。

（4）患者早期可出现去皮质强直（去大脑强直），但在2～3周后消退。有害刺激可引起肢体屈曲回缩，但通常有较长的延迟，动作缓慢，肌张力失调，缺乏正常的急速运动反应。

（5）有明显的强握反射，这种反射常被家属和没经验的人误认为有目的的随意运动。有的患者可以出现肌阵挛，由于脑干功能相对保留，脑神经除一些需有意识支配的运动外，多数是正常的。

（6）瞳孔反射大多正常，少数患者两侧不对称，偶尔可有核间性麻痹。

（7）将液体放入口腔可以吞咽，但没有咀嚼运动，因为咀嚼运动需要大脑皮质支配。多数患者保留呕吐、咳嗽、吸吮反射。

（8）当丘脑下部发生功能障碍时，可出现中枢性发热、多汗，水、电解质平衡失调等，提示预后不良。

（9）患者没有情感反应，遇有害刺激时出现呻吟，有些患者在看到或听到亲人的声音时流泪，表明意识开始恢复。

（10）植物状态患者均存在大、小便失禁的情况。

二、诊断

（一）植物状态的诊断标准

（1）认知功能丧失，无意识活动，不能执行指令。

（2）保持自主呼吸和血压。

（3）有睡眠—醒觉周期。

（4）不能理解和表达语言。

（5）能自动睁眼或在刺激下睁眼。

（6）可有无目的性眼球跟踪运动。

（7）下丘脑及脑干功能基本保存。

（二）持续性植物状态的诊断标准

任何原因所致的植物状态持续1个月以上即可诊断为持续性植物状态。

三、脑复苏治疗

脑复苏原则：尽快恢复脑血流，缩短脑无灌注和低灌注的时间；维持合适的脑代谢；中断细胞损伤的级联反应，减少神经细胞丧失。脑复苏的主要治疗措施如下。

（1）尽快恢复自主循环。开始 CPR 及 ROSC 时间的长短决定脑缺血损伤的严重程度。及早 CPR 和早期电除颤是复苏成功的关键。胸外按压可延缓脑缺血损伤的进程。

（2）低灌注和缺氧的处理。脑复苏需要维持足够的脑灌注压、血流阻力和合适的血氧饱和度，以保证脑的氧供。具体措施包括：①纠正低血压，予以补充血容量和给血管活性药物，提高脑灌注压。②避免过度通气。在颅内压（ICP）增高的情况下，过度通气可降低 ICP 而暂时性地抑制脑疝形成，但在 ICP 不高的情况下，过度通气可明显减少 CBF 而产生有害作用。通常情况下，维持 $PaCO_2$ 在 35～40 mmHg 是安全和合适的。

（3）体温调节。①体温过高和发热可加重脑缺血损伤。如果患者出现体温过高，应给予退热剂或通过物理降温方式积极处理。②低温治疗是目前唯一在临床研究中被证实有效的脑保护措施。心搏骤停意识丧失的成人应予 32 ℃～34 ℃治疗 12～24 小时。

（4）血糖控制。在脑复苏治疗时积极处理高血糖，除非有低血糖发生，应避免输注含糖液体。

（5）抗癫痫及抽搐治疗。癫痫可因脑缺血损伤引起，并进一步加重脑损伤。常用药物有苯二氮䓬类、苯妥英钠及巴比妥类药。

（6）其他治疗。可能具有应用前景的脑复苏治疗措施包括深低温和头部选择性降温治疗等。

第六节　气道异物阻塞与处理

一、原因

成人在进食时易发生气道异物阻塞。导致气道异物阻塞的诱因有：吞食大块难咽食物；饮酒进食；老年人戴义齿或吞咽困难；儿童吞食小颗粒状食品或物品等。

二、表现

任何人呼吸骤停都应考虑到气道异物阻塞。

（1）气道部分阻塞。患者有通气不良表现，能用力咳嗽，但咳嗽停止时，出现喘息声。这时救助者不宜妨碍患者自行排除异物，应鼓励患者用力咳嗽，并自主呼吸。部分患者可能一开始就表现为通气不良，或开始通气好，但逐渐恶化，表现为乏力、无效咳嗽、吸气时高调噪声，呼吸困难加重、发绀。对待这类患者同气道完全阻塞患者，须争分夺秒地救助。

（2）气道完全阻塞。患者不能讲话，呼吸或咳嗽时，双手抓住颈部，无法通气。对此征象必须能立即明确识别。救助者应马上询问患者是否被异物噎住，如果患者点头确认，必须立即救助，帮助解除异物。

三、方法

（一）腹部冲击法

腹部冲击法可用于有意识的患者。救助者站在患者身后，双臂环抱患者腰部，一手握拳，于剑突下与脐上的腹部中线部位以拇指侧抵住患者腹部，再用另一手握紧拳头，快速向内、向上用拳头冲击腹部，反复冲击，直到把异物排出。如患者意识丧失，应立即开始 CPR。

（二）自行腹部冲击法

气道阻塞患者本人可一手握拳，用拳头拇指侧抵住腹部，部位同上，再用另一手握紧拳头，用力向内、向上使拳头冲击腹部。如果不成功，患者应快速将上腹部低压在一硬质的物体上（如椅背、桌缘、走廊护栏），用力冲击腹部，直到把气道异物排出。

（三）胸部冲击法

患者处于妊娠末期或过度肥胖者救助者无法环抱其腰部叶，可用胸部冲击法。救助者站在患者身后，把上肢放在患者腋下，将胸部环抱住。一手握拳以拇指侧放在胸骨中线，避开剑突和肋骨下缘，另一只手握住拳头，向后冲压，直到把异物排出。

（四）对意识丧失者的解除方法

(1) 解除气道异物过程中患者意识丧失。救助者应立即开始 CPR。在 CPR 期间，经反复通气后，患者仍无反应，急救人员应继续 CPR，严格按 30∶2 的按压与通气比进行，直到救护的。

(2) 发现患者时已无反应。急救人员开始可能不知道患者发生了气道异物阻塞，在反复通气数次后，患者仍无反应，应考虑到气道异物阻塞。可采取以下方法：

①在 CPR 过程中，如有第二名急救人员在场，一名实施救助，另一名启动 EMSS，患者保持平卧。

②用舌上颌上提法开放气道，并试用手指清除咽部异物。

③如通气时患者胸部无起伏，重新摆放头部位置，注意开放气道状态，再尝试通气。

④异物清除前，如果通气仍未见胸部起伏，应考虑进一步的抢救措施，开通气道。

⑤如异物取出、气道开放后患者仍无呼吸，需继续行缓慢人工通气。再次检查脉搏、呼吸、反应，如无脉搏，即进行胸外按压。

第三章　常见危重病症状

第一节　出血

一、消化道出血

（一）病因

1. 上消化道出血

（1）食管疾病。

（2）胃、十二指肠疾病。

（3）胃肠吻合术后的空肠溃疡和吻合口溃疡。

（4）门静脉高压，食管胃底静脉曲张破裂、门脉高压性胃病、肝硬化、门静脉炎或血栓形成的门静脉阻塞、肝静脉阻塞（Budd－Chiari 综合征）。

（5）上消化道邻近器官或组织的疾病。

①胆道出血：胆管或胆囊结石、胆道蛔虫病、胆囊或胆管病、肝癌、肝脓肿或肝血管病变破裂。

②胰腺疾病累及十二指肠：胰腺脓肿、胰腺炎、胰腺癌等。

③胸或腹主动脉瘤破入消化道。

④纵隔肿瘤或脓肿破入食管。

（6）全身性疾病。

①血液病：白血病、再生不良性贫血、血友病等。

②尿毒症。

③结缔组织病：血管炎。

④应激性溃疡：严重感染、手术、创伤、休克、肾上腺糖皮质激素治疗及某些疾病引起的应激状态，如脑血管意外、肺源性心脏病、重症心力衰竭等。

⑤急性感染性疾病：流行性出血热、钩端螺旋体病。

2. 下消化道出血

（1）肛管疾病：痔、肛裂、肛瘘。

（2）直肠疾病：直肠损伤、非特异性直肠炎、结核性直肠炎、直肠肿瘤、直肠类癌、邻近恶性肿瘤或脓肿侵入直肠。

（3）结肠疾病：细菌性痢疾、阿米巴痢疾、溃疡性结肠炎、结肠憩室、息肉、肿瘤和血管畸形。

（4）小肠疾病：急性出血性坏死性肠炎、肠结核、克罗恩病、空肠憩室炎或溃疡、肠套叠、小肠肿瘤、胃肠息肉、小肠血管瘤及血管畸形。

（二）诊断要点

1. 消化道出血的诊断

（1）呕血和（或）便血。

（2）周围循环衰竭。出血量中等可引起贫血或进行性贫血、头晕软弱无力，突然起立可出现晕厥、口渴，肢体冷感及血压偏低等。大量出血达到全身血量的30%～50%（1500～2500 mL）即可产生休克。

（3）贫血表现。

（4）原发性疾病的相关临床表现。

（5）体征：贫血；原发病体征，如消瘦，左锁骨上淋巴结肿大，上腹包块；蜘蛛痣、脾大、腹水；黄疸、胆囊肿大等。

（6）实验室检查：血常规可见血红蛋白降低；大便常规可见红细胞或隐血实验呈阳性；尿常规可见尿胆素或尿胆原呈阳性；血液生化检查可见肝功能异常等有关表现。

（7）影像学检查：X线检查、B超、CT、MRI等检查可诊断胃溃疡、肝胆炎症、肿瘤等疾病。

（8）内镜等其他检查：胃镜、肠镜可发现胃、十二指肠、结肠、直肠等部位的病变；其他如血管造影、放射性核素显像等也可有相应的表现。

（9）排除消化道以外的出血。

①呼吸道出血：与咯血的鉴别诊断。

②口、鼻、咽部出血。

③饮食引起的黑便：食用动物血、铁剂、铋剂等药物引起的黑便。

2. 出血量的估计

（1）每天消化道出血量超过5 mL时，粪便隐血试验可呈现阳性反应。

（2）出血量在50～100 mL时，可表现为黑便。

（3）胃内积血250～300 mL，可引起呕血。

（4）出血量超过400～500 mL，患者可出现头昏、心慌、乏力等全身性症状。

（5）短时间内出血量超过1000 mL，可出现周围循环衰竭表现。

（6）大量出血，达全身血量的30%～50%（1500～2500 mL）即可产生休克。

3. 判断是否继续出血

（1）反复呕血，黑粪次数及量增多，或排出暗红以致鲜红色血便。

（2）胃管抽出物有较多新鲜血液。

（3）在24小时内经积极输液、输血仍不能稳定血压和脉搏，一般状况未见改善；或经过迅速输液、输血后，中心静脉压仍下降。

（4）血红蛋白、红细胞计数与血细胞比容、红细胞压积继续下降，网织红细胞计数持续增高。

4. 出血部位的诊断

（1）呕血提示上消化道出血。

(2) 黑便大多提示上消化道出血。

(3) 血便大多来自下消化道。上消化道短时间内大量出血亦可表现为暗红色甚至鲜红色血便。

(4) 内镜检查，胃镜可诊断上消化道出血，肠镜等可以发现下消化道出血。

5. 病因诊断

(1) 临床诊断。

①80%～90%的消化性溃疡患者都有长期规律性上腹疼痛史，并在饮食不当、精神疲劳等诱因下并发出血，出血后疼痛减轻，急诊或早期胃镜检查即可发现溃疡及出血灶。

②呕出大量鲜红色血且有慢性肝炎、血吸虫病病史者应考虑肝病引起的清化道出血。

③伴有肝掌、蜘蛛痣、腹壁静脉曲张、脾大、腹水等体征时，多是门脉高压食管静脉曲张破裂出血。

④若患者 45 岁以上，持续性慢性粪便隐血试验呈阳性，伴有缺铁性贫血者应考虑胃癌或食管裂孔疝。

⑤有服用消炎止痛或肾上腺皮质激素类药物史或严重创伤、手术、脓毒症时，其出血要考虑应激性溃疡和急性胃黏膜病变的可能。

⑥若患者 50 岁以上，有原因不明的肠梗阻及便血，应考虑结肠肿瘤。

⑦如患者 60 岁以上，有冠心病、心房颤动病史，伴腹痛及便血者，缺血性肠病的可能大。突然腹痛、休克者要立即想到主动脉瘤破裂。

(2) 根据辅助检查，如 X 线、B 超、CT、MRI、胃镜等的检查结果进行综合判断。

（三）消化道大出血治疗

1. 急救措施

(1) 可采用一般急救措施，如保暖、采取合理体位、保持呼吸道通畅、防止窒息、吸氧等。

(2) 密切观察生命体征。

(3) 对心搏、呼吸停止或休克的患者，实施心肺复苏及循环液体复苏。

(4) 迅速建立通畅的静脉通路，中央静脉插管测定中心静脉压，迅速补充液体。

(5) 查血型，交叉配血。

(6) 检查凝血指标。

(7) 休克患者留置导尿管，监测尿量。

(8) 插鼻胃管，了解出血情况，呕血患者用冰盐水 500 mL 洗胃。

(9) 禁食。

2. 上消化道大量出血的治疗

(1) 胃内降温，通过胃管以 10℃～14 ℃冰水反复灌洗胃腔而使胃降温。

(2) 口服止血剂，黏膜病变引起出血者，可采用血管收缩剂如去甲肾上腺素 8 mg 加于冰盐水 150 mL 中分次口服；或凝血酶 500～100 U，分次口服；或云南白药 0.5 g，每天 4 次口服。

(3) 抑制胃酸分泌和保护胃黏膜。

(4) 内镜直视下止血，局部喷洒 5%～10%孟氏液；内镜下激光治疗等。

(5) 食管静脉曲张破裂出血的非外科手术治疗。

①气囊压迫：气囊压迫是一种有效的、可暂时控制出血的非手术治疗方法，近期止血率90%。三腔管压迫止血的并发症有呼吸道阻塞和窒息，食管壁缺血、坏死、破裂，吸入性肺炎。

②降低门静脉脉压的药物治疗。

A. 血管升压素及其衍生物：以垂体后叶素应用最普遍，剂量为0.2～0.4 U/min，连续静脉滴注，止血后每12小时减少0.1 U/min。药物本身可致严重并发症如门静脉系统血管内血栓形成，冠状动脉血管收缩等，必要时可与硝酸甘油联合使用，应注意血压监测。

B. 生长抑素及其衍生物：奥曲肽，能降低门脉压，同时使内脏血管收缩，抑制胃泌素及胃酸的分泌。用于肝硬化食管静脉曲张破裂出血。静脉缓慢推注100 μg，继而每小时25～50 μg持续静脉滴注。

C. 血管扩张剂：有降低门脉压力的作用。不主张在大量出血时用，与血管收缩剂合用或止血后预防再次出血时用较好。常用药物为硝苯地平、硝酸甘油等。

3. 下消化道出血的治疗

（1）一般治疗。总的原则是按不同的病因确定治疗方案，在未能明确诊断时，应积极地给予抗休克等治疗；患者绝对卧位休息，禁食或低渣饮食，必要时给予镇静剂；经静脉或肌肉给予止血剂；治疗期间，应严密观察患者血压、脉搏、尿量；注意腹部情况，记录黑便或便血次数、数量；定期复查血红蛋白、红细胞计数、红细胞比容；尿常规；血尿素氮、肌酐、电解质、肝功能等。

（2）手术治疗。在出血原因和出血部位不明确的情况下，不主张盲目行剖腹探查，若有下列情况时可考虑行剖腹探查术：

①活动性，仍有大出血，患者出现血流动力学不稳定，不允许做TCR－BCS、动脉造影或其他检查。

②上述检查未发现出血部位，但出血仍在持续。

③反复类似的严重出血。

术中应全面仔细探查，消化道应全程仔细触摸，并将肠道提出腹腔，在灯光下透照，有时可发现小肠肿瘤或其他病变。如果仍未发现病变（约占1/3），可采用经肛门和（或）经肠造口导入术中内镜检查的方法。

（3）介入治疗。在选择性动脉血管造影显示出血部位后，可经导管行止血治疗：

①动脉内灌注加压素。动脉血管造影发现出血部位后，于局部血管注入加压素0.2～0.4 U/min，灌注20分钟后，造影复查，确定出血是否停止。若出血停止，继续按原剂量维持12～24小时，逐渐减量至停用。停药后在导管内滴注右旋糖酐或复方氯化钠溶液，证实无再出血后拔管。大约80%的病例可达到止血目的。肠缺血性疾病所致的消化道出血，加压素滴注会加重病情，属该治疗方法的禁忌证。

②动脉栓塞。对糜烂、溃疡或憩室所致的出血，采用可吸收性栓塞材料（如吸收性明胶海绵、自身血凝块等）进行止血。对动静脉畸形、血管瘤等出血采用永久性栓塞材料，如金属线圈、聚乙烯醇等。

（4）内镜治疗。纤维结肠镜下止血不适用急性大出血病例，尤其对弥漫性肠道病变作用不大。纤维结肠镜下止血的具体方法有：激光止血、电凝止血（包括单极和多极电凝）、冷冻止血、热探头止血以及对出血病灶喷洒肾上腺素、凝血酶、巴曲酶等。对憩室所致的出血不宜采用激光、电凝等止血方法，以免导致肠穿孔。

（5）手术处理。

①食管胃底静脉曲张出血：采取非手术治疗（如输血、药物止血、三腔管、硬化剂及栓塞）仍不能控制出血者，应行紧急静脉曲张结扎术。

②溃疡病出血：当上消化道持续出血超过 48 小时仍不能停止；24 小时内输血 1500 mL 仍不能纠正血容量、血压不稳定；保守治疗期间发生再出血者应尽早进行外科手术。

③肠系膜上动脉血栓形成或动脉栓塞：该病常发生于有动脉粥样硬化的中老年人，表现为突然腹痛与便血，引起广泛肠坏死，病死率高达 90.5%，必需手术切除坏死的肠组织。

二、咯血

（一）病因

1. 呼吸系统疾病

（1）支气管疾病。

①支气管肺癌。

②支气管扩张：多有反复咳嗽、咳脓痰或间断咯血症状。

③支气管内膜结核：多发生在有结核病史的青壮年，咳嗽呈刺激性，伴有反复小量咯血或痰中带血。

④慢性支气管炎：痰中可带血，一般不致大量咯血。

（2）肺部疾病。

①肺结核：发病多始于青年，常伴有结核病的中毒症状。

②肺炎：可伴有短暂的小量咯血或血痰，铁锈色痰见于肺炎链球菌性肺炎，砖红色痰（或棕红色胶冻样痰）见于肺炎克雷伯杆菌性肺炎。

③肺脓肿：常伴有不等量的咯血，慢性肺脓肿表现为大量脓血痰或咯血。

④其他：肺癌、肺部寄生虫、肺曲霉病、硅沉着病（矽肺）等也可为大咯血的病因。

2. 心血管系统疾病

（1）风湿性心脏病、二尖瓣狭窄：临床表现为呼吸困难伴有大量粉红色泡沫痰，如肺毛细血管或支气管内膜微血管破裂也可引起小量咯血。大量咯血主要因支气管黏膜下曲张的静脉破裂所致。

（2）肺梗死：起病急促，突发性胸痛，呼吸困难和咯血是主要症状。心电图可出现 $S_{Ⅰ}Q_{Ⅲ}T_{Ⅲ}$ 图形。肺核素扫描显示核素缺损。

肺动脉高压症、肺血管炎、高血压病、肺动、静脉瘘等疾病也可引起大咯血。

3. 全身性疾病及其他原因

（1）血液病：白血病、血小板减少性紫癜、血友病、再生障碍性贫血等。

（2）某些急性传染病：出血热、肺出血型钩端螺旋体病。

（3）风湿性疾病：结节性多动脉炎、系统性红斑狼疮、Wegener 病、白塞氏病。

（4）气管、支气管子宫内膜异位症。

（二）诊断

1. 临床表现

（1）年龄。

①儿童：慢性咳嗽伴少量咯血与低色素性贫血，须注意特发性含铁血黄素沉着症。

②青壮年咯血：常见于肺结核、支气管扩张、二尖瓣狭窄。

③40 岁以上有长期吸烟史（纸烟 20 支/日，烟龄 20 年以上）应考虑到肺癌。

（2）咯血量。

①小量：小于 100 ml/d。

②中等量：100～500 ml/d。

③大量：500 ml/d 以上或一次咯血 100～500 ml。

（3）颜色和性状。

①鲜红色：见于肺结核、支气管扩张、肺脓肿、出血性疾病。

②铁锈色血痰：大叶性肺炎、肺吸虫病、肺泡出血。

③砖红色胶冻样痰：见于典型的肺炎克雷伯杆菌肺炎。

④暗红色：二尖瓣狭窄。

⑤浆液性粉红色泡沫样痰：急性左心衰竭。

⑥黏稠暗红色痰：肺梗死。

2. 伴随症状

（1）伴发热：肺结核、肺炎、肺脓肿、流行性出血热、肺出血型钩端螺旋体病、支气管肺癌。

（2）伴胸痛：肺炎球菌肺炎、肺结核、肺梗死、支气管肺癌。

（3）伴呛咳：支气管肺癌、肺炎支原体肺炎。

（4）伴脓痰：支气管扩张、肺脓肿、空洞型肺结核继发细菌感染。

（5）皮肤黏膜出血：血液病、风湿病、流行性出血热、肺出血型钩端螺旋体病。

（6）伴杵状指：支气管扩张、肺脓肿、支气管肺癌。

（7）伴黄疸：钩端螺旋体病、肺炎球菌肺炎、肺梗死。

3. 辅助检查

（1）三大常规（血，便，大便常规）：红细胞、血红蛋白、血细胞比容的动态变化，白细胞计数及分类，血小板计数。

（2）凝血功能。

（3）痰液检查（痰细菌培养，查找抗酸杆菌，查找脱落细胞、寄生虫等）。

（4）X 线检查有助于明确病变的部位、性质。

（5）纤维支气管镜病因诊断及治疗。

（6）支气管动脉造影可明确出血部位并进行治疗。

（7）肺动脉造影怀疑肺栓塞或肺动静脉瘘。

（8）其他检查，如超声心动图、骨髓穿刺、免疫系统检查等。

（三）治疗

1. 急救处理

（1）窒息。

①体位引流：将患者取头低足高45°俯卧位，拍背，迅速排出积血，头部下垂、面孔上举，尽快清理口腔积血。

②高流量吸氧及应用呼吸兴奋剂，高流量吸氧可缓解严重缺氧引起的喉痉挛。

③人工呼吸：自主呼吸微弱时，可用人工呼吸或用人工呼吸器做辅助人工呼吸。

④有心衰者给予强心药。

⑤静脉注射垂体后叶素。

⑥必要时做气管插管：将有侧孔的较粗的鼻导管迅速插入气管，边吸边进，深度要达到隆嵴以下；

⑦硬质支气管镜插入气管，吸出气管内的血液及血凝块，通畅呼吸道。

(2) 肺不张及肺炎。

大咯血后因血块阻塞支气管可导致阻塞性肺不张。阻塞性肺不张及肺炎一经发现，要给予患者翻身拍背，鼓励患者咳嗽及体位引流；停用止咳药，投以祛痰及支气管解痉药；同时行支气管镜检查，并吸引排血；大咯血者应常规应用抗菌药物以防止肺部感染，若咯血由肺部感染性疾病引起或确定肺部已继发感染，应进行痰细菌培育及药物敏感试验，酌情选择抗菌药物治疗。

(3) 失血性休克及其他。

反复大咯血可发生休克，应注意观察患者的血压、意识、表情、肢端温度及尿量等，及时发现休克，并及时处理。

2. 一般治疗

(1) 镇静、休息。

①小量咯血无须特殊处理，仅需休息，对症治疗；中等量的咯血应卧床休息；大量咯血则应绝对卧床休息。

②以患侧卧位为宜，尽量避免血液溢入健侧肺。

③对精神紧张、恐惧不安者，应解除其顾虑，必要时可给予少量镇静药，如地西泮(安定) 10 mg肌内注射，或口服地西泮、苯巴比妥等。

④咳嗽剧烈的大咯血者，可适当给予镇咳药，如口服可待因0.03 g，或二氧丙嗪5 mg。

(2) 加强护理，密切观察。

①中量以上咯血者，应定时测量血压、脉搏和呼吸。

②保持呼吸道畅通，鼓励患者轻咳，将血液咯出，以免滞留于呼吸道内。

③应保持大便通畅。

④对大咯血伴有休克的患者，应注意保温。

⑤对有高热患者，胸部或头部可置冰袋，有利于降温止血。

⑥须注意发现患者早期窒息迹象，做好抢救窒息的准备。

⑦大咯血患者应开放静脉通路，备血，必要时补充血容量。

3. 药物治疗

(1) 止血药的应用。

①垂体后叶素。一般选用静脉给药；5～10 U加入0.9%氯化钠注射液或25%葡萄糖注射液20～30 mL，缓慢静脉注射(5～20 min注完)；咯血持续或短期内反复咯血者以垂

体后叶素10～20 U加入 5%葡萄糖注射液 250～500 mL 缓慢静脉滴注，维持 3～5 日。

②普鲁卡因。用于大量咯血不能使用垂体后叶素者。用法用量：0.5%普鲁卡因 10 mL（50 mg），用 25%葡萄糖注射液 40 mL 稀释后缓慢静脉注射，2～3 次/日；或 150～300 mg 溶于 5%葡萄糖注射液 500 mL，静脉滴注，2 次/日，见效后改为 1 次/日，连用 5 天。

③缩宫素（催产素）。催产素治疗咯血的疗效与垂体后叶素相似，但止血时间短，不良反应发生率低，对有垂体后叶素禁忌证者尤为适用。5～10 U 加入 50%葡萄糖注射液 20 mL，缓慢静脉注射，10～20 分钟后大部分患者咯血量明显减少，再用 10～15 U 加入 5%葡萄糖氯化钠注射液 500 mL 中静脉滴注，每天 40～50 U。

（2）扩血管药。

①硝苯地平。30～60 mg/d，分 3～4 次舌下含服，3～5 天为 1 个疗程；其疗效确切、安全、不良反应少。

②异山梨酯。可在原发病治疗的基础上，加服异山梨酯 10～20 mg，3 次/天，口服或舌下含化；其对难治性肺结核及支气管扩张合并咯血的疗效较好。

③氯丙嗪。10 mg 肌内注射，每 4～6 小时 1 次；若无效可增至 15 mg 肌内注射，每 4 小时 1 次；3～9 天出血完全停止。

④酚妥拉明。其通过直接扩张血管平滑肌，降低肺动、静脉压而止血。

（3）纠正凝血障碍的药物。

①鱼精蛋白注射液。每次 50～100 mg 加入 25%葡萄 40 mL 缓慢静脉注射，1～2 次/天，连续使用不超过 72 小时。

②6－氨基己酸。4～6 g 加入液中，15～30 分钟滴完，以后 1 g/h 维持 12～24 小时或更长。

③氨甲苯酸。通过抑制纤维蛋白的溶解起到止血作用。用法用量：100～250 mg 加入 20 mL0.9%氯化钠注射液或 5%葡萄糖注射液内静脉注射，1 或 2 次/天，或将 200 mg 溶于 5%葡萄糖注射液内静脉滴注，2 次/天。

④卡巴克络。对毛细血管通透性有强大的抑制作用，并有增加毛细血管抵抗力和加速其管壁回缩的作用，可缩短出血时间。用法用量：10～20 mL 肌内注射，2～3 次/天或每次 2.5～5 mg 口服，每天 3 次。

⑤巴曲酶。含有类凝血酶和类凝血激酶两种成分。用法用量：每次 1 kU，1～3 次/天，肌肉或静脉注射。

⑥维生素 K。能促使肝合成凝血酶原，促进凝血。用法用量：维生素 K_1 每次 10 mg，肌内注射或缓慢静脉注射，每天 1 或 2 次；维生素 K_3 每次 4～8 mg，每天 2 或 3 次，肌内注射或口服。

⑦酚磺乙胺：能促使血小板循环量增加，增强血小板功能及血小板黏附性，增强毛细血管抵抗力，缩短凝血时间。用法用量：每次 0.25～0.75 g，肌内注射或静脉注射，每天 2 或 3 次。

（4）莨菪类药物。

①阿托品 1 mg 立即肌内注射，不用任何止血剂，一般在数分钟后可见效。若 2～3 小时后仍有咯血，可再注射 0.5 mg。

②东莨菪碱 0.3 mg 加入 50%葡萄糖注射液 40 mL 中缓慢静脉注射，1～2 小时后仍有

咯血者可重复一次，必要时用东莨菪碱 0.6 mg 加入 5%葡萄糖注射液 500 mL 中静脉滴注维持疗效。

（5）其他治疗。

①糖皮质激素。当垂体后叶素等药物治疗无效时，可以考虑应用。用法用量：地塞米松 5 mg 加入 50%葡萄糖 20 mL 中静脉注射，每 6 小时 1 次，病情稳定后改为 2 次/天，连用 3～5 天。如痰中仍带有血，改为 0.75 mg，3 次/天，口服，维持 3～5 天；或泼尼松每天 30 mg 口服。该类药治疗肺结核、支气管扩张合并咯血的总有效率为 94%。

②输血：当咯血量大，患者出现失血性休克，或反复多次咯血，患者出现重度贫血，或因凝血障碍而咯血不止时，需要及时补充血容量和凝血因子。输血以少量多次输入新鲜全血为宜。

③人工气腹。反复大咯血，药物难以控制且病变在两肺中，下叶者可考虑采用此法，首次注气量 1000～1500 mL，必要时隔 1～2 日重复注气一次。

④支气管动脉栓塞治疗。对咯血患者，可借助支气管动脉造影发现出血部位，并用吸收性明胶海绵阻塞出血部位，以达到治疗咯血的目的。

⑤纤维支气管镜检查治疗。纤维支气管镜能清除气道积血，防止窒息、肺不张和吸入性肺炎等并发症，发现出血部位，有助于诊断。

⑥放射治疗。对不适合手术及支气管动脉栓塞治疗的晚期肺癌及部分肺曲霉菌感染引起大咯血患者，局限性放射治疗可能有效。

4. 外科手术治疗

患有反复大咯血危及生命，内科治疗无效时，在明确出血部位后，可考虑外科手术治疗。

（1）手术适应证。

①24 小时咯血超过 600 mL，经内科治疗无效的患者；

②一次咯血量大于或等于 200 mL，24 小时内反复发生；

③反复大咯血，有发生窒息可能的患者；

④曾有大咯血窒息史；

⑤病变局限于一侧肺，而另一侧肺无病灶或病灶稳定的患者。

（2）手术禁忌证。

①有全身出血倾向；

②肺癌晚期；

③二尖瓣狭窄；

④心肺功能不全；

⑤出血部位不明确。

第二节　呼吸困难

一、分类

（一）肺源性呼吸困难

（1）上呼吸道疾病。常见喉与气管病变所致的呼吸困难，特点是吸气性呼吸困难、吸气期哮鸣音，可伴有声嘶和三凹征。

①咽后壁脓肿：多见于小儿，伴有吞咽困难。

②喉及气管内异物：多发生于5岁以下的小儿及昏迷患者，表现为呼吸困难、窒息或刺激性咳嗽。

③喉水肿：起病急骤，病情较轻者有喉内异物感、吞咽梗阻感、干咳、声嘶，严重者出现呼吸困难。

④咽、喉白喉：多见于小儿，由白喉棒状杆菌（白喉杆菌）引起。

⑤喉癌：多见40岁以上中老年人的男性，初期发展缓慢，渐渐出现吞咽不适、喉部异物感、声嘶、吞咽痛，后期出现呼吸困难、失声、咳血痰等。

⑥急性喉炎：多见幼儿，起病急骤，高热，哮吼样咳嗽，声音嘶哑，呼吸困难，症状呈昼轻夜重。

（2）支气管和肺部疾病。

①感染性疾病：急性支气管炎、肺炎、支气管扩张、肺脓肿、肺结核等。

②变态反应性疾病：支气管哮喘；花粉症；肺嗜酸性粒细胞浸润症。

③阻塞性病变：慢性阻塞性肺疾病；肺间质纤维化；阻塞性肺不张。

④肺血管病变：急性肺水肿；肺栓塞、肺梗死。

⑤其他原因：成人急性呼吸窘迫综合征（ARDS）、硅沉着病（矽肺）、肺羊水栓塞症。

（3）胸膜疾病。

①自发性气胸：突发的胸痛和呼吸困难，严重者呈进行性呼吸困难，发绀。

②大量胸腔积液：急性形成的大量胸积液可引起呼吸困难，缓慢发生者不明显。

③胸膜间皮瘤：恶性胸膜间皮瘤可引起广泛胸膜增厚及大量血性胸腔积液而引起呼吸困难。

（4）胸壁疾病。胸廓畸形、胸壁炎症、结核、外伤、肋骨骨折、类风湿性脊柱炎、胸壁呼吸肌麻痹、硬皮病、重症肌无力、过度肥胖症等。

（5）纵隔疾病。

①急性纵隔炎：由食管、气管穿孔，颈部感染自淋巴扩散或直接蔓延引起。

②纵隔气肿：多合并自发性气胸或由外伤、气管（支气管）穿孔及腹腔游离空气进入纵隔引起。

③纵隔肿瘤：可引起压迫症状，患者出现呼吸困难、咳嗽、上腔静脉综合征。

（二）心源性呼吸困难

由重症心脏病心功能障碍引起，患者呈混合性呼吸困难，坐位和立位时减轻，平卧位加重；肺底出现中、小湿啰音；X线检查有心影异常及肺瘀血等改变；静脉压正常或升高。见于各类心脏病引起左心或右心功能衰竭时。

（三）中毒性呼吸困难

由呼吸中枢受毒物刺激或药物抑制所致，见于感染性毒血症、尿毒症、糖尿病酮症酸中毒、药物中毒（如吗啡、巴比妥、有机磷农药、除草剂中毒）、化学毒物或毒气中毒（如亚硝酸盐、苯胺、氰化物、氮氧化合物、氯气、光气、氨气、臭氧、二氧化硫等中毒）。

（四）血源性呼吸困难

由红细胞携带氧减少或大出血休克刺激呼吸中枢等所致，见于重症贫血、输血反应、一氧化碳中毒、休克、白血病及变性血红蛋白血症等。

（五）神经精神性与肌病性呼吸困难

颅内压升高和供血减少使呼吸中枢抑制，神经肌肉麻痹致通气不足，以及心理因素等均可引起呼吸困难，见于脑部疾病、重症肌无力危象、睡眠呼吸暂停综合征、格林-巴利综合征（造兰-巴霍综合证）、二氧化碳潴留所致呼吸中枢功能障碍和癔症等。

（六）其他疾病所致呼吸困难

如大量腹水、气腹、腹内巨大肿瘤、妊娠后期、急性传染性疾病伴高热、肺出血性钩端螺旋体病、肺出血-肾炎综合征、中暑、高原病及肺移植等均可引起呼吸困难。

二、特点

（1）发生呼吸困难的时相。

①吸气性呼吸困难。为上呼吸道或大气道机械性梗阻或狭窄所致，可伴干咳和高调喉鸣，见于喉水肿、咽后壁脓肿、喉异物、喉癌、气管肿瘤及气管异物阻塞等。

②呼气性呼吸困难。见于肺组织弹性减退或小支气管狭窄、痉挛时，伴呼气费力、呼气时间延长，如支气管哮喘、慢性阻塞性肺疾病或急性细支气管炎等。

③混合性呼吸困难。见于肺有效呼吸面积减少或因胸部疼痛而限制呼吸运动时，表现为吸气和呼气均困难，如慢性阻塞性肺疾病合并肺部感染、广泛性肺实质病变（大叶性肺炎、大面积肺不张、肺水肿）及大量胸腔积液、自发性气胸等。

（2）呼吸频率与深度。正常人呼吸频率为 14～20 次/分。呼吸频率超过 24 次/分，见于氧耗增加、呼吸中枢受刺激或各种原因引起的肺潮气量减少。呼吸频率少于 12 次/分为呼吸中枢受抑制的表现，见于麻醉安眠药物中毒、颅内压升高、尿毒症、肝性脑疾等。糖尿病酮症酸中毒及尿毒症性酸中毒者呼吸加深，称为 Kussmaul 呼吸，而肺水肿、呼吸肌麻痹和镇静剂过量的患者往往表现为呼吸变浅。

（3）呼吸节律。

①呼吸困难伴呼吸浅快：肺部疾病广泛可见，有效呼吸面积减小，常伴有呼吸音的减弱或者消失，可出现病理性呼吸音，如重症肺炎、重症肺结核、大片肺不张、大块肺栓塞、肺间质纤维化、大量胸腔积液和气胸，呼吸肌麻痹、心力衰竭等。

②呼吸困难伴呼吸浅慢：多见于吗啡类、巴比妥类以及有机磷农药中毒等。

③呼吸困难伴呼吸深快：见于急性发热性疾病和急性传染病，也见于情绪激动或过度紧张者。

④呼吸困难伴有呼吸深慢：常见于尿毒症、糖尿病酮症酸中毒、肾小管酸中毒以及某些酸性药物（如阿司匹林）导致的酸中毒。

⑤呼吸困难伴其他呼吸节律异常：叹气样呼吸困难多见于神经官能神经症症、精神紧张或者抑郁等；潮式呼吸见于药物中毒，如吗啡类、巴比妥类以及有机磷农药中毒等，以及中枢神经系统病变；间停呼吸见于脑炎、脑膜炎、头部外伤等。

（4）起病急缓。

反复发作性呼吸困难见于支气管哮喘、心源性哮喘、职业性哮喘、花粉症等。突然发作的呼吸困难见于气管异物、喉水肿、气管异物、自发性气胸，大面积肺栓塞、急性呼吸窘迫综合征等。急性发作的呼吸困难见于肺炎、肺水肿、肺不张、积液量迅速增加的胸腔积液或者心包积液。慢性呼吸困难见于慢性阻塞性肺疾病、肺间质纤维化、肺部肿瘤、肺源性心脏病（肺心病）等、慢性心包积液，贫血等。

三、伴随症状和体征

（1）呼吸困难伴胸痛：见于大叶性肺炎、胸膜炎、肺栓塞、自发性气胸、急性心肌梗死、急性心包炎、肺癌等。

（2）呼吸困难伴有咳痰：脓痰见于慢性支气管炎、阻塞性肺气肿并发感染、化脓性肺炎、肺脓肿等；大量粉红色泡沫样痰见于急性左心衰竭、有机磷中毒；铁锈色痰见于大叶性肺炎。

（3）呼吸困难伴有咯血：见于支气管扩张、肺结核、肺脓肿、支气管肺癌、肺炎、血液病等。

（4）呼吸困难伴昏迷：见于脑出血、脑梗死、脑膜炎、休克型肺炎、尿毒症、糖尿病酮症酸中毒、肺性脑病、水和电解质紊乱或、急性中毒等。

（5）呼吸困难伴有强迫体位：端坐呼吸多见于各种原因导致的左心功能衰竭、心包积液等，也见于重症哮喘；患侧卧位多见于胸腔积液、胸膜炎；健侧卧位见于单气胸；强迫停立位见于心肌梗死等。

（6）阵发性夜间呼吸困难：又称为心源性哮喘，患者因气喘、胸闷而醒来，被迫坐位或立位呼吸，轻者在几分钟或者几十分钟内缓解，重者可以出现气喘、出汗、发绀，肺部哮鸣音，甚至咯出浆液性粉红色泡沫痰。

（7）呼吸困难伴有喘鸣音：见于支气管哮喘或慢性喘息性支气管炎。

四、有关病史

（1）老年人要考虑慢性阻塞性肺疾病、肿瘤、心力衰竭等；青年人要考虑到肺结核、自发性气胸、支气管哮喘等；儿童要注意气管异物、先天性心脏病等；矿工、农民、纺织工人、面粉厂工人等要考虑硅沉着病（矽肺）或者肺尘埃（尘肺）；饲鸽者、种蘑菇者应考虑外源性肺泡炎。

（2）吸入有害气体、过多或者过快输液或者登山、初到高原者出现呼吸困难要考虑肺水肿；有过敏物质接触史者可能是过敏性哮喘；有药物过量史、毒物接触史、急性感染性疾病或代谢性酸中毒病史者提示中毒性呼吸困难。

（3）产妇破水后突然出现呼吸困难、发绀、休克，提示肺羊水栓塞；胸腹部大手术后呼吸困难，可能是手术损伤或肺不张；心房颤动、长期卧床，右下肢深静脉血栓或广泛腹部、盆腔手术后出现呼吸困难可能是肺栓塞；有心脏病史者应排除心力衰竭；有肺气肿病史者易并发气胸或呼吸衰竭；胸部针灸治疗后、剧烈咳嗽后、扛重物时突发呼吸困难应考虑为气胸；风湿性心脏病或者心房颤动患者要考虑脑栓塞可能；糖尿病患者要考虑酮症酸中毒；尿毒症患者考虑代谢性酸中毒；活动后呼吸困难出现或者加重，见于心力衰竭早期，肺功能不全；在严重感染、严重创伤、大出血、出血性坏死性胰腺炎、弥散性血管内凝血（DIC）等基础上出现呼吸困难，要考虑 ARDS；精神刺激、情绪波动后出现呼吸困难见于癔症；胸部放疗后出现呼吸困难者见于放射性肺炎；长时间高浓度吸氧后出现呼吸困难则考虑氧中毒等。

五、辅助检查

合理选择并适当评估相应检查结果对于鉴别诊断有十分重要的意义。例如：深大呼吸、呼气有烂苹果味时查血酮和血气分析；疑为心肌梗死时应查心电图；疑诊气胸者行X线胸部摄影既可明确诊断，也有助于判断肺压缩程度，以指导治疗；高分辨率CT检查有时是发现肺间质病变的唯一手段；肺功能检查可帮助明确患呼吸功能障碍的性质和程度；怀疑哮喘者可进行支气管扩张试验和气道激发试验等帮助诊断；怀疑肺栓塞、肺梗死时可选用放射性核素通气/血流扫描和选择性肺动脉造影；通过纤维支气管镜进行组织病理学检查、细胞学检查、病原体鉴定等，对明确呼吸困难的原因有重要意义。

第三节　疼痛

一、头痛

（一）病因

（1）理化因素。

①血管被压迫、牵引、伸展或移位。

②各种原因引起颅内、外动脉扩张。

③脑膜受到化学性刺激。

④头、颈部肌肉持久收缩。

⑤脑神经、颈神经及神经节受压迫或炎症侵袭。

⑥眼、耳、鼻、鼻窦、牙齿等处的病变。

（2）内分泌因素。

内分泌因素引起的头痛，常见于女性，其偏头痛初次发病常在青春期，有月经期好发，妊娠期缓解，更年期停止的倾向。紧张性头痛在月经期、更年期往往加重。更年期头痛，使用性激素类药物可使发作停止。

（3）精神因素。

精神因所致头痛常见于神经衰弱、癔症或抑郁症等。

（二）诊断

1. 偏头痛

（1）伴有先兆的偏头痛。

①至少有2次发作。

②具备下列4条中的3条：

A. 出现可逆性先兆；

B. 先兆症状逐渐发展，持续时间超过4 min；

C. 先兆症状持续时间不超过60 min；

D. 先兆症状出现后60 min内出现头痛，在头痛期先兆仍可持续。

③排除其他原因引起的头痛。

(2) 不伴先兆的偏头痛。

①至少有 5 次发作。

②符合下列 4 条中的 2 条：

A. 单侧性头痛；

B. 搏动性头痛；

C. 中至重度疼痛；

D. 活动后疼痛加重。

③头痛期至少有下列症状之一：恶心、呕吐、畏光、畏声。

④排除其他原因引起的头痛。

2. 丛集性头痛

(1) 至少有 5 次发作。

(2) 剧烈的眶部、眶上或颞部疼痛，未经治疗症状持续 15～180 min。

(3) 头痛至少有以下一项伴发症状：眼结膜充血、流泪、鼻塞、流涕、前额及面部出汗、瞳孔缩小、眼睑下垂、眼睑水肿。

(4) 头痛发作频率：每隔一天 1 次至一天 8 次。

(5) 至少符合以下一个条件：

①病史、体格检查和神经系统检查来提示神经系统器质性疾病或全身性疾病；

②病史、体格检查和神经系统检查怀疑有器质性病等，但通过辅助检查排除；

③有器质性疾病，但丛集性头痛首次发作与其并无联系。

3. 紧张性头痛

(1) 发作性紧张性头痛。

①既往至少 10 次头痛发作并符合下面②～⑤条，头痛时间小于 180 天/年或小于 15 天/月。

②头痛持续 30 min～7 d。

③至少有以下 2 项头痛特征：

A. 头痛压迫性或紧缩性（非搏动性）；

B. 轻度或中度（疼痛可能影响但不会阻止活动）；

C. 疼痛呈双侧；

D. 上楼或其他日常体力活动不加剧头痛。

④以下 2 点都符合：无恶心、呕吐，畏光、畏声不同时发生，但可有其中之一。

⑤至少符合以下其中 1 项：

A. 病史、体格检查和神经系统检查未提示慢性外伤性头痛或药物性头痛或其他特定的头痛综合征或脑神经痛；

B. 病史、体格检查和神经系统检查提示上述疾病，但辅助检查排除；

C. 上述疾病确实存在，但紧张性头痛首次发作与该病并无时间上的密切联系。

(2) 慢性紧张性头痛。

头痛频率在平均 6 个月中大于等于 15 天/月，或大于等于 180 天/年，且符合上述发作性紧张性头痛的②～⑤条标准。

（三）治疗

偏头痛的治疗措施：

（1）非催体类抗炎药：如阿司匹林、对乙酰氨基酚、布洛芬等。

（2）麦角胺：口服 1～2 mg，必要时 30～60 min 后可重复一次，每天剂量不得超过 6 mg，每周剂量不得超过 12 mg。孕妇、高血压及冠心病患者禁用。

（3）曲普坦类：曲普坦类为高度选择性的 5－HT 受体激动剂，是一类有效的抗偏头痛药物。

①舒马普坦（英明格）：口服剂量 100 mg，必要时 2 h 后可重复一次，24 h 最大剂量为 300 mg；皮下注射，开始剂量 6 mg，必要时 1 h 后可重复一次。不良反应主要有面部潮红、恶心、头晕、胸部紧缩感。

②佐米曲普坦（佐米格）：口服剂量为 2.5 mg，必要时 2 h 后可重复一次，一日内最大剂量为 10 mg。不良反应为恶心、头晕、嗜睡、口干、无力等。

（4）止吐药：头痛发作时出现严重的恶心、呕吐者可使用止吐药如甲氧氯普胺、多潘立酮等。

（5）对有严重冠心病的患者或孕妇等不能使用麦角胺和曲普坦类药物，可给予催眠镇静剂（如地西泮）和强效镇痛剂（如哌替啶），但不能久用，仅限于急诊。

二、急性胸痛

（一）病因

（1）胸壁疾病：如带状疱疹、肋间神经痛、肋软骨炎等。

（2）肺部疾病：如肺栓塞、张力性气胸、肺炎、胸膜炎、肺癌等。

（3）心血管疾病：如急性心肌梗死、主动脉夹层、心脏压塞、肥厚性心肌病等。

（4）其他如食管撕裂、食管裂孔疝、食管癌等。

（二）鉴别诊断

1. 识别各种急、危重病

（1）胸痛危重病：①急性心肌梗死；②急性冠脉综合征；③主动脉夹层；④心脏压塞（心包压塞）；⑤肺栓塞；⑥张力性气胸；⑦食管损伤等。

（2）胸痛的一般急症：①不稳定性心绞痛；②冠状动脉痉挛；③变异性心绞痛；④心肌炎；⑤气胸；⑥纵隔炎；⑦食管撕裂；⑧胆囊炎；⑨胰腺炎等。

2. 进一步确定胸痛的原因

应根据疼痛特征，发作或加重的诱因，既往史、伴随情况、全身综合情况、心电图检查等来确定。

（1）疼痛特征。

心绞痛为压榨样痛，伴压迫感或窒息感；肋间神经痛为阵发性灼痛或刺痛；气胸在发作初期伴撕裂样痛；食管炎多为烧灼痛；主动脉夹层多为向固定方向放射的刀割样痛。

（2）发作或加重的诱因。

心绞痛在劳累或情绪激动时诱发；而心脏神经官能症的疼痛因运动而减轻；胸膜炎、自发性气胸、心包炎的胸痛常因咳嗽和深呼吸而加剧；食管疾病的疼痛常于吞咽食物时发作或加重；脊神经后根疾病引起的疼痛于转身时加剧。

(3) 既往史。

高血压病、动脉硬化的患者可出现主动脉夹层；冠心病及高危因素拥有者可出现心绞痛或心肌梗死；长期卧床、手术及下肢静脉炎者易发生肺梗死等。

(4) 伴随情况。

检查患者有无发热；有无固定的局部压痛；疼痛与胸壁活动和呼吸运动是否有关；有无皮肤感觉过敏；有无呼吸困难；有无咳嗽、咳痰及痰中带血等。

(5) 全身综合状况。

发生致命性胸痛的患者的全身情况往往较差，患者多有呼吸困难、面色苍白或发绀、血压下降、四肢湿冷、心率增快、血氧饱和度降低以及神情淡漠、焦虑、烦躁不安甚至意识丧失等。

(6) 心电图。

通过心电图可以观察有无动态缺血 T 波、损伤性 ST 段和坏死性 Q 波以排除急性冠脉综合征；观察 P 波、心电轴、右束支及 $S_{I} Q_{III} T_{III}$，以识别肺梗死、肺心病等。

(三) 急诊处理

(1) 一般急救处理。卧床、镇静、止痛；监测生命体征、血氧饱和度；给予患者吸氧，建立静脉通路；进急诊心电图检查等。

(2) 稳定生命体征。对发生张力性气胸的患者迅速进行胸膜腔穿刺；伴休克者，迅速纠正休克；伴呼吸衰竭者，给予畅通呼吸道，氧疗，必要时进行气管插管等。

(3) 必要的辅助检查。危重胸痛中层得的辅助检查尽量在床边进行，如心电图、X 线检查等，以初步确定诊断。

(4) 进一步治疗。如生命体征稳定的急性心肌梗死患者，应用硝酸甘油、阿司匹林片等。

三、急性腹痛

(一) 病因

(1) 内脏急性炎症。

(2) 内脏穿孔和破裂，包括腹部外伤引起的器官破裂。

(3) 空腔性器官梗阻、扭转、套叠。

(4) 急性血管性疾病。

(5) 腹壁痛。

(6) 牵涉痛，如胸腔器官病变，急性心肌梗死、肺及胸膜疾病引起的腹痛。

(7) 其他原因，如慢性右心衰竭、心绞痛、血液病导致的腹痛，神经精神疾病（如腹型癫痫）引起的腹痛等。

(二) 鉴别诊断

要根据腹痛发作时的特点、发作时间和持续时间、疼痛出发和目前的部位、腹外的放射痛、疼痛的性质和程度、引起疼痛缓解与加重的因素、与疼痛发作有关的因素、肠道习惯的改变、现病史、既往史、生育与月经史等进行鉴别。

1. 根据疼痛的性质

(1) 持续性钝痛或隐痛：腹内炎症或出血。

（2）阵发性绞痛：一般是空腔性器官梗阻后引起的平滑肌痉挛痛。

（3）持续性痛伴阵发性加重表示炎症与梗阻并存。

2. 根据腹痛的程度

（1）炎症引起的疼痛一般较轻。

（2）梗阻引起的疼痛常较剧烈。

（3）十二指肠穿孔、腹主动脉瘤破裂、重症急性胰腺炎、绞榨性肠梗阻、胆绞痛、输尿管结石等引起的腹痛最为剧烈，可呈濒死样腹痛。

3. 按照腹痛的部位

一般情况下，腹痛的起始部位和最明显的部位是病变部位。但要除外牵涉性腹痛，如急性肺炎、急性心肌梗死、急性心包炎等。

（1）腹右上部急性疼痛。

①化脓性胆囊炎、坏疽性胆囊炎；②胆石症；③急性梗阻性化脓性胆管炎；④胆道出血、胆囊穿孔、胆管穿孔、胆囊扭转、先天性胆总管囊性扩张、胆囊癌和肝外胆管癌。⑤肝外伤；⑥肝脓肿。

（2）腹中上部急性疼痛。

①胃十二指肠溃疡出血、穿孔；②胃癌穿孔；③急性胃扭转；④急性胃扩张；⑤急性胃黏膜病变（应激性溃疡）；⑥食管贲门黏膜撕裂综合征；⑦门脉高压合并门脉破裂出血；⑧急性胰腺炎（包括重症出血性坏死性胰腺炎）。

（3）腹左上部急性疼痛。

①脾破裂；②脾脓肿。

（4）腰左、右部急性疼痛。

①肾损伤；②输尿管损伤；③肾和输尿管结石；④肾周围脓肿；⑤肾下垂、游走肾、急性肾扭转；⑥腹膜后血肿及大血管创伤。

（5）腹中部急性疼痛。

①急性腹膜炎；②大网膜扭转；③肠系膜动脉栓塞；④腹部卒中；⑤膈下脓肿；⑥急性出血性坏死性肠炎；⑦假膜性肠炎（伪膜性肠炎）；⑧肠伤寒穿孔；⑨肠梗阻。

（6）腹右下部急性疼痛。

①急性阑尾炎；②回盲部肠套叠；③盲肠扭转；④开结肠憩室炎；⑤异位妊娠（宫外孕）；⑥卵巢囊肿蒂扭转；⑦急性输卵管炎；⑧卵巢黄体、卵泡破裂；⑨右侧输尿管结石。

（7）腹下中部急性疼痛。

①膀胱损伤；②急性膀胱炎；③膀胱结石；④高危妊娠；⑤子宫破裂；⑥急性盆腔炎、盆腔脓肿；⑦直肠损伤；⑧先天性巨结肠。

（8）腹左下部急性疼痛。

①乙状结肠损伤；②乙状结肠扭转；③乙状结肠憩室炎；④溃疡性结肠炎（非特异性结肠炎）；⑤左侧输尿管结石；⑥急性输卵管炎、卵巢囊肿蒂扭转、卵巢滤泡和黄体破裂、并位妊娠、输尿管周围炎、输尿管结石等。

（三）诊断思路

（1）识别致命性腹痛，即心血管性腹痛。患者随时有发生心搏骤停而猝死的危险，如急性心肌梗死、主动脉夹层、腹主动脉瘤破裂、肺梗死以及腹痛合并休克等。须紧急抢救，实施心肺复苏。

（2）识别急腹症。包括外科和妇产科急腹症，如肝、脾等器官破裂，异位妊娠破裂后大出血；绞榨性肠梗阻；消化道穿孔等。急腹症多需要急诊手术治疗。

（3）确定急性腹膜炎。

（4）确定原发病变的性质。包括炎症性、穿孔性、出血性、梗阻性、缺血性、创伤性和其他病因性等7大类。

（四）危重症腹痛的识别

（1）伴生命体征不稳定的腹痛。

（2）伴休克或者末梢循环不良者。

（3）伴精神状态不佳者。

（4）面色苍白者。

（5）伴晕厥者。

（6）伴大汗淋漓者。

（7）全身性症状重，而腹部体征较少者。

（8）伴发热者。

（9）伴腹膜炎者。

（10）发病急、进展快者。

（11）应用常规止痛药效果不佳者。

（12）老年患者，特别是有高血压病、心脏病、糖尿病等慢性病病史者。

（五）辅助检查

（1）心电图可识别急性心肌梗死、肺梗死等，可作为40岁以上患者腹痛的常规检查。

（2）血常规可诊断各种炎症性和出血性腹痛；尿常规可用于泌尿系结石、糖尿病酮症的诊断等。

（3）血生化检查，如血淀粉酶可辅助胰腺炎的诊断。

（4）X线检查。胸部X线检查可诊断肺炎等胸部疾病性腹痛；腹部X线检查可发现消化道穿孔、肠梗阻等。

（5）CT检查有利于肺梗死、主动脉夹层等引起牵涉性腹痛疾病的早期诊断，并可确诊多种急腹症，具有重要的作用。

（6）B超检查有助于肝胆、妇产科以及心血管性急腹症等的诊断。

（六）急诊处理

（1）一般急救处理。吸氧、监测生命体征，并对腹痛危险性进行评估。

（2）对症处理，稳定生命体征。如防治休克，纠正水、电解质和酸碱平衡失调，伴发热、白细胞计数增高者，应用抗生素有效控制感染。

（3）慎用如下措施。应用强镇痛剂时，应密切观察病情；未能排除肠坏死和穿孔时尽量不进行灌肠和导泻。

（4）进一步处理。请专科会诊。手术探查的指征包括：①怀疑腹腔内持续出血。②怀疑有肠坏死或穿孔并伴腹膜炎。③经密切观察和积极治疗后腹痛不缓解，腹部体征无改善，全身情况无好转，或者加重者。

第四章　常见急危重症

第一节　休克

一、概述

（一）病因分类

（1）低血容量性休克。

（2）心源性休克。

（3）感染性休克。

（4）过敏性休克。

（5）神经源性休克。

（二）临床表现

根据休克的临床表现可将休克分期分为代偿期和抑制期。休克的临床表现见表4－1。

表4－1　休克临床表现

临床表现	休克代偿期	休克抑制期
意识	紧张或烦躁	淡漠、反应迟钝甚至昏迷
面色	苍白	口唇发绀
皮肤、黏膜	手足湿冷	明显发绀、四肢湿冷
血压、脉压	收缩压降低、正常或轻度升高，脉压缩小	下降，脉压更小
脉搏	细速	细速甚至不清
尿量	正常或减少	少尿或无尿
并发症	无	严重时常合并

（三）实验室检查

（1）血、小便、大便三大常规。

（2）血气分析或二氧化碳结合力。

（3）血生化检查，包括乳酸、肝功能、肾功能、心肌损伤标志物、电解质等。

（4）凝血功能检查。

（5）其他有心电图、血流动力学检查。

（四）诊断标准

（1）诱因（见各种休克）。

（2）意识障碍。

（3）脉搏大于 100 次/分或不能触及。

（4）四肢湿冷，胸骨部位皮肤指压呈阳性（再充盈时间>2 秒）；皮肤花斑，黏膜发绀或苍白；尿量<0.5 mL/(kg・h）或无尿。

（5）收缩压<90 mmHg。

（6）脉压<30 mmHg。

（7）高血压患者收缩压较基础血压降低 30%以上。

凡符合（1）～（4）中的两项再加上（5）～（7）中的一项即可确诊断为休克。

♥有医生将休克的诊断概括为：一看（意识，口唇、皮肤、四肢颜色，浅表静脉是否塌陷、毛细血管充盈时间是否延长）、二摸（脉搏是否快、细、弱，皮肤、四肢是否湿冷）、三测（测血压）、四尿量<30 mL/h。

（五）治疗

（1）一般治疗。迅速建立通畅的气道和输液通路，并进行生命体征监护。其他治疗如镇静、吸氧、禁食、休克体位等。

（2）原发病的治疗。

（3）补充血容量（扩容）。

①补液种类：晶体液：林格液、0.9%氯化钠注射液、平衡盐溶液等。胶体液：羟乙基淀粉、低分子右旋糖酐、血浆、白蛋白等。晶体：胶体胶比为（3～4）：1。血制品：血红蛋白低于 60 g/L。

②补液量：根据临床情况决定。

③补液速度：快速。

④补液终点：根据临床情况决定。

（4）纠正酸中毒（纠酸）。5%碳酸氢钠注射液 100～250 mL，静脉滴注，根据血气分析结果调整。二氧化碳结合力不低于 18 mmol/L。

（5）血管活性药物。

①多巴胺：轻、中度休克用 5～20 μg/(kg・min)；重度休克用 20～50 μg/(kg・min)。

②间羟胺（阿拉明）：100～200 μg/min。

③多巴酚丁胺：2.5～10 μg/(kg・min)，静脉滴注。

④去甲肾上腺素：4～8 μg/min，静脉滴注。

⑤肾上腺素常应用于过敏性休克，每次 0.5～1 mg，皮下或肌内注射。

⑥异丙肾上腺素：0.5～1 mg 加 5%葡萄糖注射液 250 mL 静脉滴注，滴速 2～4 μg/min。

（6）改善低氧血症，使血氧饱和度>95%。

①保持呼吸道通畅，必要时进行气管插管。

②面罩或无创正压通气。

（7）防治并发症和重要器官衰竭，如急性肾衰竭、急性呼吸衰竭、脑水肿、DIC 以及多器官衰竭等。

(8) 其他治疗。

①使用糖皮质激素。

②纳洛酮，首剂 0.4～0.8 mg，静脉注射，2～4 小时重复，继以 1.6 mg 加入 500 mL 液体中静脉滴注。

③使用 1,6－二磷酸果糖等。

二、各类休克的特点与急救

(一) 低血容量性休克

1. 特点

低血容量性休克由大量失血、失液、严重创伤、烧伤等引起。

2. 失血量的判断

(1) 休克指数：

脉率/收缩压＝0.5，正常、失血量 10%。

脉率/收缩压＝1.0，失血量 20%～30%。

脉率/收缩压＝1.5，失血量 30%～50%。

(2) 收缩压＜80 mmHg，失血量在 1500 mL 以上。

(3) 凡有以下一种情况即预示失血量在 1500 mL 以上：苍白、口渴；颈外静脉塌陷；快速输平衡液 1000 mL，血压不回升；一侧股骨开放性骨折或骨盆骨折。

3. 急救处理

(1) 紧急处理。

①若心搏、呼吸停止，应立即行心肺复苏。

②尽快建立 2 条以上的静脉通路，快速补液或应用血管活性药物。

③吸氧、气管插管、机械通气。

④监测生命体征、血氧饱和度，患者意识、精神及尿量等。

⑤处理开放性创伤。

⑥向患者家属交代病情，做好记录。

⑦采血，实验室检查。

⑧测尿量，必要时留置导尿管。

⑨对多发伤按顺序进行处理。

⑩有手术指征者做术前准备，进行确定性手术。

(2) 一般治疗。

①补充血容量。

A. 补液量：常是失血量的 2～4 倍。

B. 补液种类：晶体液与胶体液比例为 3∶1，血细胞比容＜0.25 或血红蛋白＜60 g/L 时，应补充红细胞。

C. 补液速度先快后慢。

D. 补液方案：第一个 30 分钟输入平衡液 1500 mL，羟乙基淀粉或低分子右旋糖酐 500 mL，若休克好转可减慢滴速；若无好转，可再快速输注平衡液 1000 mL；仍无好转，可输红细胞 600～800 mL，或用 5%～7%氯化钠注射液 250 mL 静脉滴注，其余液体可在

6～8 小时内输入。

②其他药物。

A. 血管正性药物，若血容量已足且无继续丢失，血压仍低者。

B. 血管扩张药（针对休克伴心功能不全者）。

C. 其他药物，如血压过高，可减慢补液速度，并考虑应用镇静药。

③监测血压、脉搏、尿量、中心静脉压、血细胞比容等。循环恢复灌注良好的指标如下：收缩压＞100（90）mmHg；脉压＞30 mmHg；尿量 0.5 mL/(kg·h)；中心静脉压 5.1～10.2 cmH_2O。如达到上述指标，且患者肢体渐变温暖，说明补液量已接近液体丢失量。

④处理原发病。

（二）心源性休克

1. 特点

患者表现出心脏疾病及休克的临床症状。

2. 治疗要点

（1）限制补液速度和补液量，成人每天补液量在 1500 mL 左右。

（2）强心剂：急性心肌梗死在 24 小时内不使用洋地黄制剂。

（3）糖皮质激素：急性心肌梗死的患者一般不用或者少用。

（4）心肌保护药物，如能量合剂、1,6－二磷酸果糖等。

（5）必要时应用吗啡镇静。

（6）血管活性药物与血管扩张药物联合应用。

（7）治疗原发病。

（三）过敏性休克

1. 特点

（1）发病急，病情进展快，严重者可在 10～30 min 内死亡。

（2）病情危重，患者常因为喉水肿、阻塞而窒息死亡。

2. 急救

（1）因静脉滴注药物而导致过敏性休克者，应立即停止应用过敏药物。

（2）抗过敏治疗

①肾上腺素。成人 0.5～1 mg，皮下或肌内注射；小儿 0.01 mg/kg，最大剂量 0.5 mg。效果不佳者，可在 10～15 min 内重复。

②其他抗过敏药物，如糖皮质激素、葡萄糖酸钙、异丙嗪等也可选用，但应在肾上腺素应用之后使用。

（3）心脏呼吸停止者应立即心肺复苏。

（4）其他急救措施同休克处理。

♥（1）抢救过敏性休克一定要争分夺秒，抢救应从现场开始。

（2）肾上腺素是治疗过敏性休克的首选药，应迅速地在第一时间内应用。

（3）静脉滴注药物过敏时应更换液体（通常用 0.9%氯化钠注射液替代）和输液器。切记一定要保留输液通路（有时是救命通道），尽量不要拔除头皮针！

（四）感染性休克

1. 特点

（1）由病原微生物（多是革兰阴性菌）感染人体导致。

（2）感染+休克的临床表现。

（3）按照皮肤温度差异，分为暖休克（高排低阻型）和冷休克（低排高阻型）。

2. 急救处理

（1）液体复苏同一般休克处理。

（2）抗感染治疗是治疗感染性休克的主要环节。抗生素的应用原则是：①抗菌谱要广，应选择覆盖革兰阴性杆菌为主，同时兼顾革兰阳性球菌和厌氧菌的强效抗生素或抗生素组合；②应选用快速杀菌剂；③静脉用药；④积极处理、清除感染病灶。

（3）血管活性药物的使用原则同一般休克。首选去甲肾上腺素或多巴胺，可合用硝普钠，老年人选用硝酸甘油静脉滴注。

（4）糖皮质激素，推荐应用氢化可的松 200～300 mg/d，连用 3～5 天。

（5）防治并发症，如多器官功能障碍综合征等。

（6）其他处理措施同一般休克处理原则。

♥寻找感染的顺序：呼吸道、胆道、泌尿系。

♥休克的诊治进展：①限制性输液；②限制性手术；③胶体液的选择。

♥休克的诊治体会：有学者归纳休克的三个特性：即发病的隐匿性，发病的阶段性，治疗的多样性。因此，处理休克时，一是要综合治疗；二是不要墨守成规；三是预见性治疗；四是维持患者低代谢、低氧耗状态，包括镇静、低体温、低血压、低心率、呼吸机辅助呼吸等；五是要避免医源性损害与过度治疗。

第二节　昏迷

一、诊断思路

（1）弥漫性脑功能障碍。

①脑营养不足，包括由低血糖、缺氧、休克或所引起的脑营养不足。

②中毒。

③感染。

④肝性脑病。

⑤内分泌紊乱。

⑥电解质紊乱。

⑦体温调节：包括低体温、热休克、恶性高热。

⑧尿毒症。

⑨癫痫发作。

⑩精神病。

⑪其他原因导致的弥漫性脑功能障碍。

（2）脑幕上病变。

①出血：脑实质出血、硬脑膜外和硬脑膜下出血、蛛网膜下腔出血。

②脑梗死。

③肿瘤和脓肿。

(3) 脑幕下病变。

(4) 脑实质病变。

①梗死。

②出血。

③肿瘤。

④基底偏头痛。

⑤脑干脱髓鞘。

二、院前处理

(1) 通畅气道、吸氧。

(2) 监测生命体征。

(3) 静脉通路：除非低血糖，一般使用0.9%氯化钠注射液。

(4) 查找可能的病因。

(5) 寻找现场可能的诊断线索。

三、院内处理

(1) 诊断。

①详细询问病史。

②认真进行体格检查。

③必要的辅助检查，包括三大常规检查；血糖、电解质等血液生化检查；影像学检查，如CT、B超检查；腰穿；脑电图。

(2) 处理。

①一般处理。

②消除病因。

第三节　多器官功能障碍综合征

一、概念

多器官功能障碍综合征（MODS）是指机体在遭受急性感染、严重创伤、大面积烧伤等突然打击后，同时或者先后出现2个或2个以上器官的功能障碍，以至于在无干预措施的情况下不能维持机体内环境稳定的综合征。

二、特点

(1) 多存在急性致病因素。

(2) 表现为多发性、进行性、动态性器官功能障碍。

(3) 早期干预，器官功能障碍是可逆的。

(4) 病死率高。

三、诊断

MODS 的诊断标准包括：

(1) 循环系统：收缩压<90 mmHg，持续 1 h 以上，或循环需要药物支持以维持稳定。

(2) 呼吸系统：急性起病，$PaO_2/FiO_2 \leqslant 200$，X 线片示有双肺浸润，PCWP<18 mmHg，无左心房压力升高的依据。

(3) 肾：血肌酐>177 μmol/L，伴少尿或多尿，或需要血液透析。

(4) 肝：总胆红素>34.2 μmol/L，转氨酶在正常值的 2 倍以上，或有肝性脑病。

(5) 消化道系统：上消化道出血，24 小时出血量>400 mL，或不能耐受食物，或消化道坏死或穿孔。

(6) 血液系统：血小板计数<50×10^9/L 或减少 25%，或出现 DIC。

(7) 代谢方面：不能为机体提供所需的能量，糖耐量减低，需要胰岛素，或出现骨骼肌萎缩、无力。

(8) 中枢神经系统：GSW 评分<7 分。

四、急诊处理

早期预防是关键，器官功能监测、支持为主要的治疗措施。

(1) 控制原发病。

(2) 器官功能支持。维持有效的血供和氧供是关键。各器官的监护和支持见本书相关章节。

①提高氧供的方法。通过氧疗或机械通气维持 SpO_2>90%，增加动脉氧合；适当补充循环血容量，必要时应用正性肌力药物，维持有效的 CO>2.5 L/(min・m^2)；增加血红蛋白浓度（>100 g/L）和血细胞比容（30%）。

②降低氧耗的措施。控制体温；对有疼痛和烦躁不安的患者给予有效的镇静和镇痛；对于惊厥患者，需及时控制惊厥；对有呼吸困难的患者，采用机械通气，降低呼吸肌的负担。

(3) 易受损器官的保护。预防应激性溃疡包括：

①尽早应用胃黏膜保护剂、H2 受体阻断剂和质子泵抑制剂等抑制胃酸的药物。

②尽早恢复胃肠营养，促进胃肠功能恢复。

③应用微生态制剂恢复肠道微生态平衡。

④中草药的应用。

♥近几年肠功能在危重病的发生过程中的作用逐渐被重视。SIRS、MODS 的发生与肠道菌群的位移有关。在危重病中，胃肠是较早受到打击，同时又是功能恢复较晚的器官。

(4) 代谢支持和调理，合理增加能量供给。

(5) 合理应用抗生素。预防、控制肺部感染、医院感染和肠源性感染。

(6) 免疫调理治疗。

(7) 中医药治疗。

第五章　循环系统急症

第一节　急性心肌梗死

一、临床表现与诊断

（一）病史

患者有稳定型心绞痛、不稳定型心绞痛、心肌梗死（MI）、冠状动脉旁路移植术（CABG）或经皮冠状动脉介入治疗（PCI）的病史。

（二）症状

疼痛：典型的疼痛部位为胸骨后直到咽部或在心前区，同时疼痛向左肩放射。疼痛也可出现在上腹部或剑突处，同时胸骨下段后部常有憋闷不适，或伴有恶心、呕吐，持续时间>30 分钟，含服硝酸甘油不能缓解。

其他表现：猝死、休克、晕厥（下后壁梗死）、急性左心衰竭、脑供血障碍、胃肠症状（下后壁心肌梗死时）等为首发症状。

（三）体征

（1）自主神经功能亢进。可表现为窦性心动过速、血压升高及室性心律失常，窦性心动过缓、血压降低等。

（2）血压。几乎所有患者都有不同程度的血压降低。

（3）心脏体征。

①心率增快或减慢。

②心尖区听诊可有第一心音减弱、第三心音或第四心音奔马律。

③室间隔穿孔或乳头肌功能不全时可有收缩期杂音。

④可伴有各种心律失常。

（4）其他。发热、心源性休克、心力衰竭等并发症者有相关体征。

（四）辅助检查

（1）心电图。ECG 显示 ST 段抬高、病理性 Q 波或新发左束传导阻带（LBBB）。有急性心肌梗死的演变过程。如最初的心电图不能诊断 ST 段抬高型心肌梗死（STEMI），但患者仍有症状且临床高度怀疑为 STEMI，应每隔 5～10 分钟做一次心电图。STEMI 的患者应加做右胸导联及后壁导联。

（2）CK－MB、TnT/TnI 升高。不要等待心肌损伤标志物的检查结果，直接开始再灌注治疗。

（3）便携式床旁超声心动图。

二、治疗要点

（一）急救措施

（1）一般急救处理。

①患者绝对卧床，给予高流量吸氧，监测生命体征、心电、血氧饱和度等。

②行心电图等常规检查。

③迅速开通静脉通路。

（2）进一步急救处理。

一经确诊为急性心肌梗死，应做好以下几项措施：

①评估病情，严密监测生命体征，并给予支持。

②对心搏、呼吸停止者进行心肺复苏。

③对严重、致命性并发症进行处理，如心源性休克、心室颤动、心力衰竭等。

④给予镇静、止痛。

⑤立即服用硝酸甘油（血压正常），嚼服阿司匹林片。

（二）一般治疗

对生命体征稳定患者，再灌注治疗是 STEMI 治疗的核心，包括溶栓和急诊 PCI。要求做到患者到达医院 30 分钟内开始溶栓或 90 分钟内完成 PCI。下列情况首选溶栓：①AMI 患者即时来院就诊（发病 3 小时以内）。②不能进行 PCI 者。③PCI 耽误时间（door to balloon time>90 min），而溶栓治疗相对较快［（door to balloon time）－（door to neede time）>1 小时］，则应优先溶栓治疗。④心源性休克，急诊 PCI 可以挽救生命，应尽早考虑。如果不能进行 PCI 或外科手术，或者需在很长时间后进行手术时，应给予溶栓治疗。

三、适应证

（1）STEMI 症状出现 12 h 内，心电图相邻两个胸前导联 ST 段抬高≥0.2 mV，或肢体导联 ST 段抬高≥0.1 mV，或新出现的或可能新出现的左束支传导阻滞的患者。

（2）STEMI 症状出现 12～24 h 内，患者仍然有缺血症状以及心电图仍然有 ST 段抬高。

四、禁忌证

（1）既往脑出血病史。

（2）脑血管结构异常（如动、静脉畸形等）。

（3）颅内恶性肿瘤（原发或转移）。

（4）缺血性脑卒中（不包括 3 h 内的缺血性脑卒中）。

（5）可疑主动脉夹层。

（6）活动性出血，或者出血素质（包括月经来潮）。

（7）短期内的严重头部闭合性创伤或面部创伤。

（8）慢性、严重、没有得到良好控制的高血压，或目前血压严重控制不良（收缩压大于 180 mmHg 或者舒张压大于 110 mmHg）。

（9）患者痴呆或者存在已知的其他颅内病变。

（10）创伤（3 周内）或者持续心肺复苏>20 min 的，或者 3 周内进行过大手术。

（11）近期（2～4 周）存在肠道出血。

（12）血管穿刺后不能压迫止血者。

（13）5 天前曾应用过链激酶，或者既往有链激酶过敏史。

（14）妊娠。

（15）活动性消化系统溃疡。

（16）目前正应用抗凝剂，国际标准化比值（INR）水平越高，出血风险越大。

（17）经综合临床判断，患者的风险效益比不利于溶栓治疗，尤其是有出血倾向者，包括严重肝肾疾病、恶病质、终末期肿瘤等。另外，75 岁患者首选 PCI，选择溶栓治疗时酌情考虑药物减量。

第二节　非 ST 段抬高急性冠脉综合征

非 ST 段抬高急性冠脉综合征（NSTEACS）包括不稳定型心绞痛（UA）和非 ST 段抬高型心肌梗死（NSTEMI）。

一、不稳定型心绞痛

（一）临床表现与诊断

（1）患者表现为一种因劳力或情绪激动引起的深部、定位不清的胸部或左上臂不适，休息和/或舌下含服硝酸甘油后能够迅速缓解（5 分钟内），时间通常不超过 3～5 分钟，很少超过 15 分钟（表 5－1、表 5－2）。

表 5－1　UA 的三个主要表现

分类	表现
静息心绞痛	静息时发作心绞痛并且持续，通常大于 20 分钟
新发心绞痛	新发心绞痛严重程度至少达到 CCS 分级Ⅲ级
恶化性心绞痛	既往曾诊断心绞痛，发作明显频繁，持续时间明显延长，或发作阈值降低（即 CCS 分级增加 1 级以上，至少达到 CCS 分级Ⅲ级）

表 5－2　根据 CCS 分级进行心绞痛分级

分级	描述
Ⅰ	日常体力活动不导致心绞痛，如行走或爬楼梯。费力、快速或持续用力时引发心绞痛
Ⅱ	日常活动轻度受限。快速行走或爬楼，登高，餐后行走或爬楼，寒冷、大风或精神刺激下；或仅于醒后的数小时内发作心绞痛。于一般条件下常速平地行走 2 个街区以上和爬楼多于 1 层诱发心绞痛
Ⅲ	日常体力活动明显受限。于一般条件下常速平地行走 1～2 个街区以上和爬行 1 层楼梯诱发心绞痛
Ⅳ	无法无症状地进行任何体力活动，静息时可发作心绞痛症状

（2）体格检查。体格检查可以发现可能加重心肌缺血的因素，如高血压、甲亢及合并肺部疾病等，并确定缺血事件对血流动力学的影响。有时听诊双肺发现缺血发作期间及以后可闻及干、湿啰音。听诊心脏发现缺血发作期间或其后短暂的舒张期心音（S3 和 S4）及由二尖瓣反流引起的短暂的收缩期杂音，有时听到心律失常。若发现以上体征，高度提示严重冠脉病变和预后不良。

（二）辅助检查

（1）心电图。在 UA 中，短暂的 ST 段下降、抬高和/或 T 波倒置经常发生，但不是所有 UA 患者都存在以上改变。

①症状减轻时，ST 下降或上升≥1 mm 或 T 波倒置可部分消除，是预后较差的重要标志。

②两个或以上相邻导联 ST 压低≥0.5 mm 提示 NSTEACS。ST 段压低≥1 mm，发生心肌梗死和死亡的风险为 9%。

③ST 段压低≥2 mm 预示死亡风险增加 6 倍。

④ST 段压低伴有一过性的 ST 段抬高提示高危人群。

⑤胸前导联对称性 T 波深倒经常与 LAD 近端或 LM 严重狭窄相关。

⑥UA 的一个少见、隐匿的心电图表现是短暂的 U 波倒置。

⑦连续心电图监测，特别是将胸痛发作期间或者是发作后的心电图进行对比，将会提高心电图的诊断准确度，并用于 UA 的危险分层。

⑧心电图持续改变超过 12 小时可提示已发生了 NQMI。

（2）血清肌酸激酶同工酶（CK-MB）、肌钙蛋白 T（TnT）或肌钙蛋白 I（TnI）。发生 UA 时，以上标志物通常不升高。症状发作 6 小时内心脏生化标志物呈阴性的患者，应当在症状发作后 8～12 小时再次检测生化标志物。若再次呈阴性则排除心肌梗死。

二、非 ST 段抬高型心肌梗死

（一）临床表现

（1）症状。一般表现为静息心绞痛发作时间较 UA 的持续时间更长，通常超过 30 分钟。疼痛有时也可能不重，为轻微闷痛，有时表现为断断续续的多次疼痛，但每次疼痛时间较短。并可能出现以下症状：

①与心功能不全相关的症状：咳嗽、泡沫痰、胸闷、乏力及呼吸困难等。

②与休克相关的症状：胸闷、呼吸困难、意识模糊、烦躁不安及皮肤湿冷等。

③与心律失常相关的症状：心慌、心悸、头晕、黑蒙、晕厥、甚至阿-斯综合征发作及猝死。

（2）体格检查。除与 UA 相同的体格检查结果外，NSTEMI 患者有可能合并心源性休克。NSTEMI 患者中发生心源性休克者高达 5%，其病死率>60%。

（二）辅助检查

1. 心电图

所有胸部不适或其他症状提示急性冠脉综合征（ACS）的患者到达急诊科后应当尽快（目标<10 分钟）做 12 导联心电图，并且由有经验的急诊专科医师判读，如果首份心电图没有诊断意义但是患者仍然有症状并且临床高度拟诊 ACS，则应当连续做心电图检查

（每 30 分钟检查一次），发现 ST 段抬高或压低，对最初心电图不具诊断意义或为了排除由于左回旋支闭塞导致的心肌梗死，需要加做 V7～V9 导联心电图。

NSTEMI 的心电图表现：ST－T 的演变持续超过 12 小时，T 波深倒，其降支和升支对称，ST 段水平或呈下斜型压低。与 UA 相比，可能出现更为严重的心律失常，如室性心动过速、心室扑动及心室颤动。

2. 生化标志物

（1）肌钙蛋白。NSTEMI 在发病 48～72 小时内可检测到轻微的肌钙蛋白升高。肌钙蛋白水平轻、中度升高意味着早期高危 NSTEACS。NSTEMI 和 UA 最重要的区别在于是否检测到心肌坏死标志物。

（2）对于 ACS 症状发作小于 6 小时的患者，可以考虑检测早期损伤标志物（即肌红蛋白）并检测后期损伤标志物（即肌钙蛋白）。对拟诊 ACS 的患者，可以考虑检测 B 型脑钠肽（BNP）或 NT－pro－脑钠肽（NT－pro－BNP），帮助评估整体风险。

（三）NSTEACS 早期危险度分层

对所有胸部不适或其他症状提示 ACS 的患者，临床上应迅速确定 ACS 的可能性（高、中、低），并且在患者处理中应予以考虑（表 5－3）。

表 5－3　ACS 患者体征和症状继发冠心病的可能性

可能	高度可能	中度可能	低度可能
特征	具备下列中任何一条	无高度可能性的特征，具备下列中任何一条	无高、中度可能性的特征，但可能具备下列特征
病史	以胸部或左臂疼痛或不适作为主要症状，与既往被证实的心绞痛相似，已知冠心病病史，包括心肌梗死	以胸部或左臂疼痛或不适作为主要症状，年龄＞70 岁，男性，糖尿病病史	可能的心肌缺血症状，无中度可能的任何特征，目前使用可卡因
体格检查	短暂的二尖瓣反流杂音，低血压，出汗，肺瘀血，或啰音	心外血管疾病	心悸诱发的胸痛不适
心电图	新发的或短暂的 ST 段改变（≥1 mm）或胸前多导联 T 波倒置	固定性 Q 波，ST 段压低 0.5～1.0 mm 或 T 波倒置（＞1.0 mm）	在 R 波为主的导联中 T 波低平或倒置（＜1.0 mm），心电图正常
心肌标志物	TnT、TnI 或 CK－MB 升高	正常	正常

（四）NSTEACS 的处理

1. 处理策略

（1）保守治疗。符合以下标准的患者推荐保守治疗：无反复胸痛发作、无心衰症状、ECG 无动态改变（入院及 6～12 小时后）、无 TnT 升高（入院及 6～12 小时后）。

（2）介入治疗。不符合以上标准的患者应当行介入治疗。

①紧急介入治疗：对于心肌坏死早期，其心电图尚未出现坏死表现或有快速发展至血管完全闭塞的患者，应当在 2 小时内进行介入干预。这些患者的特点是：顽固性心绞痛

（如心肌梗死不伴有异常的 ST 段改变）；尽管加强抗心绞痛治疗，仍有反复缺血，伴有 ST 段压低（>2 mm），或 T 波倒置加深；出现心力衰竭症状或血流动力学不稳定（休克）；存在威胁生命的心律失常（心室颤动或室性心动过速）。

除了常规治疗外，对于有症状的患者，应用血小板膜糖蛋白Ⅱb/Ⅲa 受体拮抗剂有助于为心脏介入治疗赢取时间。

②早期介入治疗：对中、高度危患者应在 72 小时内进行介入干预。以下特点提示患者应该进行早期 CAG：肌钙蛋白升高；ST－T 动态改变（>0.05 mm）；糖尿病；肾功能减退；左心室射血分数（LVEF）小于 40％；MI 史；梗死后心绞痛；6 个月内有 PCI 史；⑨CABG 史。

2. 抗血小板药的应用

（1）对于 NSTEACS 的所有患者，只要没有禁忌证，均推荐使用阿司匹林，起始负荷剂量为 160～325 mg（非肠溶），维持量 75～100 mg。

（2）对于 NSTEACS 的所有患者，推荐首选氯吡格雷 300 mg 的负荷剂量，然后采取维持量 75 mg/d。只要无出血的严重危险，氯吡格雷应该维持使用 12 个月。

（3）对存在阿司匹林禁忌证的所有患者都应使用氯吡格雷替代。

（4）对考虑进行侵入干预或 PCI 的患者，氯吡格雷 600 mg 的负荷剂量可以快速起到抗血小板的功效。

（5）对于正在使用氯吡格雷的患者需做 CAG 时，如果临床条件允许，则氯吡格雷应至少停用 5 天。

（6）GPⅡb/Ⅲa 受体拮抗剂的应用。

①对于中、高危的患者，特别是有肌钙蛋白升高、ST 段压低或糖尿病的患者，除口服抗血小板药之外，也推荐将依替巴肽或替罗非班作为起始治疗。

②权衡缺血和出血风险后再选择是否联合使用抗血小板药和抗凝药。

③CAG 之前就接受依替巴肽或替罗非班治疗的患者，该药应维持到 PCI 术后。

④对于治疗前未使用 GPⅡb/Ⅲa 受体拮抗剂并即将进行 PCI 的高危患者，推荐于 CAG 后立即给予阿昔单抗。在这种情况下使用依替巴肽或替罗非班效果不佳。

⑤GPⅡb/Ⅲa 受体拮抗剂必须和抗凝药联合应用。

⑥比伐卢定可以作为 GPⅡb/Ⅲa 受体拮抗剂联用 UFH/LMWH 时的替代药。

⑦对于 24 小时内准备进行 PCI 的患者，使用 GPⅡb/Ⅲa 受体拮抗剂时，阿昔单抗最安全。

3. 抗凝药的应用

（1）UA、NSTEMI 患者在抗血小板治疗基础上加用抗凝治疗。

（2）依据缺血与出血事件风险评估，选择抗凝治疗。

（3）UFH、LMWH、磺达肝癸钠、比伐卢定等抗凝剂的选择，应依据不同的治疗方案（包括紧急介入、早期介入或保守治疗）进行决策。

（4）对于选择紧急介入治疗的患者，应立即使用 UFH 或依诺肝素或比伐卢定。

（5）在非紧急情况下，即选择早期介入或保守治疗策略时，基于风险/获益评估，优先选择磺达肝癸钠；若出血风险低，除磺达肝癸钠外，也可选择依诺肝素；相对于磺达肝癸钠，LMWH（除依诺肝素外）或 UFH 的风险和获益评估尚未明确，不建议 UA/

NSTEMI 患者使用。

（6）在 PCI 过程中，无论使用 UFH、依诺肝素或比伐卢定，都应坚持给予 UA/NSTEMI 患者抗凝治疗。若应用磺达肝癸钠抗凝，则需弹丸式加用普通肝素标准剂量 50～100 U/kg。

（7）介入干预后的 24 小时内可以停止抗凝治疗。对于选择保守治疗的患者，磺达肝癸钠、依诺肝素或其他 LMWH 应坚持应用到出院。

（8）在适应证范围内，规范使用硝酸酯类药物、β 受体阻滞剂、ACEI、ARB、他汀类药物及钙拮抗剂。

第三节　急性心包炎与心包积液

一、病因

（1）感染性。

①结核性：由结核杆菌引起，常见于青年，男性多见。

②特发性：常见于成年人，为浆液性纤维素性心包炎。

③化脓性：多见于成年人，致病菌多为金黄色葡萄球菌、链球菌、流感嗜血杆菌等感染。

④其他：如真菌性心包炎、寄生虫心包炎等。

（2）非感染性。

①心肌梗死后心包炎。

②创伤后心包炎。

③肿瘤性心包炎。

④过敏性或自身免疫性心包炎。

⑤其他。

二、诊断要点

（1）症状。

①胸骨后或心前区疼痛为急性心包炎的特征，其性质不一，可向胸部其他部位放射，深吸气、咳嗽、变化体位、做吞咽动作时均使疼痛加重。

②呼吸困难为心包炎渗液期的突出症状，表现为呼吸浅快、发绀，常伴有干咳、声嘶、吞咽困难及被动性前驱体位。

③其他，如畏寒、发热、多汗、倦怠等。

（2）体征。

①循环系统体征：脉搏细速、奇脉、收缩压降低、脉压减小、颈静脉怒张、心音遥远等。

②心包摩擦音：为急性纤维蛋白性渗出性心包炎的特异性体征。

③心包积液征象：心尖搏动减弱、消失；心脏浊音界向两侧扩大；心音遥远、心率快。

④心脏压塞征象：150 mL 左右的积液即可引起心脏压塞。患者表现颈静脉怒张，静

脉压增高；Kussmaul 征（吸气时颈静脉充盈明显）；动脉收缩压下降，舒张压不变，脉压减少；奇脉（吸气时收缩压下降 10 mmHg，或更多）；休克、心音低钝及遥远等。其中，血压突然下降、休克，颈静脉怒张，心音低钝遥远，被称为 Beck 三联征，据此可做出心脏压塞的诊断。

（3）辅助检查。

①实验室检查：如白细胞计数增高，血沉加快等。

②X 线摄影：当心包积液超过 250 mL 时可见心影扩大等。

③心电图：除 aVR 导联以外的导联普遍 ST 段呈弓背向下型抬高，几天后可恢复正常，出现 T 波平坦和倒置。

④超声心动图：对诊断心包积液有重要价值。可见心前壁之前和心后壁之后液性暗区，并能估算积液量、分布范围及其演变过程，是检查心包积液最敏感和特异的方法。

⑤心包穿刺和活检：可明确心包积液的性质和原因，并可缓解心脏压塞的症状。

三、治疗

（1）一般处理。卧床休息，气急时取半卧位，吸氧，有胸痛时可适当给予镇静。

（2）心包穿刺。

（3）病因治疗。抗菌、抗结核、抗风湿、糖皮质激素等治疗。

四、急性心脏压塞的诊断及治疗

心包腔中渗液过快聚集超过了心包腔可以接受的范围或心脏受心包内液体急性挤压，可引起心脏压塞。其后果是心室舒张期充盈减少，引起的体循环瘀血和心排血量减少的临床综合征。

（一）诊断要点

（1）临床表现。

①急性体循环衰竭：动脉血压持续下降，出现心源性休克，患者大汗，面色苍白、四肢冷、精神不安或烦躁、谵妄、呼吸急促浅快，并有发绀、心动过速，最终意识丧失。

②静脉压显著增高：颈静脉怒张、肘静脉压增高，肝－颈静脉回流征阳性、肝痛明显。

③奇脉：吸气时脉搏减弱或消失，收缩压下降达 10 mmHg。

④Kussmall 征阳性。并伴心音遥远、心包摩擦音等。

（2）辅助检查。胸部 X 线检查可发现心影迅速增大而肺野清晰，心电图检查可提示类似心包炎表现，超声心电图可确定心包积液。

（二）治疗

（1）对所有心脏压塞的患者，应紧急住院治疗，人 ICU，并立即监护血压、中心静脉压、心率等循环指标。

（2）吸氧。

（3）抗休克：快速补液扩容，可在 10～20 分钟快速静脉补充 300～500 mL 晶体液，同时给予多巴胺 5～30 μg/(kg・min)，根据血压调整滴速；也可给予间羟胺 2～4 μg/min，静脉滴注。

(4) 紧急心包穿刺放液：当患者出现呼吸困难、休克，中心静脉压超过 13 cmH_2O，收缩压低于 100 mmHg 或较正常降低，脉压小于 30 mmHg 时，在给予抗休克措施的同时，应迅速进行紧急心包穿刺放液，在放出 100～200 mL 积液后，病情可迅速改善。心包穿刺以剑突下入路较为安全。必要时可用留置针穿刺或放置心包内引流管持续引流。

(5) 心脏压塞时，一般不单独应用血管扩张剂。无论静脉压多高，应避免使用利尿剂。

(6) 病因治疗。请专科医生会诊。

第四节 急性心力衰竭

一、病因和诱因

(1) ACS。

①心肌梗死/大范围缺血的 UA 和缺血性心功能不全。

②急性心肌梗死血流动力学的并发症。

③右心室梗死。

(2) 高血压危象。

(3) 急性心律失常（室性心动过速、心室颤动、心房扑动或心房颤动，其他室上性心动过速）。

(4) 瓣膜反流（心内膜炎、腱索撕裂、原有的瓣膜反流加重）。

(5) 重度主动脉瓣狭窄。

(6) 急性重症心肌炎。

(7) 心脏压塞。

(8) 主动脉夹层。

(9) 产后心肌病。

(10) 非心血管因素。

①患者对治疗缺乏依从性。

②容量负荷过重。

③感染，特别是肺炎或脓毒症等。

④大手术后。

⑤肾功能减退。

⑥哮喘。

⑦滥用药物。

⑧滥用酒精。

⑨嗜铬细胞瘤。

(11) 高新排出量综合征。

①脓毒症。

②甲状腺危象。

③贫血。

④动静脉分流综合征。

(12) 其他。

二、诊断与鉴别诊断

(1) 症状。可表现为突发喘憋，端坐呼吸；大汗、烦躁，咳粉红色泡沫痰；重者可因严重缺氧，休克而死亡；轻者可表现为劳力性呼吸困难、夜间阵发性呼吸困难、心源性哮喘。

(2) 体征。大汗，口唇发绀，面色灰白；双肺布满湿啰音；心界左下扩大，心率增加，心尖部第一心音低钝，可闻及收缩期杂音及舒张期奔马律；同时可伴有原有心脏病的体征。

(3) 胸部X线摄影、心电图、超声心动图、氧饱和度、C−反应蛋白、电解质、肾功能、脑钠肽（BNP）/N端脑钠肽前体（NT−proBNP)、CK−MB/肌钙蛋白及D−二聚体有助诊断。

(4) 需与支气管哮喘、成人呼吸窘迫综合征等鉴别。

♥BNP是目前诊断心力衰竭的热点：

(1) 目前确定的NT−proBNP（300 pg/mL）和BNP（100 pg/mL）的临界值在老年人群中研究很少。

(2) 肺水肿初期，BNP可在正常范围内。

(3) 其他临床条件对BNP的影响包括肾衰竭和脓毒症。

三、治疗

(1) 一般治疗。半坐或半卧位，双腿下垂。通过面罩或CPAP吸氧（使血氧饱和度达到94%～96%)。

(2) 吗啡。静脉通路一旦建立，立即静脉注射3 mg吗啡（无禁忌)。

(3) 利尿剂。液体潴留时首选静脉用袢利尿剂，如呋塞米、布美他尼、托拉塞米（表5−4)。

表5−4　袢利尿剂及其用法

液体潴留的程度	呋塞米	布美他尼	托拉塞米
少量	20～40 mg	0.5～1.0 mg	10～20 mg
重度	40 ～ 100mg 或 5 ～ 40 mg/h静脉泵入	1～5 mg	20～100 mg

如患者出现利尿剂抵抗，可采取以下措施：①利尿剂负荷剂量之后持续静脉泵入；②袢利尿剂联合多巴酚丁胺、多巴胺或硝酸酯类。

(4) 血管扩张剂。根据血压水平调整血管扩张剂剂量。

(5) 正性肌力药。严重心衰和低血压是应用正性肌力药的绝对适应证（表5−5)。

表5−5　正性肌力药及其用法

药名	负荷量	静脉滴注速度
多巴酚丁胺	否	2～20 μg/(kg·min)（兴奋β受体)

续表5－5

药名	负荷量	静脉滴注速度
多巴胺	否	<3 μg/(kg·min)：肾脏作用（兴奋α受体）
		3～5 μg/(kg·min)：正性肌力作用（兴奋β受体）
		>5 μg/(kg·min)：兴奋β受体，血管升压剂
米力农	25～75 μg/(kg·min)，超过 10～20 min	0.375～0.75 μg/(kg·min)
Enoximone	0.25～0.75 μg/kg	1.25～7.5 μg/(kg·min)
Levosimendan	12 μg/(kg·min)	0.1 μg/(kg·min)，最低为 0.5 μg/(kg·min)
	超过 10 min	最高为 2 μg/(kg·min)
去甲肾上腺素	否	0.2～1.0 μg/(kg·min)
肾上腺素	苏醒时可静脉注射 1 mg，3～5 分钟后可重复，不鼓励气管内给药	0.05～0.5 μg/(kg·min)

（6）急性心力衰竭的病因治疗十分重要。对于存在冠状动脉病变、心脏瓣膜病、高血压、主动脉夹层等患者进行有针对性的治疗可以有效地改善急性心力衰竭的症状。

（7）原发疾病的治疗，急性心力衰竭时心律失常的治疗。

第五节　阵发性室上性心动过速

一、诊断要点

（1）症状与体征。

①心慌、心悸、胸闷、头晕、乏力，甚至黑蒙、晕厥、休克、心绞痛等。

②突发突止。

③心率 150～250 次/分，律规整，脉细速。

（2）心电图或动态心电图。

①窦性 P 波消失，有时可在 QRS 波群前或后见到逆行 P 波。

②心室律规整，心率 150～250 次/分。

③QRS 波群为室上性，多数时限低于 0.12 秒，少数伴束支或分支阻滞图形或室内差异传导。

④有时需要动态心电图协助诊断。

二、急诊处理原则

（1）首选导管射频消融。

（2）伴血流动力学障碍者应选用经食管心房调搏（AMI、危重患者或肝硬化患者禁用）或体外同步电复律。

（3）无器质性心脏病，血流动力学稳定者可选用下列药物之一：

①维拉帕米：首剂 5～10 mg 加入 20 mL 0.9%氯化钠注射液中缓慢静脉注射 10 分钟，

无效者 10 分钟后可再注射 5 mg。

②地尔硫䓬：首剂 10 mg 加入 10 mL 0.9%氯化钠注射液，缓慢静脉注射 3 分钟，然后 1～5 μg/(kg·min) 静脉泵入。

③普罗帕酮：首剂 70 mg（1～1.5 mg/kg），缓慢静脉注射 10 分钟，无效者 10 分钟后可再注射 70 mg，但总剂量每日不宜超过 210 mg。

④腺苷：首剂 6 mg 加入 3 mL 0.9%氯化钠注射液快速静脉注射，无效者 2 分钟后可再注射 12 mg。

⑤伴有高血压或心绞痛的患者宜首选 β 受体阻滞剂。艾司洛尔为超短效制剂，半衰期仅 9 分钟；首剂静脉注射负荷量 0.5 mg/(kg·min)，约 1 分钟后按 50～200 μg/(kg·min) 静脉维持。美托洛尔剂量为 5～10 mg（0.1～0.15 mg/kg），缓慢静脉注射。

第六节　心房颤动

一、分类

（1）初发心房颤动：为首次发生的心房颤动，不论患者有无症状和能否自行复率。

（2）阵发性心房颤动：指持续时间短于或等于 7 天的心房颤动，一般发作短于 24 小时，多为自限性。

（3）持续性心房颤动：持续时间大于 7 天的心房颤动，一般不能自行复率，常需电复率。

（4）永久性心房颤动：持续性心房颤动电复率不能转复或者患者放弃转复。

二、诊断与鉴别诊断

（1）症状。

症状取决于几个因素，包括心室率、心功能、伴随疾病以及患者感知症状的敏感性。大多数患者有心悸症状，但头晕、疲乏、气短和晕厥前症状（黑蒙）也不少见。少数患者无症状。

（2）体征。

第一心音强弱不等，心律绝对不齐，在心室率很快时可以出现脉搏短缺（短绌脉），颈静脉波中无 α 波。

①心电图。窦性 P 波消失，代之以大小形态不等的 f 波，频率为 350～600 次/分，f 波之间无等电位线。有时 f 波细小，常规导联不易发现，通过食管或腔内电极才可以测出。R－R 间期绝对不规则，如此时未发现有 f 波，也应高度怀疑心房颤动。QRS 形态可以正常，也可以宽大畸形，宽大畸形见于伴有束支传导阻滞、室内差异性传导、预激综合征等。心房颤动而心室律规则时，通常表示发生了Ⅲ度房室传导阻滞（AVB）。

②其他，如动态心电图、超声心动图及电解质等。

③鉴别：不典型性心房扑动、预激综合征、房颤动快室率时与室性心动过速鉴别，心房颤动伴差异性传导且出现蝉联时与室性心动过速鉴别，快心室率心房颤动伴束支传导阻滞时与室性心动过速鉴别、快心室率心房颤动与室上性心动过速的鉴别等。

三、危险分层

（1）低危因素：女性，年龄65～74岁，冠心病、甲状腺功能障碍。

（2）中危因素：年龄≥75岁，高血压、心力衰竭，LVEF≤35%、糖尿病。

（3）高危因素：脑卒中史、短暂性脑缺血发作（TIA）或栓塞、二尖瓣狭窄、人工心脏瓣膜。

四、治疗策略

（一）下列心房颤动患者选择心室率控制

（1）无特殊理由必须转复为窦性心律的无症状心房颤动。

（2）对于心房颤动已持续几年的患者，即使恢复窦性心律也难以维持。

（3）用抗心律失常药物转复和维持窦性心律的风险大于心房颤动本身的风险。

（4）对于老龄（>65岁）或器质性疾病（包括冠心病、二尖瓣狭窄、左心房大于55 mm）的病因未纠正者，室率控制和节律控制一样有效。

（二）室率控制

（1）目标：静息时心房颤动心室率60～80次/分，中等运动时90～115次/分。

（2）药物：β受体阻滞剂和非二氢吡啶类钙拮抗剂（地尔硫䓬、维拉帕米）。

①艾司洛尔：首剂静脉注射负荷量0.5 mg/(kg·min)，约1分钟后按50～200 μg/(kg·min)静脉维持。

②美托洛尔：剂量为5～10 mg（0.1～0.15 mg/kg），缓慢静脉注射。

③维拉帕米：首剂5～10 mg加入20 mL 0.9%氯化钠注射液，缓慢静脉注射10 min，无效者10 min后可再注射5 mg。

④地尔硫䓬：首剂10 mg加入10 mL 0.9%氯化钠注射液，缓慢静脉注射3 min，然后1～5 μg/(kg·min)静脉泵入。

⑤洋地黄：用于静息时心室率快、心衰和采取静息生活方式的心房颤动患者。

（3）选用。

①无房室旁路的失代偿性心衰合并心房颤动者静脉用洋地黄和胺碘酮。

②其他药物无效和禁忌时，静脉应用胺碘酮有利于心室率的控制。

（三）节律控制

（1）药物复律：普罗帕酮、伊布利特、多非利特、氟卡尼及胺碘酮。

（2）直流电复律：

①心房颤动伴进行性心肌缺血、症状性低血压、心衰者，当快速心室率对药物治疗不能迅速反应时，立即行R波同步直流电复律。

②心房颤动伴预激综合征患者出现快速心室率或血流动力学不稳定时，立即行R波同步直流电复律。

③对不能耐受心房颤动症状且血流动力学稳定的患者，建议行R波同步直流电复律。

（四）抗栓处理

根据心房颤动患者脑卒中危险分层决定抗凝治疗的策略。

（1）低危患者应用阿司匹林81～325 mg/d。

（2）中危患者应用阿司匹林 81～325 mg/d 或华法林（INR 为 2～3，目标值为 2.5）。

（3）高危患者应用华法林（INR 为 2～3，目标值为 2.5）。

五、特殊情况下的心房颤动

（1）术后心房颤动。

①术后发生心房颤动的患者，建议应用阻滞房室结传导的药物控制心室率。

②术后发生心房颤动的患者，可以应用伊布利特转复和直流电转复。

③术后复发性或难治性心房颤动患者为维持窦律可以使用抗心律失常药物（同其他心房颤动患者）。

④术后心房颤动患者抗栓治疗同非手术患者。

（2）AMI 后心房颤动的处理措施见本章第一节“急性心肌梗死”。

（3）预激综合征伴心房颤动。

①预激综合征伴心房颤动有症状的患者，建议对旁路进行射频消融，特别是由于快速心室率导致晕厥或旁路不应期短的患者。

②前项传导、旁路不应期短的预激综合征伴心房颤动患者，心房颤动发作时心室率极快伴血流动力学不稳定，为预防心室颤动，建议直流电复律。

③预激综合征伴心房颤动的患者，心房颤动发作时血流动力学稳定且心电图 QRS 波群增宽（≥120 ms）或预激综合征的心室率很快，建议静脉应用普鲁卡因胺、伊布利特或胺碘酮。

④预激综合征伴心房颤动的患者，禁用洋地黄和非二氢吡啶类钙拮抗剂。

（4）甲状腺功能亢进伴心房颤动。

①甲状腺功能亢进伴心房颤动患者，如无禁忌证，建议应用β受体阻滞剂控制心室率。

②甲状腺功能亢进伴心房颤动患者，不能应用β受体阻滞剂时，可选用非二氢吡啶类钙拮抗剂控制心室率。

③甲状腺功能亢进伴心房颤动患者，建议口服抗凝治疗（INR 为 2.0～3.0）预防血栓栓塞，同心房颤动伴其他脑卒中危险因素的患者。

④一旦甲状腺功能恢复，预防性抗栓治疗同非甲状腺功能亢进患者。

（5）妊娠期心房颤动。

①妊娠期心房颤动患者可使用地高辛、β受体阻滞剂或非二氢吡啶类钙拮抗剂控制心室率。

②心房颤动导致血流动力学不稳定的妊娠患者建议直流电复律。

③所有妊娠期心房颤动患者，均建议在整个妊娠期抗行栓治疗（除非孤立性心房颤动或血栓栓塞低危的患者）。根据妊娠的不同阶段选择治疗药物（抗凝剂或阿司匹林）。

（6）肺部疾病伴心房颤动。

①急性肺病或慢性肺病恶化时心房颤动发作，建议将纠正低氧血症和酸中毒作为主要的治疗措施。

②COPD 心房颤动发作时，建议使用非二氢吡啶类钙拮抗剂（地尔硫䓬或维拉帕米）控制心室率。

③心房颤动导致肺部疾病患者血流动力学不稳定时建议直流电复律。

第七节　室性心动过速

一、诊断要点

（1）血流动力学稳定，无心律失常导致的症状。

（2）血流动力学不稳定，患者觉头昏、头晕、乏力或虚脱及黑蒙，或发生晕厥、心源性猝死，心搏骤停。

（3）辅助检查。

①心电图：连续三个或以上快速基本规则（尖端扭转室性心动过速除外）宽大畸形的QRS波，伴有ST－T改变；心室率多在150～200次/分，节律基本均齐；房室分离；室性融合波及心室夺获。

④其他检查，如运动试验、动态心电图（Holter）、电生理（EP）检查等。

（4）与以下情况鉴别：

①室上性心动过速伴差异性传导。

②逆传型房室折返型心动过速。

③快速心房颤动伴预激综合征等。

二、急诊处理

积极处理原发病，如低钾、低镁、心肌缺血及心衰等。

（1）有血流动力学异常的室性心动过速。

不稳定的单形性室性心动过速给予同步电复律，不稳定的多形性室性心动过速给予较高能量的非同步电复律。复律成功后通常给予抗心律失常药物（如胺碘酮）维持。若室性心动过速由ACS引起，β受体阻滞剂可作为首选，必要时仍可应用利多卡因。

（2）无血流动力学异常的室性心动过速。

首选的治疗是应用抗心律失常药物，被国内广泛应用的药物有胺碘酮、利多卡因、β受体阻滞剂、普罗帕酮。

（3）尖端扭转型室性心动过速（Tdp）。

①停用所有可能加重病情的药物并纠正电解质异常。

②由传导阻滞及症状性心动过缓诱发的及长间歇依赖的Tdp可以用起搏器治疗。

③静脉硫酸镁应用于偶有Tdp发作的LQTS患者是合理的。

④反复发作的长间歇依赖的Tdp且无LQTS可以用异丙肾上腺素临时处理。

第八节　病态窦房结综合征

一、诊断与鉴别诊断

（1）临床表现。主要出现与心动过缓有关的心、脑等器官供血不足的症状，如眩晕、黑蒙、乏力等，严重时可发生晕厥；如有心动过速发作，可有心悸、心绞痛等症状。

（2）心电图检查。

①持续而显著的窦性心动过缓，心率小于 50 次/分，且并非由药物引起。

②窦性停搏和/或窦房阻滞，房室传导阻滞。

③慢－快综合征。

④心房扑动、心房颤动或房速心室率缓慢。必要时行 Holter 进一步检测。

（3）运动试验。跑步或半分钟内下蹲 15 次，心率小于 90 次/分为阳性。

（4）阿托品试验。

二、治疗与预防

（1）药物治疗：阿托品、异丙肾上腺素、氨茶碱、肾上腺皮质激素。

（2）导致晕厥或接近晕厥的病态窦房结综合征患者，先临时心室起搏，必要时行永久起搏治疗。

第九节　房室传导阻滞

一、诊断与鉴别诊断

（1）临床表现，包括头晕、眩晕、心悸、乏力、晕厥、心绞痛及心力衰竭。

（2）辅助检查。

心电图检查存在以下表现：

①Ⅰ度房室传导阻滞：P－R≥0.21 秒（14 岁以下儿童为 0.18 s）。

②Ⅱ度房室传导阻滞分为Ⅰ型和Ⅱ型：Ⅱ度Ⅰ型的心电图特点是一系列 P 波下传心室时，P－R 依次逐渐延长，直到一个 P 波被阻滞，称为一个文氏周期；Ⅱ度Ⅱ型的心电图特点是发生心搏脱落之前和之后的所有下传搏动中 P－R 是恒定的。

③Ⅲ度房室传导阻滞：完全性房室脱节，心房率快于心室率，心室率缓慢而匀齐，通常在 30～45 次/分。

二、治疗与预防

（1）病因治疗。

（2）增快心率、改善传导：可采用阿托品、异丙肾上腺素、氨茶碱。

（3）Ⅱ度Ⅱ型房室传导阻滞或Ⅲ度房室传导阻滞，必要时临时起搏，无病因或诱因的择期进行永久起搏治疗。

第十节　高血压危象

一、定义

高血压危象是指患者血压严重升高的一种临床状态，通常指收缩压高于 200 mmHg 和/或舒张压高于 120 mmHg。根据有无靶器官的损害，它分为高血压急症和高血压次急症。

二、分类

（1）高血压急症。

①伴有视神经盘水肿的恶性高血压。

②高血压脑病：精神状态改变、视神经盘水肿，头部CT检查可帮助确诊。

③脑卒中、蛛网膜下腔出血和头部创伤基础上的重度高血压，可伴神经功能的缺损：蛛网膜下腔出血，突发严重头痛、颈项强直；头部CT、脑脊液检查等可帮助确诊。

④急性主动脉夹层：撕裂样胸痛、超声心动图：急性主动脉瓣反流；胸片示纵隔影增宽、强化CT检查可确定诊断。

⑤高血压合并左心衰竭：憋气、夜间阵发性呼吸困难、端坐呼吸；心电图、超声心动图、胸片、BNP/pro－BNP等有助于确诊。

⑥高血压合并心肌缺血或心肌梗死：压榨性胸痛、恶心、出汗；心电图、CK－MB、肌钙蛋白、超声心动图等，有相应改变。

⑦先兆子痫或子痫：妊娠20周后血压升高、水肿、尿蛋白定量呈阳性等。

⑧其他：如嗜铬细胞瘤危象、可卡因滥用引起的高血压、反跳性高血压（可乐定）。

（2）高血压次急症。

①重度高血压，急进性高血压。

②嗜铬细胞瘤危象。

③突然撤药后反跳性高血压（可乐定）。

④手术前后的高血压等。

三、处理

（1）原则：高血压危象的处理策略取决于临床症状和有无靶器官损害，各种高血压急症可危及生命，必须快速有效的降压，以减少病死率；高血压次急症因无急性靶器官损害，所以一般不需要静脉用药快速降压，口服降压药物治疗即可。

（2）不同高血压急症的推荐降压治疗见表5－6。

表5－6　不同高血压急症的推荐降压治疗

高血压急症	推荐治疗	相对禁用
高血压脑病	硝普钠、拉贝洛尔、尼卡地平	β受体阻滞剂、可乐定、甲基多巴、二氮嗪
脑梗死	不治疗*	肼屈嗪、二氮嗪、可乐定、甲基多巴、硝普钠
脑出血	不治疗*	肼屈嗪、二氮嗪、可乐定、甲基多巴、硝普钠
蛛网膜下腔出血	尼莫地平**	肼屈嗪、二氮嗪、可乐定、甲基多巴
心肌缺血或心肌	硝酸甘油、β受体阻滞剂、拉贝洛尔	肼屈嗪、二氮嗪、硝普钠、短效的梗死
心力衰竭	硝普钠、硝酸甘油、ACEI	β受体阻滞剂、维拉帕米、地尔硫䓬

续表5－6

高血压急症	推荐治疗	相对禁用
主动脉夹层	硝普钠+β受体阻滞剂、拉贝洛尔	肼屈嗪、二氮嗪、二氢吡啶类钙拮维拉帕米抗剂
急性肾功能不全	钙拮抗剂、硝普钠、ACEI*** 利尿剂、β受体阻滞剂肾移植	二氢吡啶类钙拮抗剂
先兆子痫、子痫	肼屈嗪+硫酸镁、拉贝洛尔	ACEI、硝普钠、利尿剂钙拮抗剂
高肾上腺能状态	酚妥拉明、硝普钠、拉贝洛尔	β受体阻滞剂作为初始治疗术后高血压

* 如果有靶器官损害或血压极度升高，可用尼卡地平或拉贝洛尔；** 用来减轻脑血管痉挛，而不是用于降压；*** 只用于硬皮病性肾危象

第十一节　主动脉夹层分离

一、定义

主动脉夹层也称主动脉夹层动脉瘤，指主动脉内血液渗入并分离主动脉壁中层形成的夹层血肿。在主动脉疾病中，本病是最常见的且具有灾难性后果的一种临床急症。

二、临床分型

主动脉夹层的临床分型见表5－7。

表5－7　主动脉夹层常用的分型方法

类型		起源部位及主动脉受累的范围
DeBakey	Ⅰ	起源于升主动脉，至少波及主动脉弓，远端通常超出主动脉弓
	Ⅱ	起源于升主动脉，并局限于升主动脉内
	Ⅲ	起源于降主动脉，远端向下扩展，逆行扩展至主动脉弓或升主动脉者罕见
Stanford	Ⅰ	不管起源部位，所有涉及升主动脉的主动脉夹层
	Ⅱ	未累及升主动脉的所有夹层

三、诊断与鉴别诊断

（1）症状。

①疼痛。胸部和背部等处的剧烈疼痛，发生率高达96％。突发的持续性剧痛，且起病时疼痛就达高峰。夹层远端内膜破裂使夹层血肿中的血液重新回到主动脉腔内可使疼痛缓解或消失。

②较少见的症状有：心衰（7％）、晕厥（9％）、脑血管意外（5％）、休克、缺血性周围神经病变、截瘫、心搏骤停或猝死。

（2）体征。

①血压。急性主动脉夹层分离可表现为高血压或低血压。70％的远端主动脉夹层和36％的近端主动脉夹层分离有高血压。主动脉夹层发生低血压的原因有心脏压塞、急性重

度主动脉瓣反流、夹层破入胸腔或腹腔，如夹层累及头臂动脉，可引起“假性低血压”。

②脉搏。脉搏减弱或消失，50%的近端主动脉夹层和15%的远端主动脉夹层分离有脉搏异常。

③杂音。主动脉夹层常可听到心脏杂音，多在心底部，可为收缩期、舒张期或双期杂音。

（3）并发症，包括急性心肌梗死，神经系统、泌尿系统、消化系统、呼吸系统并发症等。

（4）实验室检查。

①心电图：本病无特异性心电图改变。心电图检查的意义在于鉴别胸痛的性质。

②胸部X线摄影。主动脉夹层最常见的胸部X线摄影异常是主动脉增宽，其次是上纵隔非特异性增宽。

③平滑肌肌凝蛋白重链单克隆抗体的免疫分析。平滑肌肌凝蛋白重链单克隆抗体的免疫分析是诊断主动夹层的一个新方法，在发病12小时内，其诊断敏感性和特异性分别为90%和97%。

④超声心动图。包括经胸超声心动图（TTE）、经食管超声心动图（TEE）、血管内超声。

⑤主动脉造影：直接征象是显示“双腔”主动脉，两者之间有一透明带。

⑥CT检查。增强CT也是通过显示“双腔”主动脉来诊断主动夹层的。螺旋CT诊断主动脉夹层的敏感性和特异性均为96%～100%。

⑦磁共振成像（MRI）。MRI可以在横截面、矢状面、冠状面上高质量地成像，且在左前斜位的一个平面上即可以显示整条胸主动脉，这些特点使MRI更有利于诊断主动脉夹层、确定病变范围，并能揭示有无分支血管受累。

（5）应排除其他原因所致的急性胸痛、背痛和腹痛，如急性心肌梗死、急腹症等。

（6）当具有以下特征时，高度提示本病。

①突发的剧烈疼痛，特别是伴休克样症状而血压反而升高者。

②疼痛部位随病程进展而发生转移。

③新出现主动脉关闭不全、脉搏缺失或神经系统症状和/或体征。

④疼痛与其他症状出现的时间间隔短，多在24小时之内。部分患者仅有胸痛，而无其他临床表现。常规心电图检查可排除急型心肌梗死，但有1%～2%的夹层动脉瘤患者因冠状主动脉受累而并发急性心肌梗死。超声心动图、CT、MRI和主动脉造影等检查均能显示夹层血肿，有助于早期诊断。

四、治疗

主动脉夹层的治疗目的是阻止夹层的扩展。对怀疑主动脉夹层患者最初处的理步骤为：怀疑主动脉夹层——立即开始经静脉用β受体阻滞剂——如血压不能满意控制，加用硝普钠静脉滴注——若血流动力学稳定，做TEE、CT、MRI或主动脉造影检查；若不稳定，做TEE/TTE——确定主动脉夹层，若是DeBakeyⅠ、Ⅱ型，外科手术处理；若是Ⅲ型，入ICU。

（一）紧急内科处理

（1）监测血压、心律、心率、尿量。尽量减少搬动患者，减少夹层的扩展。

(2) 止痛。首选吗啡，也可用地西泮、氟哌啶醇。

(3) 控制血压。目标是将收缩压迅速降至 100～120 mmHg，或将血压降至能维持重要器官灌注的最低水平，并尽力保持血压稳定。常用药物有β受体阻滞剂、钙拮抗剂、硝普钠、三甲噻吩等。

①β受体阻滞剂：急性患者应控制心率在 55～65 次/分。

A. 艾司洛尔：超短效，对准备手术者尤其有用。用法：500 μg/kg 快速静脉注射，然后 50 μg/(kg・min) 持续静脉滴注，可逐渐调至 200 μg/(kg・min)。

B. 拉贝洛尔：兼有α和β受体阻滞作用，特别适合治疗主动脉夹层。用法：首剂 20 mg，稀释后静脉注射 3～5 min，然后每 10～15 min 追加 40～80 mg（最大剂量不超过 300 mg），直至心率和血压得到控制，维持量持续静脉滴注，开始 2 mg/min，直至 5～10 mg/min。

C. 美托洛尔：心脏选择性β受体阻滞剂。用法：首剂 5 mg 稀释后静脉注射，5～10 分钟后若心率控制不理想，可重复，心率控制理想后改口服。

②硝普钠：使用足量的β受体阻滞剂后，若收缩压仍高于 100～120 mmHg，可加用硝普钠。用法：开始用 20 μg/min 静脉滴注，最高可达 800 μg/min。应用该药时必须应用足量的β受体阻滞剂。

③钙拮抗剂：如患者有应用β受体阻滞剂的禁忌证，可考虑应用非二氢吡啶类钙拮抗剂，如地尔硫䓬。用法：10 mg 用 0.9%氯化钠注射液稀释后 3 min 内静脉注射，然后 5～15 μg/(kg・min) 静脉滴入或泵入。

（二）进一步治疗

对于 DeBakeyⅠ、Ⅱ型主动脉夹层，手术治疗优于内科治疗，而对于Ⅲ型主动脉夹层患者，由于他们在发病早期死于夹层并发症的危险较小，而且这些患者通常年龄较大，且合并严重动脉粥样硬化或心肺疾病相对较多，手术危险通常高，因此大多倾向内科治疗。但下列情况应考虑手术治疗：远端夹层并发主动脉破裂、扩张、动脉瘤形成，重要器官或肢体缺血、持续性疼痛。

第六章　呼吸系统急症

第一节　重症肺炎

重症肺炎是指除具有肺炎常见的呼吸系统症状外，尚有呼吸衰竭和其他系统明显受累的表现，其既可发生于社区获得性肺炎（CAP），亦可发生于医院获得性肺炎（HAP）。

一、病因

（1）老年患者或有严重的慢性肺部疾病的患者或少数青壮年患者，肺部受到能产生毒素的致病菌的严重感染。

（2）常见的重症 CAP 罹患因素。

①年龄大于 65 岁。

②存在基础疾病及相关危险因素：慢性阻塞性肺疾病；糖尿病；慢性心、肾功能不全；吸入或易致吸入因素；近 1 年内有因 CAP 而住院的病史；精神状态改变；脾切除术后状态；慢性酗酒或营养不良。

（3）常见的 HAP 的危险因素。

①宿主：老年人，慢性肺部疾病或患其他基础疾病者、恶性肿瘤者、免疫受损者、昏迷者、近期呼吸道感染者等。

②医源性：长期住院特别是久住 ICU、人工气道和机械通气、长期留置鼻胃管、胸腹部手术、先期抗生素治疗、糖皮质激素、细胞毒药物和免疫抑制剂、H_2－受体阻滞剂和抗酸剂应用者。

二、诊断

（1）肺炎 CAP 临床诊断依据：

①新近出现的咳嗽、咳痰，或原有呼吸道疾病症状加重，并出现脓性痰；伴或不伴胸痛。②发热。③肺实变体征和或存在明显湿啰音。④白细胞大于 10×10^9/L 或低于 4×10^9/L，伴或不伴核左移。⑤胸部 X 线检查显示片状、斑片状浸润性阴影或间质性改变，伴或不伴胸腔积液。

以上①～④项中任何一项加第⑤项，并除外肺结核、肺部肿瘤、非感染性肺间质性疾病、肺水肿、肺不张、肺栓塞、肺嗜酸性粒细胞浸润症、肺血管炎等，可建立临床诊断。

（2）重症肺炎的诊断标准。

①主要标准：需要创伤性机械通气；脓毒症休克，需要应用升压药物。

②次要标准包括：呼吸频率＞30 次/分；氧合指数（PaO_2/FiO_2）≤250；多肺叶受

累；意识障碍；肾功能不全［BUN≥7.1 mmol/L（20 mg/dL）］；白细胞减少症（WBC计数<4×10^9/L）；血小板减少症（血小板计数<100×10^9/L）；体温降低（中心体温<36℃）；低血压需要液体复苏。符合1条主要标准或至少3项次要标准可确诊［2007年美国胸科学会（ATS）和美国感染病学会（IDSA）联合发布《成人社区获得性肺炎治疗指南》］。

三、治疗

（1）一般治疗。注意保暖，加强护理；记录液体出入量，监测生命体征；避免下床活动；若有休克，吸氧非常重要；吸氧浓度以40%左右为宜，氧流量为5 L/min左右，必要时给予呼吸兴奋药，保持呼吸道通畅，必要时吸痰。

（2）抗感染治疗。对于重症肺炎，控制感染极其重要，早期及经验性地使用有效抗生素尤为重要。应根据临床表现及经验，在寻查感染病原体的同时尽早选择强效、广谱和足量的抗生素。最好选用2或3种药物联合使用，同时兼顾革兰阴性菌及革兰阳性菌。以革兰阴性杆菌为主，首选碳氢酶烯类、酶抑制剂复合制剂，如亚胺培南西司他丁钠（泰能）、美罗培南（美平）、头孢哌酮钠舒巴坦钠（舒普深）、哌拉西林钠他唑巴坦钠（特治星）等，并根据药敏结果选用敏感窄谱抗生素。对于革兰阳性球菌，选用糖肽类抗生素如万古霉素、替考拉宁。若检测出白假丝酵母（白色念珠菌），给予三唑类抗真菌药如氟康唑治疗。最好选用对肾脏无毒性或毒性较低的抗生素。

（3）机械通气。机械通气用于治疗严重低氧血症、通过吸氧不能改善者缺氧状态。

（4）感染性休克的治疗。在早期宜积极扩容，通常血红蛋白低于90 g/L时可考虑输血，白蛋白低于25 g/L时给予胶体液如人血白蛋白、羟乙基淀粉、明胶等，以维持收缩压在90～100 mmHg，脉压大于30 mmHg，尿量大于30 mL/h，中心静脉压4.4～7.4 mmHg；适当应用血管活性药物，如多巴胺、间羟胺、去甲肾上腺素和山莨菪碱。

（5）保护心、脑、肾功能，防止肺水肿。

（6）纠正电解质紊乱及酸碱平衡失调。

（7）纠正凝血功能障碍及DIC。

（8）支持治疗。

（9）其他治疗。

①抗炎药物。

②前列腺素雾化吸入。

③氧化亚氮（NO）。

④免疫调节（粒细胞集落刺激因子）。

⑤纤维支气管镜引导下支气管肺泡灌洗。

第二节　重症支气管哮喘

一、概念

重症支气管哮喘是指支气管哮喘严重持续发作，用一般支气管扩张药物治疗12～24小时无效的哮喘。患者表现为端坐呼吸、大汗淋漓、三凹征、焦虑、烦躁、发绀等，易出现意识障碍、呼吸及循环衰竭、水及电解质平衡紊乱，进一步可危及生命。

一、病因

（1）哮喘触发因素持续存在。

（2）激素使用不当。长期或大量应用糖皮质激素，突然不适当减量或停用。

（3）呼吸道感染。

（4）精神心理因素。

（5）酸中毒。严重缺氧或二氧化碳潴留所致呼吸性酸中毒伴代谢性酸中毒可加重支气管痉挛。

（6）严重脱水。

（7）并发症。支气管哮喘并发气胸、纵隔气肿或肺不张时，未及时处理，哮喘不易得到控制。

（8）其他。小气道痰栓阻塞并发局限性肺不张；或因气胸、纵隔气肿、肺不张等均可造成哮喘。

三、诊断要点

（一）临床表现

（1）多有支气管哮喘反复发作史。

（2）有重症支气管哮喘发作的诱发因素存在。

（3）症状和体征：重症哮喘典型发作时，患者面色苍白、呼吸急促、大汗淋漓、焦虑恐惧、表情痛苦、口唇发绀、三凹征明显，辅助呼吸肌参与呼吸运动，胸锁乳突肌痉挛性收缩、胸廓饱满，甚至出现矛盾呼吸；病情严重时出现意识改变如意识模糊、嗜睡和情感淡漠等。危重患者呼吸微弱或呼吸节律异常。听诊可闻及广泛哮鸣音，危重时呼吸音或哮鸣音可明显减弱或消失，表现为“沉默胸”；心率增快，多在 130 次/分以上，但终末期重症哮喘常表现为心动过缓或心律失常，血压可下降。

（二）辅助检查

（1）肺功能：肺功能是评估哮喘发作严重程度的基础。

（2）动脉血气分析：哮喘持续状态患者均有中重度的低氧血症；约 1/3 的患者病情进一步恶化，出现Ⅰ型呼吸衰竭，PaO_2低于 60 mmHg，而 $PaCO_2$也常降低；极重度哮喘时发生 CO_2潴留，表现为Ⅱ型呼吸衰竭，$PaCO_2$大于 50 mmHg。

（3）心电图：常表现为窦性心动过速、电轴右偏，偶见肺性 P 波；重症哮喘患者在使用大剂量糖皮质激素和 β 受体激动剂后，可出现房性或室性期前收缩、室上性心动过速，亦可出现 QT 间期延长，常为危险的先兆。

（4）胸部 X 线检查：常见肺过度充气，也可见气胸、纵隔气肿、肺不张或肺炎等并发症表现。

（5）血常规：重症哮喘时中性粒细胞和嗜酸性粒细胞增多也常见。

（三）急性重度哮喘的分度

美国胸科协会、伦敦皇家内科学院等将成人急性重症哮喘分为重症哮喘和致命性哮喘。

（1）重症哮喘标志：①因呼吸困难致语言中断；②呼吸频率≥25 次/分；③心率≥100 次/分；④PEF 低于预计值或患者最佳状态 50%。

（2）致命性哮喘标志：①呼吸微弱，面部青紫；②哮鸣音明显减弱或消失；③心动过缓或血压下降；④意识混乱或昏迷；⑤PEF 低于最佳值 33%。同样，PaO_2<60 mmHg 且吸氧无明显改善，pH 值下降，也提示致命性哮喘。

四、治疗

危重哮喘的紧急治疗原则是：重复吸入短效 β_2 受体激动剂，尽早应用全身糖皮质激素及吸氧治疗。治疗的短期目标是尽快减轻气道阻塞和低氧血症，避免并发症出现，并尽量减少药物的不良反应。

（一）氧疗

危重哮喘应尽早进行氧疗，患者可通过鼻导管、面罩吸氧。吸入氧浓度以 30%～50%为宜，保持 PaO_2 在 60 mmHg 以上，动脉血氧饱和度（SaO_2）>90%。当没有条件监测脉搏血氧饱和度时，亦应立刻给患者吸氧。如有 CO_2潴留时，勿给予高浓度的氧，以免引起“二氧化碳麻醉”。

（二）支气管扩张药

（1）β_2 受体激动剂是目前最为常用的支气管解痉药。

①吸入型短效 β_2 受体激动剂（SABA），如沙丁胺醇、特布他林，吸入后 5～10 min 起效，疗效维持 4～6 h。气雾剂和干粉剂是缓解轻－中度急性哮喘发作的首选药。

②吸入型长效 β_2 受体激动剂（LABA），适用于防治夜间和清晨哮喘发作和加剧者。沙美特罗经气雾剂或碟剂装置给药，30 min 起效，推荐剂量 50 μg，每天 2 次吸入。福莫特罗经碟剂装置给药，3～5 min 起效，平喘作用具有剂量依赖性，推荐剂量为每次 1 吸，每天 2 次吸入。

③口服 β_2 受体激动剂缓释型及控释型制剂疗效维持时间可达 8 h，适用于防治反复发作性哮喘和夜间哮喘。

（2）氨茶碱。

①口服给药：包括氨茶碱和控（缓）释型茶碱，用于轻－中度哮喘发作和维持治疗；一般剂量为 6～10 mg/(kg・d)，控（缓）释型茶碱口服后昼夜血药浓度平稳，可维持 12～24 h，尤其适用于夜间哮喘的控制。

②静脉给药：氨茶碱加入葡萄糖注射液中，缓慢静脉注射［注射速度不宜超过 0.125 mg/(kg・min)］或静脉滴注，适用于哮喘急性发作；负荷剂量为 4～6 mg/kg，维持剂量为 0.16～0.18 mg/(kg・h)。

（3）抗胆碱药物，常用药物溴化异丙托品（异丙托溴铵通过阻断气道平滑肌上的 M_3 受体），适用于老年性哮喘、内源型哮喘及 COPD 患者。缺点是溴化异丙托品起效较慢，对外源型哮喘疗效较差，其平喘效果特别是扩张小气道的作用不如 β_2 受体激动剂。与 β_2 受体激动剂联合应用（如噻托溴铵加沙美特罗或福莫特罗）可使支气管舒张效应明显增强，尤其适用于重症哮喘和夜间哮喘患者。溴化异丙托品气雾剂常用剂量为 60～80 μg，每天 3 或 4 次。

（三）抗炎药物

及时、足量使用激素在治疗重症哮喘往往是抢救成功的关键。重症哮喘患者在选用激素种类上应尽量使用短效制剂、静脉给药。

（1）吸入型糖皮质激素（IGCS）直接作用于呼吸道，是长期治疗持续性哮喘首选的气道抗炎药。吸入药物有气雾剂、干粉吸入剂、雾化溶液三种剂型。气雾剂主要包括倍氯米松（必可酮）、布地奈德、氟替卡松（辅舒酮）。干粉吸入剂包括二丙酸倍氯米松碟剂、布地奈德都宝、丙酸氟替卡松碟剂等。雾化溶液中，布地奈德溶液雾化吸入对患者吸气配合的要求不高，起效快，适用于哮喘急性发作的治疗；氟替卡松是合成的糖皮质激素，半衰期长达 10 小时以上，是目前最高效的 IGCS。

（2）口服给药。急性发作、病情较重的哮喘患者或重度持续哮喘，大剂量 IGCS 无效的患者应早期口服糖皮质激素的以防止病情恶化，一般选用中效的糖皮质激素泼尼松、泼尼松龙或甲泼尼龙等，应注意禁忌证及全身不良反应。

（3）静脉给药。严重急性哮喘发作时应经静脉及时给予糖皮质激素，一般多选用短效的琥珀酸氢化可的松（血浆半衰期 1.5 h，组织半衰期 8～12 h），或中效的甲泼尼龙（血浆半衰期约 3 h，组织半衰期 12～36 h）。地塞米松属长效类（血浆半衰期 5 h，组织半衰期 36～54 h），对 HPA 抑制时间长，所以应尽量避免使用或短期使用。GINA 方案推荐治疗危重哮喘时，静脉给予甲泼尼龙 60～80 mg/d 或氢化可的松 300～400 mg/d。

（四）补液及纠正电解质紊乱

重症哮喘，尤其是哮喘持续状态患者，由于摄入水量不足，呼吸道水分丢失（如张口呼吸），以及多汗、感染、发热等原因，患者常常伴有不同程度的脱水，从而造成气道分泌物黏稠难以咳出。此时如能适当补充体液，有助于纠正脱水、稀释痰液和防止痰栓形成。补液量 2500～3000 mL/d，尿量达 1500 mL/d 且尿比重恢复到正常，在静脉补液的同时尚需注意补充钾盐和钠盐，以保持电解质的平衡。

（五）纠正酸中毒

重危哮喘患者，常存在代谢性酸中毒，后期出现呼吸性酸中毒。临床上通常把 pH 值低于 7.2 作为补碱指征。以呼吸性酸中毒为主的酸血症，应以改善通气为主，只有当 pH 值失代偿明显，且不能在短时间内迅速通过改善通气而排出 CO_2 者，可适当补充 5%碳酸氢钠 40～60 mL，使 pH 值升高到 7.2 以上。以代谢性酸中毒为主的酸血症可适当增加补碱量，通常先予 5%碳酸氢钠溶液 100～150 mL 静脉滴注，以后根据血气分析结果的情况酌情补充。补碱不可矫枉过正。

（六）机械通气

机械通气治疗包括无创通气和有创通气。无创通气适用于严重 CO_2 潴留，同时意识清楚的患者，收入 RICU 的危重哮喘患者如无禁忌证，可给予无创通气 1～2 小时，密切监测病情变化。对于进行性 CO_2 潴留、反应迟钝、即将出现心力衰竭和呼吸衰竭的患者，应给予气管插管和有创机械通气。机械通气的目的是保证足够的气体交换直至支气管扩张剂和激素能够有效缓解气流阻塞。

（七）吸入氦－氧混合气体

（略）

（八）镁盐

对于 FEV1＜（25％～30％）预计值、对上述治疗反应不佳的危重哮喘患者，可以考虑静脉应用硫酸镁。用法：硫酸镁 2 g，20 分钟以上静脉注射，无须特别监测。

（九）控制感染

（略）

第三节　自发性气胸

胸膜腔是不含气体的密闭的潜在腔隙，当气体进入胸膜腔造成积气状态时，称为气胸。它可以自发地发生，也可由于疾病、外伤、手术或诊断及治疗性操作不当等引起。

一、病因

（1）原发性气胸，又称特发性气胸，多见于瘦高体型的男性青壮年，常规 X 线检查肺部无显著病变，但可有胸膜下肺大疱，多在肺尖部。

（2）继发性气胸，多见于有基础肺部病变者，由于病变引起细支气管部完全阻塞，形成肺大疱破裂。如肺结核、COPD、肺癌、肺脓肿、肺尘埃沉着症及淋巴管平滑肌瘤病等。月经性气胸为与月经相伴出现的一种气胸。妊娠期气胸可因每次妊娠而发生，可能跟激素变化和胸廓顺应性改变有关。

二、临床类型

根据脏胸膜破裂情况及胸腔内压力的变化将气胸分为三种类型。

（1）闭合性气胸。胸膜破裂口较小，由于脏胸膜裂口随着肺萎陷而关闭，停止空气继续进入胸腔，胸膜腔内压接近或稍超过大气压。

（2）开放性气胸。支气管胸膜瘘持续开放，空气自由进出胸膜腔，胸膜腔内压接近大气压，抽气后压力不变。

（3）张力性气胸。由于裂孔呈单向活瓣作用，吸气时，空气进入胸膜腔；呼气时，空气滞积于胸膜腔内，胸膜腔内压急骤上升，抽气后胸膜腔内压下降，片刻又迅速上升为正压。严重时，患者可出现休克和呼吸衰竭。

三、诊断

（1）症状。急性发作的胸痛和呼吸困难，可伴有干咳。张力性气胸及心肺功能不全者可出现休克、呼吸衰竭等症状。

（2）体征。少量气胸时体征不明显。大量气胸时，气管向健侧移位，患侧胸部膨隆，肋间隙增宽，呼吸运动与触觉语颤减弱，叩诊呈过清音或鼓音，心或肝浊音界缩小或消失，听诊呼吸音减弱或消失。颈、胸部甚至头及腹部可有皮下气肿出现，触诊可有握雪感。

（3）辅助检查。胸部 X 线摄影和 CT 检查有肺组织受压的影像学改变。

（4）若病情十分危重无法搬动做 X 线检查时，应当机立断在患侧胸部体征最明显处试验穿刺，如抽出气体，可证实气胸的诊断。

四、治疗

（一）急救原则

迅速排除胸腔内气体，特别是张力性气胸，消除其对呼吸、循环的不良影响。对需要急救的张力性气胸，在无其他抽气设备时，可用小刀或粗针头刺破胸壁，放出胸膜腔内高压气体以缓解呼吸困难等症状，争取抢救时间。

（二）治疗方法

自发性气胸治疗的目的在于排除气体、缓解症状，促使肺复张，防止复发。

（1）保守治疗。适用于首次发作，胸腔积气<20%的闭合性气胸，不伴有呼吸困难，PaO_2>70 mmHg 者。

①吸氧。吸氧可使气胸吸收率提高 3～4 倍，且气胸量大时吸收率增加更明显。

A. 鼻导管：40%以下吸氧浓度；

B. 面罩：持续高浓度、高流量给氧（5～6 L/min），可大大缩短治疗时间。

②一般治疗。卧床休息，保持大便通畅，酌情予镇咳、镇静及止痛药物。

③原发病的治疗。

（2）排气治疗。

①胸膜腔穿刺抽气。其适用于小量气胸、呼吸困难较轻、心肺功能尚好的闭合性气胸患者。通常选择患侧胸部锁骨中线第 2 肋间为穿刺点，局限性气胸则要选择相应的穿刺部位。皮肤消毒后用其胸针或细导管直接穿刺入胸腔，随后连接 50 mL 或 100 mL 的注射器或气胸机抽气并测压，直到患者呼吸困难缓解为止。每次抽气量不宜超过 1000 mL，每天或隔日抽气 1 次。

②胸膜腔闭式引流。这是目前治疗各种气胸最常用的方法。适用于不稳定型气胸，呼吸困难明显、肺压缩程度较重，交通性或张力性气胸，反复发生气胸的患者。现临床采用一次性中心静脉导管行胸膜腔闭式引流，结果证明是治疗闭合性气胸非常有效的手段，值得推广应用。

（3）紧急排气。

（三）胸膜粘连术

适用于不宜手术或拒绝手术的下列患者：①持续性或复发性气胸。②双侧气胸。③合并肺大疱。④肺功能不全，不能耐受手术者。

（四）胸腔镜治疗

（略）

（五）手术治疗

对复发性气胸、双侧气胸、长期漏气不止或纤维增厚致肺复张不全、广泛胸膜粘连者；或虽为初次发生气胸，但从事高危职业者（如飞行员或潜水员）应考虑手术治疗。可行破口修补，肺大疱缝扎、切除或修补术，并同时做胸膜摩擦，胸膜剥离或撒注黏合剂以增加疗效。

第四节　肺栓塞

肺栓塞（pulmonary thromboembolism，PTE）是以各种栓子阻塞肺动脉系统为发病原因的一组疾病或临床综合征的总称，包括肺血栓栓塞、脂肪栓塞综合征、羊水栓塞、空气栓塞等。肺血栓栓塞为肺栓塞最常见的类型，占肺栓塞的绝大多数，通常所说的肺栓塞即指肺血栓栓塞。

一、病因

（1）血栓形成。栓子通常来源于下肢和骨盆的深静脉，少数来源于上肢、头和颈部静脉。血流淤滞、血液凝固性增高和静脉内皮损伤是血栓形成的促进因素。因此，创伤、长期卧床、静脉曲张、静脉插管、盆腔和髋部手术、肥胖、糖尿病、避孕药或其他原因引起的凝血机制亢进等，均容易诱发静脉血栓形成。

（2）心脏病。心脏病为我国诱发肺栓塞的最常见原因，占 40%。几乎涉及各类心脏病，合并心房颤动、心力衰竭和亚急性细菌性心内膜炎者的肺栓塞发病率较高。以右心腔血栓最多见。

（3）肿瘤。肿瘤在我国为诱发肺栓塞的第二位原因，占 35%，远较国外的 6%高。以肺癌、消化系统肿瘤、绒癌、白血病等较常见。

（4）妊娠和分娩。孕妇肺栓塞发病率较年龄配对的非孕妇高数倍，产后和剖宫产术后发生率最高。羊水栓塞也是分娩期的严重并发症。

（5）其他。其他少见的病因有长骨骨折所致脂肪栓塞，意外事故和减压病造成空气栓塞，寄生虫和异物栓塞。没有明显的促发因素时，还应考虑到遗传性抗凝因素减少或纤维蛋白溶酶原激活抑制剂的增加。

二、临床类型

（1）急性肺心病型。见于栓塞 2 个肺叶以上的患者，表现为突发呼吸困难、发绀，右心衰竭，低血压或休克。

（2）肺梗死型。以突发呼吸困难、胸痛及咯血为主要表现，可伴有胸腔积液。

（3）不能解释的呼吸困难型。梗死面积较小，呼吸加快。

（4）慢性反复性肺血栓栓塞型。起病隐匿，呈慢性经过，主要表现为重症肺动脉高压和肺心病、右心衰竭。

三、诊断

（1）肺部症状。①呼吸困难及气促，是最常见的症状，呈劳力性，尤以活动后明显。②胸痛。③晕厥。④烦躁不安、恐惧感、濒死感。⑤咯血。⑥咳嗽。⑦心悸。⑧休克，与心排血量骤然下降有关。

（2）肺部体征。①呼吸频率>20 次/分是最常见的体征。②可闻及哮鸣音和/或湿啰音。③肺梗死：胸膜摩擦音，胸腔积液。

（3）心脏体征。心动过速（30%～40%），P_2 亢进或分裂，三尖瓣反流体征及奔马律，严重时可出现血压下降甚至休克。

(4) 下肢深静脉血栓的体征。下肢肿胀（两下肢相差 1 cm 以上），压痛、僵硬、色素沉着、浅表静脉曲张。

(5) 其他症状，如唇舌发绀，颈静脉充盈，发热（多为低热，少数为中度以上的发热）。

(6) 辅助检查。

①血气分析：表现为低氧血症、低碳酸血症、肺泡－动脉氧分压差 $P(A-a)O_2$ 升高，部分患者结果可正常。

②血浆 D－Dimer 测定：若其含量低于 500 μg/L，可基本除外急性 PTE。

③心电图：多为非特异性异常，典型心电图改变为 $S_{Ⅰ}Q_{Ⅲ}T_{Ⅲ}$，即Ⅰ导联 S 波加深（>1.5 mm），Ⅲ导联出现深的 Q 波和 T 波倒置。

④超声心动图检查：可显示位于左、右肺动脉主干内的陈旧性血栓，肺动脉压升高及其所引起的血流动力学变化。

⑤胸部 X 线平片：多有异常，但缺乏特异性。

⑥放射性核素肺通气/灌注扫描。

⑦肺动脉造影（conventional pulmonary angiography，CPA）：肺动脉造影是诊断肺栓塞最特异、可靠的方法，为诊断 PTE 的“金标准”，适用于临床和核素扫描可疑以及需要手术治疗的病例；表现为血管充盈缺损、动脉截断或“剪枝征”；造影不能显示直径小于或等于 2 mm 的小血管，因此多发性小栓塞常易漏诊；且 CPA 是一种有创检查。

⑧螺旋 CT 和电子束 CT 造影：造影增强 CT 可显示段以上肺动脉内的栓子，有助于肺栓塞的诊断。其直接征象为：半月形或环形充盈缺损或完全梗阻，远端血管不显影。轨道征：中心充盈缺损等。

⑨磁共振成像（MRI）：对段以上肺动脉内栓子诊断的敏感性和特异性均较高，避免了注射碘造影剂的缺点；与肺血管造影相比，患者更易于接受，适用于碘造影剂过敏的患者。

⑩数字减影血管造影：可发现 1～2 mm 的血栓；分辨率高，更清晰；造影剂浓度低、用量少、安全性高，但价格昂贵。

⑪深静脉血栓（DVT）的检查：包括超声技术、MRI 检查、肢体阻抗容积图（IPG）、放射性核素静脉造影等检查。

(7) 总结。确诊肺栓塞手段包括肺核素通气/灌注扫描、增强 CT（螺丝 CT 或电子束 CT）、磁共振血管造影（MRA）及选择性肺动脉造影。超声心动检查偶可因发现肺动脉近端的血栓而确定诊断。以上检查阳性结果，具备其一即可诊断。

四、治疗

（一）急救处理

(1) 肺栓塞发病后的 2～3 天内最危险，患者应收入监护病房，绝对卧床，保持大便通畅。连续监测血压、心率、呼吸、心电图和动脉血气等。

(2) 保持安静、保暖、吸氧，镇痛、止痛，可给吗啡、哌替啶、可咖因；为预防感染应用抗生素。

(3) 治疗急性右心功能不全。洋地黄疗效较差，且易中毒，必要时可慎用快速洋地黄制剂（如毛花苷 C），现一般多用多巴酚丁胺或多巴胺。

(4) 抗休克治疗。维持体循环收缩压在 90 mmHg 以上，升压药无效时也可加用肾上腺皮质激素。

(5) 改善呼吸。如合并有支气管痉挛发作可应用氨茶碱、二羟茶碱（喘定）等支气管扩张剂和黏液溶解剂。

（二）溶栓治疗

溶栓治疗主要适用于大面积肺栓塞患者，尤其是伴休克和（或）低血压的病例。溶栓治疗的最佳时间为肺栓塞后 14 天内，可选用尿激酶（UK），或重组组织型纤溶酶原激活剂（rt－PA）以及链激酶（SK）溶栓治疗，奏效后再转为抗凝治疗维持。

UK：负荷量 4400 U/kg，静脉滴注 10 min，随后以 2200 U/(kg・h)，持续 12 h；或 20000 U/kg 持续静脉滴注 2 h。

rt－PA：50～100 mg 持续静脉滴注 2 h。

SK：30 min 内静脉注射负荷量 250000 U，随后以 100000 U/h 持续静脉滴注 24 h；用药前需肌内注射苯海拉明或地塞米松以防止链激酶过敏反应。

绝对禁忌证：活动性内出血和近期的自发性颅内出血。

相对禁忌证：2 周内大手术、分娩、器官活检或不能压迫止血的血管穿刺史；2 个月内缺血性脑卒中；10 天内胃肠出血；15 天内严重外伤；1 个月内神经外科或眼科手术；控制不好的重度高血压（收缩压＞180 mmHg，舒张压＞110 mmHg）；近期心肺复苏；血小板＜100000/mm^3；妊娠；细菌性心内膜炎；糖尿病出血性视网膜病变；严重肝肾功能障碍和出血性疾病。但对大面积 PTE，因其对生命的威胁极大，上述绝对禁忌证可被视为相对禁忌证。

溶栓治疗结束后，应每 2～4 h 测定 1 次 PT 或 APTT（活化部分凝血活酶时间），当其水平低于正常值的 2 倍，即应重新开始肝素治疗，但溶栓期间勿同时应用肝素。

（三）抗凝治疗

常用的抗凝物质有普通肝素（肝素）、低分子量肝素和华法林。

(1) 肝素疗法。

①持续静脉滴注法。2000～5000 U 或 80 U/kg 静脉滴注，继之以 18 U/(kg・h) 持续静脉滴注。在开始治疗的最初 24 h 内，每 4～6 h 测定 APTT，据 APTT 调整剂量，使 APTT 达到并维持于基础值的 1.5～2.5 倍，持续 7～10 天。

②皮下注射法。静脉注射负荷量 2000～5000 U，然后按 250 U/kg 剂量每 12 h，皮下注射 1 次，调节剂量使注射后 6～8 h 的 APTT 达到治疗水平。

如果血小板迅速或持续降低 30%以上，或血小板计数＜100×10^9/L，应停用肝素。通常停用肝素后 10 天内血小板会逐渐恢复。

(2) 低分子量肝素。较普通肝素而言，其半衰期长，出血倾向低，用药剂量一般为 3000～6000 IU/12 h 皮下注射。一般在应用低分子量肝素的前 5～7 天无须监测血小板数量。

(3) 华法林。一般在肝素停药前 3～4 天即开始口服华法林 3.0～5.0 mg/d，使 PT 比对照值延长 1.5～2.5 倍，或连续两天测得的国际标准化比值（INR）达到 2.0～3.0 时，可停用肝素或低分子量肝素，单独口服华法林维持。在达到治疗水平前，应每天测定 INR，其后 2 周每 2～3 天监测 1 次，以后根据 INR 的稳定情况 1 周左右监测 1 次。一般口服华法林需持续6周～6个月不等，如栓塞危险因素持续存在，则需长期使用抗凝治疗。华法林的主要并发症为出血，可用维生素K拮抗。妊娠头3个月和后6周禁用华法林，可用肝素治疗。产后和哺乳期妇女可以服用华法林，但育龄期妇女服用华法林者需注意避孕。

（四）导管介入治疗术

（1）碎解和抽吸血栓。其适应证为肺动脉主干或主要分支大面积PTE并存在以下情况者：溶栓和抗凝治疗禁忌；经溶栓或积极内科治疗无效；缺乏手术条件。

（2）局部溶栓。

（3）下腔静脉放置滤网，防止肺栓塞的复发。

（五）外科手术

手术治疗适应于大面积PTE、肺动脉主干或主要分支次全堵塞、有溶栓禁忌证、经溶栓和其他积极的内科治疗无效且有施行手术条件的患者。严重的慢性栓塞性且动脉高压病例，若阻塞部位处于手术可及的肺动脉近端，可考虑进行肺动脉血栓内膜剥脱术。

（六）预防再栓塞

（略）

第五节　急性呼吸衰竭

呼吸衰竭是指由于外呼吸功能严重障碍，以致不能进行有效的气体交换，导致缺氧伴或不伴有二氧化碳潴留而引起的一系列生理功能和代谢障碍的临床综合征。其标准为海平面静息状态呼吸空气的情况下动脉血氧分压（PaO_2）低于60 mmHg，伴或不伴二氧化碳分压（$PaCO_2$）高于50 mmHg。急性呼吸衰竭是指患者由于某些突发的致病因素，如严重的创伤、肺疾病、休克、电击、急性气道梗阻等，使肺通气和（或）换气功能迅速出现严重障碍，在短时间内引起呼吸衰竭。因机体不能很快代偿，若不及时抢救会危及生命。

一、病因

（1）气道阻塞。

①上呼吸道急性梗阻，如感染、烧伤等所致呼吸道黏膜水肿、充血、炎症，或异物阻塞等。

②下呼吸道急性梗阻，如重度或危重支气管哮喘、阻塞性肺气肿，异物阻塞等。

（2）肺实质改变。包括重症肺炎、肺实变、肺不张、尘肺、氧中毒等。

（3）肺水增多。包括心源性肺水肿、容量过荷、ARDS 、溺水、吸入性肺炎等。

（4）肺血管疾病。包括各种肺血管疾病导致肺泡血流量不足，通气/血流比例失调，如血管栓塞、DIC、肺动脉炎等。

（5）胸壁、胸膜疾病。包括胸部创伤、自发性或创伤性气胸、急剧增加的胸腔积液。

（6）神经肌肉疾病。急性颅内感染、颅脑外伤、脑血管病变等直接或间接抑制呼吸中枢；脊髓灰质炎、重症肌无力、有机磷中毒及颈椎外伤等可损伤神经－肌肉传导系统，引起通气不足。

二、分类

（1）Ⅰ型呼吸衰竭，即缺氧性呼吸衰竭，血气分析特点是 PaO_2＜60 mmHg，$PaCO_2$ 降低或正常。主要见于肺换气障碍疾病，如严重肺部感染性疾病、间质性肺疾病、急性肺栓塞等。

（2）Ⅱ型呼吸衰竭，即高碳酸性呼吸衰竭，血气分析特点是 PaO_2＜60 mmHg，同时伴有 $PaCO_2$＞50 mmHg，是肺泡通气不足所致。

三、诊断

（1）有导致急性呼吸衰竭的病因。

（2）临床表现。患者呼吸频速、窘迫、大汗淋漓、端坐呼吸、口唇发绀，可伴呼吸节律改变，中枢、循环系统改变，水及电解质紊乱或二氧化碳蓄积的表现。

（3）血气分析。成年人，海平面静息状态呼吸空气时，若 PaO_2＜60 mmHg，$PaCO_2$ 正常或低于正常时即为低氧血症型或Ⅰ型呼吸衰竭；若 PaO_2＜60 mmHg，$PaCO_2$ 大于或等于 50 mmHg 时即为高碳酸血症型或Ⅱ型呼吸衰竭。

四、治疗

（一）急救原则

对心搏、呼吸停止的患者，进行紧急心肺复苏。其治疗原则是在保持呼吸道通畅的条件下，改善通气和氧合功能，纠正缺氧、二氧化碳潴留和代谢功能紊乱，防治多器官功能损害，从而为基础疾病和诱发因素的治疗争取时间和创造条件。

（二）一般处理原则

（1）呼吸支持疗法。

①建立通畅的气道。首先要清除呼吸道分泌物及其他可能引起呼吸道梗阻的因素，以保持呼吸道通畅。

②氧疗。包括鼻导管、鼻塞吸氧、简单面罩吸氧和文丘里（Venturi）面罩吸氧、无重复呼吸面罩给氧以及机械通气。急性呼吸衰竭氧疗的 PaO_2 目标值因原发病不同而异：

A. 原发病为急性疾病，如心搏呼吸停止、急性呼吸窘迫综合征、急性中毒呼吸抑制等，必须吸入高浓度氧（氧浓度≥50％或纯氧），应力争使 PaO_2 达到 80 mmHg 以上，减轻低氧血症对重要器官功能的影响。

B. Ⅰ型呼吸衰竭以氧合功能障碍为主，通气量足够，因而可吸入高浓度氧（＞35％）以迅速提高 PaO_2 至 60 mmHg 以上。

C. Ⅱ型呼吸衰竭时，通常主张低浓度（＜35％）氧疗。

③呼吸兴奋剂的应用。

A. 使用原则：必须保持气道通畅，否则会促发呼吸肌疲劳，并进而加重 CO_2 潴留。

B. 脑缺氧、水肿未纠正而出现频繁抽搐者慎用。

C. 常用的呼吸兴奋剂为尼可刹米和洛贝林，二甲弗林也有较好的兴奋呼吸中枢的效果。

D. 呼吸兴奋剂可根据需要采用皮下或肌内注射，静脉推入或持续滴入。

④湿化与雾化吸入。雾化器内还可加入药物，最常用的是加入支气管扩张剂进行呼吸道局部治疗。

⑤机械通气。主要目的是维持合适的通气量，改善氧合功能，减少呼吸做功，维护心血管功能稳定。

⑥其他。如体外膜肺氧合、高频振荡通气（HFOV）、液体通气可考虑应用。

（2）控制感染。

（3）维持循环稳定。了解组织供氧状态及组织利用氧情况。对血流动力学不稳定者，除及时纠正低血容量，维持体液平衡以及强心、利尿外，必要时应用心血管活性药物如多巴胺、多巴酚丁胺，以改善循环功能并维持其相对稳定。

（4）营养支持。不能经口进食或进食减少者，需通过静脉补充部分或全部营养所需。其中糖类（碳水化合物）占 50%～60%，其余包括各种 L 型结晶氨基酸组成的氨基酸注射液、10%的脂肪乳剂。对于长期不能进食患者，维生素和微量元素都可以应用。

（5）纠正酸中毒药物的应用。呼吸性酸中毒的纠正，主要应从改善通气功能入手，但当合并代谢性酸中毒，血液 pH 值低于 7.20 时，应适当应用碱性液纠正酸中毒，常用 4%～5%碳酸氢钠溶液，用量为每次 2～5 mL/kg，必要时可重复 1 次，通常稀释为 1.4%等渗溶液静脉滴注。

（6）病因治疗。

（7）预防并发症。预防心、脑、肾、肝等功能不全或多器官功能衰竭等，包括应激性消化道出血的防治以及水、电解质、酸碱平衡的维持等。

第六节　急性肺损伤/急性呼吸窘迫综合征

急性肺损伤（ALI）/急性呼吸窘迫综合征（ARDS）是在严重感染、休克、创伤及烧伤等非心源性疾病过程中，肺毛细血管内皮细胞和肺泡上皮细胞损伤造成弥漫性肺间质及肺泡水肿，导致的急性低氧性呼吸功能不全或衰竭。以肺容积减少、肺顺应性降低、严重的通气/血流比例失调为病理生理特征，临床上表现为进行性低氧血症和呼吸窘迫，肺部影像学上表现为非均一性的渗出性病变。

一、病因

急性肺损伤和急性窘迫综合征相关疾病和危险因素见表 6－1。

表 6－1　急性肺损伤和急性窘迫综合征相关疾病和危险因素

危险因素	相关疾病
肺内因素	吸入性肺损伤（胃内容物、烟雾、可卡因、腐蚀性气体等），肺炎、高原性肺水肿、肺挫伤、放射性肺损伤、溺水

续表6-1

危险因素	相关疾病
肺外因素	神经系统病变（蛛网膜下腔出血、创伤、缺氧、癫痫、颅内压增高等）； 革兰阳性或阴性细菌引起的感染中毒症； 休克、非胸部创伤、烧伤、尿毒症、糖尿病酮症酸中毒； 白细胞凝集反应、大量输血、DIC； 药物中毒（镇痛药、抗肿瘤药、噻嗪类利尿剂、阿司匹林、海洛因、麻醉剂、巴比妥盐等）； 肺栓塞（血栓、脂肪、空气栓塞等）； 急性胰腺炎、体外循环、妊娠并发症、肿瘤扩散

二、诊断依据

（1）有导致急性肺损伤和急性呼吸窘迫综合征的原发病或诱因，突发性的进行性呼吸窘迫（呼吸急促，呼吸频率 20 次/分）。通常氧疗难以改善；排除慢性肺病、左心功能异常。

（2）临床表现：①急性起病；②氧合指数（PaO_2/FiO_2）≤200（任何呼气末正压水平）；③正位 X 线胸片显示双肺有斑片状阴影；④肺动脉楔压≤18 mmHg，或无左心房压力增高的临床证据。如氧合指数≤300 且满足上述其他标准，可诊断急性肺损伤。

（3）与心源性肺水肿的鉴别要点。心源性肺水肿的呼吸困难与体位有关，患者咳粉红色泡沫痰，肺部啰音多在肺底部，Swan－Ganz 导管监测毛细血管楔压（PCWP）＞16 cmH_2O，对强心、利尿剂等治疗效果好。而 ALI/ARDS 时呼吸窘迫与体位关系不大，血痰非泡沫样稀血水样，常规吸氧，氧分压仍进行性下降，肺部啰音广泛，常有高调爆裂音，PCWP 正常或降低。

三、治疗

对 ALI/ARDS 至今无特效的方法，目前主要是根据其病理生理改变和临床表现进行对症和支持性治疗。积极治疗原发病，特别是控制感染，改善通气和组织缺氧，防止进一步的肺损伤和肺水肿，是目前治疗的主要原则。

（1）原发病治疗。全身性感染、创伤、休克、烧伤、急性重症胰腺炎等是导致 ALI/ARDS 的常见病因。控制原发病，遏制其诱导的全身失控性炎症反应，是预防和治疗 ALI/ARDS 的必要措施。

（2）营养支持与监护。ARDS 时机体处于高代谢状态，应补充足够的营养。提倡全胃肠营养。ARDS 患者应入住 ICU，动态监测呼吸、循环、水及电解质平衡、酸碱平衡及其他重要器官的功能，以便及时调整治疗方案。

（3）呼吸支持治疗。

①氧疗。ALI/ARDS 患者氧疗的目的是改善低氧血症，使动脉氧分压（PaO_2）达到 60～80 mmHg。可根据低氧血症改善的程度和治疗反应调整氧疗方式，首先使用鼻导管，当需要较高的吸氧浓度时，可采用可调节吸氧浓度的文丘里面罩或带贮氧袋的非重吸式氧气面罩。

②机械通气。

③液体通气。部分液体通气是在常规机械通气的基础上经气管插管向肺内注入相当于

功能残气量的全氟碳化合物，以降低肺泡表面张力，促进肺重力依赖区塌陷肺泡复张。部分液体通气能改善 ALI/ARDS 患者气体交换，增加肺顺应性，可作为严重 ARDS 患者常规机械通气无效时的一种选择。

④体外膜氧合技术（ECMO）。建立体外循环后可减轻肺负担，有利于肺功能恢复。

（4）ALI/ARDS 药物治疗。

①液体管理。液体管理是 ARDS 治疗的重要环节。对于急性期患者，在血压稳定和保证组织器官灌注前提下，应保持较低的血管内容量，予以液体负平衡。每天出入液体量一般控制在入量比出量少 500 mL 左右。另外，应避免静脉输液过快，否则同样会加重 ARDS 病情。一般认为理想的补液量应使 PCWP 维持在 14～16 cmH_2O。此期间除非患者有低蛋白血症，否则不宜使用胶体液。在血流动力学状态稳定的前提下，可酌情应用利尿剂，促进水肿的消退。对于创伤出血多者，最好输新鲜血。

②糖皮质激素。ARDS 患者是否应用激素至今无一致意见，但不推荐常规应用糖皮质激素预防和治疗 ARDS。对于过敏原因导致的 ARDS 患者，早期应用糖皮质激素经验性治疗可能有效。此外感染性休克并发 ARDS 的患者，如合并肾上腺皮质功能不全，可考虑应用替代剂量的糖皮质激素。

③一氧化氮（NO）吸入。临床研究显示，NO 吸入可使约 60％的 ARDS 患者氧合改善，同时肺动脉压、肺内分流明显下降。两个 RCT 研究证实 NO 吸入并不能改善 ARDS 的病死率。因此吸入 NO 不宜作为 ARDS 的常规治疗手段，仅在一般治疗无效的严重低氧血症时可考虑应用。

④肺泡表面活性物质。ARDS 患者存在肺泡表面活性物质减少或功能丧失，易引起肺泡塌陷。尽管早期补充肺表面活性物质有助于改善氧合，但还不能将其作为 ARDS 的常规治疗手段。有必要进一步研究，明确其对 ARDS 预后的影响。

⑤前列腺素 E_1。前列腺素 E_1（PGE_1）不仅是血管活性药物，还具有免疫调节作用，可抑制巨噬细胞和中性粒细胞的活性，发挥抗炎作用。在 ALI/ARDS 患者低氧血症难以纠正时，可以考虑吸入 PGE1 治疗。

⑥鱼油：鱼油富含 ω－3 脂肪酸，如二十二碳六烯酸（DHA）、二十五烯酸（EPA）等，也具有免疫调节作用，可抑制二十烷酸（花生酸）促炎因子释放，并促进 PGE_1 生成。对于 ALI/ARDS 患者，特别是严重感染导致的 ARDS，可补充 EPA 和 γ－亚油酸，以改善氧合，缩短机械通气时间。

第七节　机械通气

一、机械通气的目的

（1）改善通气，纠正呼吸性酸中毒。

（2）改善换气，纠正低氧血症。

（3）减少呼吸肌做功。

（4）保持呼吸道通畅。

（5）改善压力－容积曲线。

二、机械通气的适应证

（1）预防性通气治疗的指征如下：

①有发生呼吸衰竭高度危险性：包括长时间休克、严重的颅外伤、严重的COPD患者腹部手术后、术后严重的脓毒症、重大创伤后发生严重呼吸衰竭的患者。

②减轻心血管系统负荷：心脏术后、心脏储备功能降低或冠状动脉供血不足的患者大手术后。

（2）治疗性通气治疗。

临床上当患者出现呼吸衰竭的表现，如呼吸困难、呼吸浅速、发绀、咳痰无力、呼吸将停止或已停止、意识障碍、循环功能不全时；患者不能维持有效的自主呼吸，估计近期内不可能恢复有效的自主呼吸，呼吸功能已收到严重的影响时，均可应用机械通气治疗。

三、机械通气的肺功能指标

机械通气的肺功能指标见表6－2。

表6－2　机械通气的肺功能指标

项目	正常值	机械通气的指征
潮气量（VT），mL/kg	5～8	＜5
肺活量（VC），mL/kg	65～75	＜15
第一秒用力呼气量（FEV1），mL/kg	50～60	＜10
功能残气量（FRC）占预计值的百分比，％	80～100	＜50
呼吸频率（f），次/分	12～20	＞35
最大吸气力（MIF），cmH_2O	80～100	＜20
每分钟通气量（VE），L/min	5～6	＞10
无效腔百分比（VD/VT），％	25～40	＞60
$PaCO_2$，mmHg	36～44	＞55
PaO_2，mmHg	75～100	＜50（吸空气）
肺泡－动脉氧分压差［$P(A-a)O_2$］，mmHg，吸入100％氧	75～100	＞350
PaO_2/吸入氧浓度比值PaO_2/FiO_2，mmHg	350～450	＜200
右到左的肺内分流（Qs/Qt），％	＜5	＞20

四、临床上应用机械通气的常见原因

（1）呼吸道疾病所致的呼吸衰竭。

①COPD急性加重所致的呼吸衰竭。保守治疗无效，动脉血pH值低于7.2～7.25；呼吸频率大于30次/分，$PaCO_2$上升速度很快，PaO_2小于45 mmHg，出现呼吸抑制、严重意识障碍。

②继发于严重创伤、休克、严重感染、中毒等之后，如FiO_2为0.6时PaO_2低于60 mmHg。

③严重胸部外伤后合并呼吸衰竭，如肺部手术等。

④急性肺充血或肺水肿经保守治疗无效者。

（2）肺外原因所致的呼吸衰竭。

①中枢神经系统疾病所致的呼吸中枢功能不全，进而导致急性呼吸衰竭。

②神经肌肉疾病所致的呼吸衰竭。

③心搏骤停复苏后，为预防发生呼吸衰竭，可短期应用呼吸机。

五、机械通气的禁忌证

（1）大咯血或严重误吸所致的窒息性呼吸衰竭。

（2）巨大肺大疱。

（3）气胸及纵隔气肿。

（4）活动性肺结核。

（5）大量胸腔积液。

（6）急性心肌梗死。

（7）低血容量性休克等。

六、通气模式

（1）通气模式根据其开始吸气的机制来分类，基本模式有两种：控制通气和辅助通气；完全通气支持（CMV、A/C 和 PCV）与部分通气支持。

（2）通气模式的合理选用，分为两大基本类型：容量预置通气（VPV，代表模式为 IMV 和 SIMV）和压力预置通气（PPV，代表模式为 PSV、PSV+SIMV、PCV 等）。

七、呼吸机参数

压力、时间、流速、通气量是呼吸机的 4 大基本参数。临床上常用的呼吸机参数：

（1）呼吸频率（f：12～18 次/分不等）。

（2）潮气量（VT：600～800 mL，或 10～15 mL/kg）。

（3）每分通气量（MV：10～15 L）、吸气时间（IT：0.8～1.2 s）或呼吸时间比（I∶E为 1∶1.5～1∶2.0）。

（4）氧浓度（FiO_2：30%～40%），须根据不同的患者和不同的疾病随时调整。

八、常见疾病机械通气的策略

（一）慢性阻塞性肺疾病合并急性呼吸衰竭

（1）有创通气的指征。

①意识障碍、精神障碍（如昏睡、昏迷或谵妄）。

②严重的呼吸窘迫症状（如呼吸频率>40 次/分、矛盾呼吸等）或呼吸抑制（如呼吸频率<8 次/分）。

③危及生命的低氧血症（PaO_2<50 mmHg 或 PaO_2/FiO_2<200）。

④潮气量<200～250 mL。

⑤$PaCO_2$进行性升高伴严重的酸中毒（pH 值≤7.20）。

⑥气道分泌物多且引流障碍，自主排痰能力丧失。

（2）通气模式。在通气早期，使用控制通气较为合适。一旦患者的自主呼吸有所恢复，宜尽早采用辅助通气模式。常用的通气模式包括辅助控制模式（A/C）、同步间歇指令通气（SIMV）和压力支持通气（PSV）。其中 SIMV+PSV 和 PSV 临床最为常用。

（3）参数设置。为防止产生 PEEPi 常采用小潮气量（7~9 mL/kg），呼吸频率 10~14 次/分，吸气流速 60 L/min 或更大以改善氧合，吸氧浓度以是 SaO_2>90%为目标，I∶E 为 1∶2~1∶3。

（二）重症哮喘

（1）适应证。重症哮喘，通过标准化治疗方案呼吸困难不能缓解且出现以下情况时应考虑机械通气：

①心搏呼吸骤停。

②严重呼吸困难、大汗淋漓、意识障碍。

③出现明显的呼吸肌疲劳。

④呼吸频率>30 次/分，在吸入氧浓度为 50%~60%时，PaO_2<60 mmHg。

⑤除外其他原因所致的心动过速或低血压，成人心率>140 次/分。

（2）通气模式。哮喘机械通气的目的是维持 $PaCO_2$、PaO_2 在正常范围，通常采用 SIMV 模式。

（3）参数设置。通气的原则：减少每分通气量、延长呼气时间、避免肺过度充气。“允许性高碳酸血症”，即采用小潮气量 8~10 mL/kg、小通气量 8~10 L/min 以使 $PaCO_2$、PaO_2 在可接受的范围内，同时使用高吸气流速（100 L/min）以延长呼气时间（I∶E≥1∶3），提高吸氧浓度以改善低氧血症（SaO_2>95%），呼吸频率 10~15 次/分。

（三）急性呼吸窘迫综合征（ARDS）

（1）机械通气是治疗 ARDS 的主要方法。

（2）通气模式：通常初始采用容量切换模式（VCV）和辅助控制通气模式（A/C），此外亦可用 IMV 模式（患者有自主呼吸时）。

（3）参数设置策略：①高 PEEP 策略；②小潮气量策略；③长吸气策略；④肺开放策略。初始设置可以采用 FiO_2 为 1.0，潮气量 6~10 mL/kg，PEEP≤5 cmH_2O，吸气流量为 60 L/min。之后根据患者临床特点调整。

九、机械通气的并发症

（1）肺部气压伤。机械通气时肺部压力过高或肺部容量增加过多可引起肺泡损伤或破裂，产生肺部气压伤。

（2）心排血量减少和氧释放的下降。应用正压通气可引起低血压和心排血量的减少。

（3）肾功能的变化和体液的正向平衡。正压通气时由于心排血量的降低，肾血流量下降、肾静脉压力增加、肾素-血管紧张素-醛固酮系统的激活等因素，增加了钠的重吸收，使尿量减少。

（4）肝功能受损和消化道的并发症。机械通气可使膈下降，腹腔内压、肝静脉压、门静脉压升高使肝发生缺血损害。肝功轻度异常，一般不必特殊处理。机械通气所致胃肠胀气和消化性溃疡可使用抑酸剂和胃肠动力药对症处理。

（5）中枢神经系统并发症。当正压通气合并使用 PEEP 时，可使颅内压增加和颅内血流灌注减少。

（6）院内获得性肺炎。

（7）通气过度或通气不足。

十、呼吸机撤离

（一）撤机失败的主要神经系统原因

（1）神经系统因素。位于脑干的呼吸中枢功能失常是导致撤机失败的因素。

（2）呼吸系统因素。①呼吸肌方面包括失用性肌萎缩，严重的神经性肌病或药物导致的肌病等；②呼吸负荷增加常见于机体对通气的需求增加和呼吸力学的改变，如严重感染时通气需求增加，肺水肿、炎症、纤维化等导致肺顺应性下降，支气管狭窄、炎症及狭窄的气管插管使气道阻力增加。

（3）代谢因素。营养、电解质和激素都是影响呼吸肌做功的代谢因素。

（4）心血管因素。对心功能储备较差的患者，降低通气支持可诱发心肌缺血或心力衰竭。

（5）心理因素。恐惧和焦虑是导致撤机失败的非呼吸因素。

（二）撤机筛查试验

（1）导致机械通气的病因好转或被祛除。

（2）氧合指标：$PaO_2/FiO_2 \geqslant 150 \sim 300$ mmHg；PEEP$\leqslant 5 \sim 8$ cmH_2O；$FiO_2 \leqslant 0.40$；pH 值不低于 7.25。

（3）血流动力学稳定，无心肌缺血动态变化，临床上无明显低血压。

（4）有自主呼吸的能力。

（三）自主呼吸试验（SBT）

符合筛查标准的患者并不一定能够成功撤机，因此，需要对患者的自主呼吸能力做出进一步判断。目前较准确的预测撤机方法是 3 min SBT：3 min 自主呼吸通过后，继续自主呼吸 30～120 min，如患者能够耐受则可以预测撤机成功，则可准备拔除气管插管。

（四）气道评估

（1）气道通畅程度的评价。机械通气时，将气管插管的气囊放气以检查有无气体泄漏，可以用来评估上气道的开放程度（气囊漏气试验）。

（2）气道保护能力的评价。对患者的气道评估包括吸痰时咳嗽的力度、有无过多的分泌物和需要吸痰的频率（吸痰频率应大于角 2 小时的次或更长）。

第八节　动脉血气分析与常见酸碱平衡失调的判断

一、血气分析的酸碱指标及其意义

（一）pH 值

正常血液 pH 值为 7.35～7.45，平均值 7.40。pH 值低于 7.35 为酸血症，大于 7.45 为碱血症。pH 值为 7.35～7.45 时，可以无酸碱平衡失调，也可能有代偿性酸碱平衡失调或复合性酸碱平衡失调。

（二）血浆碳酸氢盐（SB、AB）

标准碳酸氢盐（SB）是指隔绝空气的血标本在 37 ℃，SaO_2 为 100%，PCO_2 为 5.32 kPa（40 mmHg）的标准条件下测得的 HCO_3^- 含量。正常值范围为 22～27 mmol/L，平均为 24 mmol/L。实际碳酸氢盐（AB）是在实际二氧化碳分压及血氧饱和度下人体血浆中所含的 HCO_3^- 的含量。正常值为 22～27 mmol/L，平均值为 24 mmol/L。

AB>SB，提示有二氧化碳蓄积，为呼吸性酸中毒；AB<SB，提示二氧化碳呼出过多，为呼吸性碱中毒；AB 与 SB 值均低，提示代谢性酸中毒；反之，则有代谢性碱中毒。

（三）CO_2CP

CO_2CP 是指血液中化合状态的二氧化碳量。正常值为 22～27 mmol/L。临床意义与 SB 相似。

（四）缓冲碱（buffer base，BB）

缓冲碱是血液中具有缓冲能力的负离子的总量，正常值为 45～55 mmol/L，平均为 50 mmol/L，它是判断代谢性酸碱失衡的指标。代谢性酸中毒时 BB 减少，代谢性碱中毒时 BB 增高。在呼吸性酸碱失衡时，BB 无明显变化。例如呼吸性酸中毒时，BB 中非 HCO_3^- 缓冲碱降低，而 HCO_3^- 增加，因此 BB 不变。

（五）碱剩余（BE）

碱剩余是指在 37 ℃条件下，血红蛋白与氧充分结合，PCO_2 为 40 mmHg 的条件下，将 1 L 全血的 pH 值滴定到 7.40 所需的酸或碱的数量。用酸滴定表示碱剩余，用正值表示；用碱滴定表示碱不足，用负值表示。正常人的 BE 在 0 左右。BE 能反映血液中缓冲碱绝对量的增减，故用来指导临床补充酸或碱的剂量。补碱（酸）量（mmol）=0.3×BE×体重（kg）。一般先补充计算值的 1/3～1/2 量，然后根据血气复查的结果决定第二次补给量。

（六）阴离子隙（AG）

阴离子隙指血浆中未测定的阴离子与未测定的阳离子的差值。$AG= K^+ + Na^+ - (Cl^- + HCO_3^-)$。正常值范围为 8～16 mmol/L，平均为 12 mmol/L。

根据电中性原理，正常血清中阳离子总数与阴离子总数相等：$Na^+ + UC = Cl^- + HCO_3^- + UA$。AG 值的意义：

（1）大于 16 mmol，反映 HCO_3^-、Cl^- 以外的其他阴离子如乳酸、丙酮酸堆积，即高 AG 酸中毒。

（2）AG 增高还见于与代谢性酸中毒无关，如脱水、使用大量含钠盐药物、骨髓瘤患者释出过多本周蛋白。

（3）AG 降低，仅见于 UA 减少或 UC 增多，如低蛋白血症。

（七）潜在 HCO_3^-

潜在 HCO_3^- 表示无高 AG 代谢性酸中毒时，体内应有的 HCO_3^- 值。潜在 HCO_3^- = 实测 $HCO_3^- + \Delta AG$。其意义如下：

（1）排除并存高 AG 代谢性酸中毒对 HCO_3^- 的掩盖作用，正确反映高 AG 代谢性酸中毒时等量的 HCO_3^- 下降。

（2）揭示被高 AG 代谢性酸中毒掩盖的代谢性碱中毒和三重酸碱平衡失调中代谢性碱中毒的存在。

二、常见酸碱平衡失调的类型

（一）单纯性酸碱平衡失调

单纯性酸碱平衡失调见表 6－3。

表 6－3　单纯性酸碱平衡失调的病因、血气特点

类型	病因	血气特点				
		pH 值	PCO_2	HCO_3^-	AG	电解质
高 AG 代谢性酸中毒	①酮症酸中毒、糖尿病、酒精中毒 ②乳酸性酸中毒、缺氧、休克纠正后肝性 ③药物性，如水杨酸过量、甲醇中毒 ④尿毒症性酸中毒	↓	↓		↑	
高 Cl^- 代谢性酸中毒	①腹泻等胃肠丢失 ②肾性丢失 HCO_3^-，如肾小管性酸中毒 ③过多应用含 Cl^- 药物 ④某些酮症酸中毒治疗期间	↓	↓		＝	Cl^- ↑
代谢性碱中毒	①氯敏感代谢性碱中毒 ②氯不敏感代谢性碱中毒 ③其他甲状腺功能低下	↑	↑			
呼吸性酸中毒	导致肺泡通气不足的各种中枢、呼吸肌、胸廓疾病及肺部疾病	↓		↓	＝	Cl^- ↓
呼吸性碱中毒	导致肺泡过度通气的各种呼吸系统疾病，如缺氧	↑		↓	＝	Cl ↑

（二）双重酸碱平衡失调

双重酸碱平衡失调见表 6－4。

表 6－4　双重酸碱平衡失调

类型		pH 值	PCO_2	HCO_3^-
相互叠加型	呼吸性酸中毒＋代谢性酸中毒	↓↓	↑＝↓	↑＝↓
	呼吸性碱中毒＋代谢性碱中毒	↑↑	↓＝↑	↓＝↓
	高 AG 高 Cl^-	↓↓	↓↓	↓↓
相互抵消型	呼吸性酸中毒＋代谢性碱中毒	↓＝↑	↑↑	↑↑
	呼吸性碱中毒＋代谢性酸中毒	↑＝↓	↓↓	↓↓
	代谢性酸中毒＋代谢性碱中毒	↓＝↑	↓＝↑	↓＝↑

注：↓＝↑表示降低、正常，或上升。

三、常见酸碱平衡失调的判断

（一）酸碱平衡的判断主要依据 pH 值、PCO_2、HCO_3^-三个参数

（1）首先要核实实验结果是否有误差：在 pH 值为 7.1～7.5 时，每变动 0.01，等于［H^+］往反方向变化 1 mmol/L，先将 pH 值换算成［H^+］。pH 值为 7.4 时［H^+］为 40 mmol/L，然后将［H^+］、PCO_2 和［HCO_3^-］三个变量代入 Henderson 公式来判断。其方法简便，便于临床使用。

（2）分清原发和继发（代偿）变化。酸碱平衡失调代偿必须遵循下述规律：

①［HCO_3^-］、PCO_2 任何一个变量的原发变化均可引起另一个变量的同向代偿变化，即原发［HCO_3^-］升高，必有代偿的 PCO_2 升高，原发［HCO_3^-］下降，必有代偿的 PCO_2 下降；反之亦相同。

②原发失衡变化必大于代偿变化。

A. 原发失衡决定了是偏酸还是偏碱；

B.［HCO_3^-］和 PCO_2 呈相反变化，必有混合性酸碱平衡失调存在；

C.［HCO_3^-］和 PCO_2 明显异常同时伴 pH 值正常，应考虑有混合性酸碱平衡失调存在。

一般来说，单纯性酸碱平衡失调的 pH 值是由原发失衡所决定的。如 pH 值小于 7.40，提示原发失衡可能为酸中毒，pH 值大于 7.40，原发失衡可能为碱中毒。

例：pH 值为 7.32，$PaCO_2$ 为 30 mmHg，［HCO_3^-］为 15 mmol/L。分析：$PaCO_2$ 为 30 mmHg（＜40 mmHg），可能为呼吸性碱中毒；而［HCO_3^-］为 15 mmol/L（＜24 mmol/L），可能为代谢性酸中毒；但 pH 值为 7.33（＜7.40）偏酸。结论：代谢性酸中毒。

（3）分析单纯性和混合性酸碱平衡失调。根据上述代偿规律，一旦［HCO_3^-］、PCO_2 呈相反方向变化，必定为混合性酸碱平衡失调，临床上常见有以下 3 种情况：

①$PaCO_2$ 升高同时伴［HCO_3^-］下降，肯定为呼吸性酸中毒合并代谢性酸中毒。例：pH 值为 7.22，$PaCO_2$ 为 50 mmHg，［HCO_3^-］为 20 mmol/L。

②$PaCO_2$ 下降同时伴［HCO_3^-］升高，肯定为呼吸性碱中毒合并代谢性碱中毒。例：pH 值为 7.57，$PaCO_2$ 为 32 mmHg，［HCO_3^-］为 28 mmol/L。

③$PaCO_2$ 和［HCO_3^-］明显异常，同时伴 pH 值正常，应考虑有混合性酸碱平衡失调的可能。进一步确诊可用单纯性酸碱平衡失调预计代偿公式。例：pH 值为 7.42，$PaCO_2$ 为 67 mmHg，［HCO_3^-］为 40 mmol/L。分析：$PaCO_2$ 为 67 mmHg，大于 40 mmHg；［HCO_3^-］为 40 mmol/L 明显大于 24 mmol/L；但 pH 值 7.42 在正常范围之内，提示有混合性酸碱平衡失调的可能。

$\Delta[HCO_3^-]=0.35\times(67-40)\pm5.8=9.45\pm5.58$ mmol/L，预计$[HCO_3^-]=$正常$[HCO_3^-]+\Delta[HCO_3^-]=24+9.45\pm5.58=27.87\sim39.03$ mmol/L 实测$[HCO_3^-]=40$ mmol/L>39.03 mmol/L，提示代谢性碱中毒存在。结论：慢性呼吸性酸中毒合并代谢性碱中毒。

（4）结合临床表现及病史综合判断。特别是应掌握病史、治疗情况和电解质等辅助检查资料；注意动态观察，自身对照；重视 AG 和潜在 HCO_3^- 在混合性酸碱平衡失调判断

中的应用。

（二）常用酸碱平衡失调预计代偿公式

常用酸碱平衡失调预计代偿公式见表 6－5。

表 6－5　常用酸碱平衡失调预计代偿公式

原发失衡	原发化学变化	代偿反应	预计代偿公式	代偿极限
代谢性酸中毒	HCO_3^-	$PaCO_2$ ↓	$PaCO_2 = 1.5 \times [HCO_3^-] + 8 \pm 2$	10 mmHg
代谢性碱中毒	HCO_3^-	$PaCO_2$ ↑	$\Delta PaCO_2 = 0.9 \times \Delta[HCO_3^-] \pm 5$	55 mmHg
呼吸性酸中毒	$PaCO_2$ ↑	HCO_3^- ↑	急性：$\Delta[HCO_3^-] = 0.1 \times \Delta PaCO_2 \pm 3$	30 mmol/L
			慢性：$\Delta[HCO_3^-] = 0.35 \times \Delta PaCO_2 \pm 5.58$	42～45 mmol/L
呼吸性碱中毒	$PaCO_2$ ↓	HCO_3^- ↓	急性：$\Delta[HCO_3^-] = 0.2 \times \Delta PaCO_2 \pm 2.5$	18 mmol/L
			慢性：$\Delta[HCO_3^-] = 0.49 \times \Delta PaCO_2 \pm 1.72$	12～15 mmol/L

注：代偿极限指单纯性酸碱平衡失调代偿所能达到的最大值或最小值；有 Δ 者为变化值，无 Δ 者为绝对值。

第七章　消化系统急症

第一节　急性胃肠炎

一、诊断要点

（1）近期有暴饮暴食或吃不洁腐败变质的食物。

（2）起病急，恶心、呕吐频繁，腹痛剧烈，频繁腹泻，多为水样便，可含有未消化食物，少量黏液，甚至血液等。

（3）可有发热、头痛、全身不适及程度不同的中毒症状。

（4）呕吐、腹泻严重者，可伴有脱水、酸中毒，甚至发生休克等。

（5）体征不明显，上腹及脐周有压痛，无肌紧张及反跳痛，肠鸣音多亢进。

（6）粪便检查或培养，除外伤寒、细菌痢疾等

二、治疗要点

（1）病情较轻的患者常不需要特殊治疗，一般可经过饮食调节（少食多饮、食用易消化食物）1～2 天内自愈。

（2）中、重度的患者由于严重的呕吐和腹泻，可使胃肠丢失大量液体，出现水及电解质平衡紊乱，应补充水分及电解质，可同时应用抗菌药物治疗，如口服喹诺酮类、复方磺胺甲基异噁唑（复方新诺明）、盐酸小檗碱。出现剧烈腹痛时，应用山莨菪碱、阿托品等解痉止痛，减轻肠道分泌。

（3）对于有脓毒症的患者要联合应用抗菌药，常用的有复方新诺明、氨苄西林、甲硝唑等，一般需要静脉给药，如有细菌培养及药敏报告，应据报告结果更换敏感的抗菌药物。由细菌感染而引起的腹泻有促进毒素排出的作用，故止泻药应慎用。

（4）对于有传染性的急性胃肠炎患者要彻底治疗，大便培养 3 次呈阴性后方可解除隔离。

（5）对症处理。腹痛剧烈者，可应用山莨菪碱 10 mg，或阿托品 0.5～1 mg 肌内注射或入滴壶。

三、预防

（1）食品和饮水卫生是预防急性胃肠炎的首要措施，特别是对乳制品、蛋、禽、肉类更要经过严格检疫。

（2）不吃病死的家禽肉，对于盛过这种肉的容器，切过这种肉的刀具、菜板要严格消

毒，手要彻底清洗。

（3）不吃腐败和不新鲜的海产品，隔餐食物要充分加热。

（4）隔离带菌者，切断传染源。

第二节　便秘

便秘主要表现为大便次数减少，间隔时间延长或正常，但粪质干燥，排出困难；或粪质不干，排出不畅。可伴腹胀，腹痛，食欲减退，嗳气反胃等症状。体格检查时常可在左下腹扪及粪块或痉挛的肠型。

一、病因分类

（1）便秘可根据病程和起病方式分为急性与慢性两类。急性便秘由肠梗阻、肠麻痹、急性腹膜炎、脑血管意外等急性疾病引起。慢性便秘病因较复杂，一般可无明显症状。

（2）按发病部位分类。

①结肠性便秘。由结肠内、外的机械性梗阻引起的便秘称为机械性便秘；由于结肠蠕动功能减弱或丧失引起的便秘称为无力性便秘；由于肠平滑肌痉挛引起的便秘称为痉挛性便秘。

②直肠性便秘。由于直肠黏膜感受器敏感性减弱导致粪块在直肠堆积，见于直肠癌、肛周疾病等。

（3）根据病理生理学机制可将便秘分为排空迟缓型、功能性出口梗阻型和合并或混合型。

二、疾病诊断

一般根据病史及症状即可确诊。辅以大便常规、胃肠 X 线、肠镜、粪便磷酸盐检查等，可以明确是功能性便秘还是器质性便秘。

三、鉴别诊断

（1）习惯性便秘。病史中一般有偏食、不吃蔬菜或饮食过于精细等不良的饮食习惯和或不良的排便习惯，患者情绪紧张等。体格检查、X 线造影或肠镜检查未发现器质性病变。习惯性便秘多见于中老年和经产妇女。

（2）肠易激综合征。肠易激综合征是便秘与腹泻交替型的便秘阶段。

（3）结肠癌，主要临床特点如下：

①早期症状不明显，排便习惯的改变（如便秘或腹泻或两者交替）可能是大肠癌的早期表现。

②便血尤其是排便后出血是大肠癌常见的症状。

③可有腹部持续性的隐痛、便秘与里急后重常同时存在。

④浸润型大肠癌易发生肠梗阻。

⑤腹部检查和肛门指检有时可触及肿物。

（4）巨结肠。

四、并发症

（1）肛管、结、直肠并发症。

长期的便秘引起肛周疾病如肛裂、痔，易诱发癌变；较硬的粪块使直肠或结肠受压而造成血液循环障碍，还可形成粪性溃疡，严重者可引起肠穿孔；患者还可发生结肠憩室、肠梗阻、胃肠神经功能紊乱。

（2）肠道外的并发症。

肠道外的并发症如脑卒中、性生活障碍等。便秘在肝性脑病、乳腺疾病、阿尔茨海默病等疾病的发生中也有重要的作用。临床上关于因便秘而用力屏气使腹压增加，辅助排便而造成的心血管疾病发作有逐年增多的趋势。

五、治疗要点

（一）慢性便秘

以预防为主，培养患者健康的生活习惯，粗细食品搭配，多吃蔬菜与水果，多饮水，养成良好的排便习惯等。

（二）急性便秘

（1）外用促排便药物，如开塞露等。

（2）内服促排便药物。

①西药中的全消化道促蠕动剂，如西沙必利、马来酸曲美布汀（援生力维）、酚酞等。

②中药，如番泻叶、大黄、芒硝，中成药如麻仁丸等。

（3）肥皂水清洁灌肠，疗效迅速、较可靠。但对老年人、心功能不全者应谨慎，应注意每次灌肠的量与进液的速度。

（4）其他方法，如针灸、理疗等。

六、便秘预防

（1）饮食中必须有适量的纤维素。

（2）每天要吃一定量的蔬菜与水果，早晚空腹吃苹果一个或每餐前吃香蕉 1~3 个。

（3）主食不要过于精细，要适当吃些粗粮。

（4）晨起空腹饮一杯淡盐水或蜂蜜水，配合腹部按摩或转腰，让水在肠胃振动加强通便作用全天都应多饮凉开水以助润肠通便。

（5）进行适当的体力活动，加强体育锻炼，如仰卧屈腿、深蹲起立、骑自行车等，都能加强腹部的运动，促进胃肠蠕动，有助于促进排便。

（6）每晚睡前按摩腹部，养成定时排便的习惯。

（7）保持心情舒畅，生活要有规律。

♥①有些正常人数天才排便一次，但无不适感，这种情况不属便秘。

②便秘患者不宜长期服用番泻叶。

第三节 消化道异物

一、上消化道异物的处理

（一）处理原则

（1）紧急内镜取出异物。大多数消化道异物可经内镜安全取出，故主张凡是误吞、故意吞入异物的患者，在确定没有消化道穿孔的情况下，均应做紧急内镜检查，并积极试取。尤其是对较大而锐利的、不规则、硬性异物及有毒的异物，这些异物一般不易自行排出，而且久留易引起消化道损伤和中毒等严重后果。

（2）择期内镜取出异物。对小而光滑的异物，估计能自行排出而对患者不会引起严重后果者，可先让其自行排出，待不能自行排出时，可择期内镜取出，对于吻合口残留缝线、吻合钉的患者，不管有无明显的临床症状，也应择期内镜取出。

（3）口服药物溶解异物。对于小的植物性、动物性及药物性胃内结块，可先给予患者口服药物溶解（如α−糜蛋白酶、胰酶片、食醋等），使结块自行消化溶解，若药物治疗无效时，再择期进行内镜取出。

（二）适应证与禁忌证

（1）适应证。

上消化道内异物，凡自然排出有困难者均可在内镜下试取，尤其是对锐利异物及有毒异物更应积极试取。

（2）禁忌证。

对估计可能已全部或部分穿出消化管外的异物，不宜行内镜试取，对一些胃内巨大异物（如胃石），估计不能通过贲门取出者不宜勉强用器械取，以免在食管和部分狭窄部位发生梗阻、嵌顿及黏膜损伤，对内镜检查有禁忌的患者，亦不能经内镜取异物。

（三）并发症及其处理

（1）消化道黏膜损伤。

已造成黏膜损伤或有轻度渗血者可禁食、补液，使用抑制胃酸分泌的药物和黏膜保护剂；出血不止者，可在内镜下止血；有穿孔者，应尽早进行手术修补，并予以抗生素治疗。

（2）继发感染。

在损伤的消化道黏膜上可继发细菌感染而发生红肿，甚至化脓。患者在感染的部位有剧烈疼痛，并伴有寒战、发热。治疗上应予禁食、抗酸，使用广谱抗生素，已形成脓肿者应手术治疗。

二、大肠异物处理

（1）一般均能自行排出体外，所以大多数大肠异物如无特殊的并发症存在，一般均无须内镜处理。

（2）当异物在大肠内停留时间过长，估计排出有困难，或有出血、穿孔、梗阻、结肠功能紊乱等并发症时，应该积极经结肠镜试取。

（3）在大肠镜下进行异物取出术，亦是一种简便、安全、可靠的方法，可使患者免受外科手术取异物的痛苦。术前准备与常规大肠镜检查相同，在器械准备方面，除常规检查所用的结肠镜外，需要准备根据不同形状的异物而选用的各种不同的异物钳取器械，如圈套器、拆线剪刀、三叉型抓持器、鼠齿型抓持器等。

第四节　急性胰腺炎

一、病因

（1）胆道疾病，如胆囊炎、胆石症等。

（2）酗酒和暴饮暴食。

（3）十二指肠乳头部病变，如十二指肠溃疡或炎症。

（4）其他因素，如流行性腮腺炎、病毒性肝炎、腹腔手术、腹部外伤，某些药物也可引起胰腺炎发作。

二、诊断要点

（1）症状与体征。急性腹痛发作伴有上腹部压痛或腹膜刺激征。

（2）实验室检查。血象增高、血尿或腹水中胰淀粉酶升高。血清淀粉酶在发病后 6～12 h 开始升高，48 h 下降，持续 3～5 d，超过正常值 3 倍，可确诊；尿淀粉酶在发病后 12～24 h 升高，持续 1～2 周。

（3）影像学检查：B 超、CT 等检查有相应改变。

（4）鉴别轻、重症胰腺炎。有以下表现者，应按重症胰腺炎处理：①临床症状表现为烦躁不安、四肢厥冷等休克症状者；②出现腹膜刺激征、Grey－Turner 征或 Cullen 征者；③实验室检查中，血清钙离子浓度显著下降至 2 mmol/L 以下，血糖超过 11.2 mmol/L（无糖尿病史），血淀粉酶突然下降；④腹腔诊断性穿刺有高淀粉酶活性的腹水。

三、治疗要点

（一）急救原则

当重症胰腺炎患者出现循环功能或其他器官功能不全时，应进行积极的急救、支持治疗。

（二）处理方法

（1）非手术治疗。

①禁食、胃肠减压：可防止呕吐，减轻腹胀，增加回心血量。

②补液、防治休克：静脉输液，补充电解质，纠正酸中毒，防治低血压，维持循环稳定，改善微循环。

③镇痛、解痉：抗胆碱药物或盐酸哌替啶等。

④抑制胰腺分泌：使用抑酸、抑胰酶制剂；

⑤营养支持：禁食期进行全肠外营养。

⑥抗生素应用：对重症胰腺炎患者静脉使用广谱抗生素。

⑦中医治疗。

(2) 手术治疗。最常用的是坏死组织清除加引流术。胆源性胰腺炎应积极治疗原发病。

第五节　肝性脑病

一、病因

肝性脑病多是在急、慢性肝炎和肝硬化、肝癌等疾病的基础上，由于出血、感染、大量利尿脱水、大量放腹水、摄取含氮物质过多，以及饮酒、大手术、麻醉、使用过量镇静催眠药等所致。

二、临床分期

(1) 一期（前驱期）。

轻度性格改变和行为失常，可有扑击样震颤（flapping tremor），脑电图正常。

(2) 二期（昏迷前期）。

以意识错乱、睡眠障碍、行为失常为主，有扑击样震颤及明显神经体征，脑电图有特征性异常。

(3) 三期（昏睡期）。

以昏睡和精神错乱为主，各种神经体征持续或加重，可引出扑击样震颤，脑电图异常。

(4) 四期（昏迷期）。

意识完全丧失，不能唤醒，无扑击样震颤。浅昏迷的患者可有生理反射，但肌张力增高。深昏迷者各种反射消失，肌张力降低。脑电图明显异常。

三、诊断要点

(1) 已确诊严重肝病和肝功能异常。

(2) 肝性脑病的诱因。

(3) 明显肝功能损害表现。

(4) 神经、精神改变。

(5) 扑翼样震颤和/或肝掌。

(6) 血氨增高（参考值：谷氨酸脱氢酶法 11～35 μmol/L）。

(7) 脑电图改变。

四、鉴别诊断

(1) 与精神障碍性疾病鉴别。

(2) 与引起昏迷的其他疾病鉴别。如糖尿病、低血糖、尿毒症、脑血管意外、脑部感染、镇静剂过量等。

五、治疗要点

（一）急救原则

积极防治肝病，消除诱因，清除体内有毒物质。

（二）处理方法

（1）去除诱因：积极止血、纠正贫血，避免输库存血、清除肠道积血等可以制止肝性脑病的发生。应避免使用镇静剂，尤其是苯巴比妥类药物，以免加重病情。

（2）营养支持治疗，改善肝细胞功能。

①饮食。应以糖类（碳水化合物）为主，禁蛋白质至少 3 天。随着病情改善，可给蛋白质 20 g/d，并逐渐增加至 30～50 g/d，以牛奶、奶酪、植物性蛋白质为佳。每天热量不低于 6278～8371 kJ。可少量多次鼻饲或经中心静脉给予肠道外营养。每天葡萄糖总量可达300～400 g。

②水、电解质和酸碱平衡。记录每天液体出入量，定期查血钾、钠、氯、二氧化碳结合力、血尿素氮、血细胞比积、尿钾、尿钠等。

③维生素和能量合剂。宜给予各种维生素，如维生素 B、维生素 C、维生素 K，此外还有维生素 A、维生素 D、叶酸。

④血浆白蛋白。胃肠大出血或放腹水引起肝性脑病时，可静脉滴注血浆白蛋白 25～50 g，以维持胶体渗透压。补充白蛋白对肝细胞的修复也有利。

（3）减少或拮抗氨及其他有害物质，改善脑细胞功能。

①减少肠道内氨及其他有害物质的生成和吸收。

A. 导泻或灌肠。如无上消化道出血，可口服 50％硫酸镁 40 mL 导泻。肝硬化患者上消化道大出血后合并肝性脑病时，口服 20％甘露醇 100～200 mL 效果更好，能使血中 NH_3 和氨基酸浓度迅速下降。

B. 改变肠道的 pH 值，减少 NH_3 的形成。乳果糖和乳糖均为不能在小肠内消化吸收的双糖，在结肠内被细菌分解成乳酸、甲酸、乙酸，酸化肠内容物，使 NH_3 变成 NH_4^+。同时还增加肠内渗透性，起到渗透性通便的作用，可加速肠内有害物质的排出。如用食醋加盐水，使 pH 值小于 5，也可促进 NH_3 变成 NH_4^+。

C. 抗生素。可抑制肠内细菌繁殖，进而抑制毒素的形成。常用新霉素，2～8 g，也可口服卡那霉素、巴龙霉素或甲硝唑。

D. 其他。乳酶生含乳酸菌，可干扰大肠埃希菌（大肠杆菌）生长。乙酰氧肟酸或辛酰氧肟酸有抑制细菌尿素酶的作用，从而可减少有毒物质产生。阳离子交换树脂可减少肠道脑毒素的形成和吸收。

②降低血氨，减少和拮抗假性神经递质。

A. 降血氨药物。如谷氨酸及其盐类，精氨酸和天门冬氨酸钾镁参与肝内鸟氨酸循环，可降低血氨。可根据病情选择用药。有腹水、低血钾碱中毒时可选用精氨酸钾。还可给予大剂量的维生素 C，以使血略呈酸性，使血氨下降。

B. 左旋多巴。左旋多巴能透过血-脑脊液屏障，在脑内转化为大量的多巴胺和去甲肾上腺素，对抗假性神经递质的作用。类似的药物还有溴隐亭。

C. BCAA。BCAA 可抑制并减少 AAA 进入脑内，减少假性神经递质产生。

③其他。有脑水肿时，应予以脱水治疗。此外，肝性脑病患者有低氧血症，应予以吸氧，有报道称高压氧疗法可取得较好的效果。

第八章　血液系统急症

第一节　出血性疾病概述

一、分类

（一）血管壁异常

（1）感染：如脓毒症。

（2）过敏：如过敏性紫癜。

（3）化学物质和药物：如药物性紫癜。

（4）营养不良性：如维生素 C 及（维生素 P）缺乏症。

（5）代谢及内分泌障碍性：如糖尿病、Cushing 病。

（6）其他：如结缔组织、动脉硬化性疾病等。

（二）血小板异常

1. 血小板数量异常

（1）血小板减少。

①生产减少：如再生障碍性贫血、白血病、放化疗后的骨髓抑制等。

②破坏过多：如原发性血小板减少性紫癜等。

③消耗过多：如弥散性血管内凝血。

④分布异常：如脾功能亢进等。

（2）血小板增多。

①原发性：如原发性血小板增多症。

②继发性：如脾切除后。

2. 血小板质量异常

（1）遗传性。

（2）获得性：如由感染、尿毒症等疾病引起者。

（三）凝血异常

（1）先天性或遗传性。

（2）获得性。

①肝病引起的凝血障碍。

②维生素 K 缺乏症。

③尿毒症性凝血异常等。

（四）抗凝剂纤维蛋白溶解异常

（1）肝素使用过量。

（2）香豆素类药物过量。

（3）溶栓药物过量。

（4）蛇、水蛭咬伤。

（5）敌鼠钠中毒等。

（五）复合性止血机制异常

复合性止血机制异常，如弥散性血管内凝血等。

二、出血性疾病的诊断

（1）诊断原则。

①先常见病后少见病和罕见病。

②先易后难。

③先普通后特殊。

（2）步骤。

①确定是否属出血性疾病。

②是血管性？血小板性？凝血障碍性？还是其他原因引起的出血。

③是血小板数量异常？还是质量缺陷？

④是先天性、遗传性？还是获得性？如果是前者，应进一步做基因或分子生物学等检查。

常见病史、体征对出血性疾病的诊断见表8－1。

表8－1　常见出血性疾病的临床鉴别

项目	血管性疾病	血小板疾病	凝血障碍性疾病
性别	女性多见	女性多见	80%～90%是男性
阳性家族史	较少见	罕见	多见
新生儿脐出血	罕见	罕见	常见
皮肤紫癜	常见	多见	罕见
皮肤大块瘀斑	罕见	多见	可见
血肿	罕见	可见	常见
关节腔出血	罕见	罕见	多见
内脏出血	偶见	常见	常见
眼底出血	罕见	常见	少见
月经过多	少见	多见	少见
手术或外伤后渗血不止	少见	可见	多见

三、常用出、凝血实验室检查

（1）血管异常。

①出血时间（BT）正常值：出血时间测定器法正常值为 6.9±2.1 min，大于 9 min 为异常；IVY 法正常值为 2～6 min，大于 7 min 为异常。

②毛细血管脆性试验（毛细血管抵抗力试验、束臂试验）正常值：直径 5 cm 圆圈内新出血点的数目男性少于 5 个，女性和儿童少于 10 个。

（2）血小板异常。

①血小板计数正常值：(100～300)×10^9/L。

②血块收缩试验参考值：48%～64%。

③毛细血管脆性试验。

④BT。

（3）凝血异常。

①凝血时间（CT）：普通试管法正常值为 6～12 min。

②活化部分凝血活酶时间（APTT）：正常值为 32～43 s，较对照组延长 10 s 以上为异常。

③凝血酶原时间检查（PT）：正常值为 11～13 s，超过对照组 3 s 以上为异常。

④凝血酶原消耗时间（PCT）。

⑤凝血酶时间（TT）：正常值为 16～18 s，比正常对照延长 3 s 以上为异常。

（4）纤溶异常。

①鱼精蛋白副凝试验（3P 试验）：正常或原发性纤溶时为阴性。

②血浆纤维蛋白（原）降解产物（FDP）含量的正常值低于 5 mg/L。

③D－二聚体：正常值为阴性或低于 200 μg/L。

④纤溶酶原测定。

⑤t－PA、纤溶酶原激活物等。

⑥纤维蛋白原测定：正常值为 2～4 g/L。

（5）常见出、凝血试验在出血性疾病诊断中的意义见表 8－2。

表 8－2　常见出、凝血试验在出血性疾病诊断中的意义

项目	血管性疾病	血小板性疾病	凝血异常性疾病		
			凝固异常	纤溶亢进	抗凝物质增多
BT	±	±	±	－	－
CT	－	±	＋	＋	＋
毛细血管脆性试验	＋	±	－	－	－
血小板计数	－	±	－	－	－
血块收缩	－	＋	－	－	－
PT	－	－	±	－	＋
APTT	－	－	＋	＋	＋
TT	－	－	±	＋	＋
PCT	－	－	＋	－	±
纤维蛋白原	－	－	±	＋	－
FDP	－	－	－	＋	－
纤溶酶原	－	－	－	＋	－

注：＋为异常；－为正常；±为可正常，也可异常

四、治疗

（一）病因防治

（1）防治基础疾病。

（2）避免接触可能加重出血的物质。

（二）止血治疗

（1）补充血小板和（或）相关凝血因子，包括新鲜血浆、血小板悬液、纤维蛋白原等。

（2）止血药物。

①血管止血药，如卡巴克络、垂体后叶素、维生素 C 和芦丁（维生素 P）、糖皮质激素等。

②凝血酶合成成分药物，如维生素 K_1、维生素 K_3、维生素 K_4。

③抗纤溶药物，如 6－氨基己酸（EACA）、对羧基苄胺（氨甲苯酸，PAMBA）、氨甲环酸（凝血酸）、胰蛋白酸抑制剂（抑肽酶）等。

④促进凝血因子释放的药物。

⑤局部止血的药物，如凝血酶（巴曲亭）等。

（3）促血小板生成的药物。

（三）其他治疗

（1）抗凝及抗血小板治疗。

（2）血浆置换。

（3）手术治疗。

（4）基因治疗。

（5）中药治疗。

第二节　紫癜

一、过敏性紫癜

过敏性紫癜是一种常见的血管变态反应性疾病，因机体对某些致敏物质发生变态反应，导致毛细血管脆性及通透性增加，血液外渗，产生皮肤、黏膜及某些器官出血；可同时伴发神经血管性水肿、荨麻疹等其他过敏表现。

（一）病因

（1）感染。

①细菌。主要是β－溶血性链球菌感染，常见于呼吸道感染，其次是扁桃体炎、猩红热、结核病及其他局灶性感染。

②病毒。多见于发疹性疾病，如麻疹、水痘、风疹等。

③其他。如某些寄生虫感染等。

（2）食物因素。

多见于动物性食物，如鱼、虾、蟹、蛋等。主要是由于人体对异性蛋白过敏所致。

（3）药物因素。

①抗生素，如青霉素、链霉素、一些头孢菌素类抗生素。

②解热镇痛药。

③其他，如磺胺类、异烟肼等药物。

（4）其他。

如花粉、尘埃、疫苗接种、虫咬、寒冷刺激等。

（二）临床表现

多数患者发病前1～3周有全身不适、低热、乏力、上呼吸道感染等前驱症状，按照症状、体征不同，可分为如下类型。

（1）单纯型（紫癜型）。这是最常见类型，其特点如下：

①皮肤紫癜。

②紫癜局限于四肢，尤其是下肢和臀部。

③紫癜大小不等，常对称分布，开始为深红色，按之不褪色，数日内渐变成紫色、黄褐色、淡黄色，经7～14天逐渐消退。可成批反复出现。

④可同时伴发皮肤水肿、荨麻疹。

（2）腹型。

除皮肤紫癜外，患者尚有一系列消化道表现，如恶心、呕吐、呕血、腹泻甚至血便等。以腹痛最常见。腹痛性质多为脐周、下腹或全腹部的阵发性绞痛，且多与皮肤紫癜同时出现。

（3）关节型。

皮肤紫癜+关节表现。常见关节表现为关节肿胀、疼痛、压痛及功能障碍等。多发生于膝、踝、肘、腕等大关节，呈游走性、反复发作性，经数日而愈，愈合不留关节畸形。

（4）肾型。

病情最严重，皮肤紫癜+肾病表现。肾病表现为血尿、蛋白尿、管型尿，偶见水肿、高血压及肾衰竭表现。

（5）混合型。

皮肤紫癜合并上述两种以上的表现。

（6）上述表现以外的表现。

（三）实验室检查

（1）毛细血管脆性试验：半数以上呈阳性。

（2）尿常规：肾型或混合型患者可有血尿、蛋白尿、管型尿等。

（3）血小板计数、功能及凝血相关实验室检查：除BT时间可能延长外，其他均正常。

（4）肾功能：肾型及合并肾型表现的混合型患者，可有不同的肾功能受损，如血尿素氮升高、内生肌酐清除率下降等。

（5）毛细血管镜。

（四）诊断要点

（1）发病前驱表现。

（2）皮肤紫癜，可伴腹痛、关节痛、血尿。

（3）血小板计数、功能、凝血相关检查正常。

（4）排除其他原因所致的血管炎及紫癜。

（五）防治

（1）一般治疗。

①抗组胺治疗。可用异丙嗪、氯苯那敏及钙剂等。

②改善血管通透性治疗。可用大剂量维生素 C、曲可芦丁等。

（2）糖皮质激素。

可用泼尼松 30 mg/d，口服。重者可用氢化可的松 100～200 mg/d，或地塞米松 5～15 mg/d，静脉注射法。

（3）对症治疗。

腹痛者，应用山莨菪碱、阿托品等莨菪类药物；出现呕血、血便时，可用奥美拉唑等治疗。

（4）其他治疗。

适用于上述治疗效果不佳或近期内反复发作者，可酌情应用免疫抑制剂，肾型紫癜可使用抗凝剂治疗。

（5）消除致病因素。

如防治感染，消除局部病灶，避免可能致敏的食物、药物等有关致敏原。

♥诊断学将皮下出血点按照直径大小和伴随情况分为：瘀点，直径小于 2 mm；紫癜，直径为 3～5 mm；瘀斑，直径大于 5 mm；血肿，片状出血并伴有皮肤显著隆起。

♥瘀点与充血性皮疹的鉴别：一般充血性皮疹在受压时可褪色或消失，而瘀点受压不褪色。

二、特发性血小板减少性紫癜

特发性血小板减少性紫癜是一种因血小板免疫性破坏，导致外周血中血小板减少的出血性疾病。以广泛皮肤、黏膜和内脏出血，血小板减少，骨髓巨核细胞发育成熟障碍，血小板生存时间缩短及外周血抗血小板自身抗体出现为特征表现。

（一）病因

（1）感染。80%急性患者，在发病前 2 周左右有病毒或细菌感染病史。慢性患者常因感染而致病情加重。

（2）免疫因素。免疫系统的参与可能是特发性血小板减少性紫癜发病的重要原因。

（3）肝、脾的作用。

（4）遗传因素。

（5）其他因素。如雌激素等。

（二）临床表现

1. 急性型

急性型特发性血小板减少性紫癜半数以上发生于儿童。

（1）起病方式：发病前 1～2 周有上呼吸道感染史，起病急骤，部分患者可有畏寒、寒战、发热等。

（2）出血：

①皮肤、黏膜出血。

A. 全身皮肤瘀点、瘀斑、紫癜，严重者有血疱和血肿形成。

B. 鼻出血、牙龈出血、口腔黏膜及舌出血。

C. 损伤及注射部位可渗血不止或形成大小不等的瘀斑。

②内脏出血。血小板减少程度较重，低于 20×10^9/L 时，消化道、呼吸道、泌尿道、阴道、颅脑等部位出现出血。颅内出血是本病的主要致死原因，患者可出现剧烈头痛、意识障碍、瘫痪、抽搐等。

③其他。出血量过大或范围过于广泛者，可出现程度不等的贫血、血压降低甚至发生出血性休克。

2. 慢性型

慢性型发血小板主要见于 40 岁以上的女性。

(1) 起病方式：起病隐袭；常无前驱症状，可无明显的临床表现。

(2) 出血：

①轻而局限。

②易反复发作。

③可表现为皮肤、黏膜出血，如皮肤瘀点、瘀斑，外伤后出血不止等。

④严重内脏出血较少见，而女性患者月经过多很常见。

⑤病情可因感染等而骤然加重，出现广泛、严重的皮肤、黏膜及内脏出血。

(3) 其他：长期失血，可出现失血性贫血。少数病程超过半年者，可有轻度脾脏肿大。

（三）实验室检查

(1) 外周血检查：

①急性型：血小板多在 20×10^9/L 以下；慢性型：血小板常在 50×10^9/L 左右。

②血小板平均体积偏大，易见大型血小板。

③出血时间延长，血块收缩不良。

④血小板功能一般正常。

(2) 骨髓检查：

①急性型：骨髓巨核细胞数量轻度增加或正常；慢性型：骨髓象中巨核细胞显著增加。

②巨核细胞发育成熟障碍，急性型尤为明显，表现为巨核细胞体积变小，胞浆内颗粒减少，幼稚巨核细胞增加。

③有血小板形成的巨核细胞显著减少。

④红细胞系及粒细胞系、单核细胞系正常。

(3) 血小板相关抗体及血小板相关补体均可出现阳性。

(4) 血小板生存时间：90%以上的患者血小板生存时间明显缩短。、

(5) 其他。

（四）诊断与鉴别诊断

1. 诊断要点

(1) 广泛出血累及皮肤、黏膜及内脏。

(2) 多次检验血小板计数减少。

(3) 脾不大或轻度肿大。

(4) 骨髓巨核细胞增多或正常，有成熟障碍。

(5) 具备下列 5 项中任何 1 项：①泼尼松治疗有效；②脾切除治疗有效；③血小板抗体（PAIg）呈阳性；④血小板相关补体（PAC3）呈阳性；⑤血小板生存时间缩短。

2. 鉴别诊断

应排除继发性血小板减少症，如再生障碍性贫血、脾功能亢进、MDS、白血病、SLE、药物性免疫性血小板减少等，并与过敏性紫癜鉴别。

（五）治疗

1. 一般治疗

休息：出血严重者应注意休息，血小板低于 $20\times10^9/L$ 者应严格卧床，避免外伤。

止血药：包括普通止血药与局部止血药，详见出血性疾病概述。

2. 急诊处理

适用于血小板低于 $20\times10^9/L$；出血严重而广泛者；可疑或已发生脑出血者；近期将实施手术或分娩者。

(1) 血小板输注：成人按 10～20 单位/次给予，根据病情可重复使用（从 200 mL 循环血中单采所得的血小板为 1 单位血小板）。

(2) 静脉注射丙种球蛋白：0.4 g/kg，静脉滴注，4～5 天为 1 个疗程，1 个月后重复。

(3) 血浆置换：3～5 日内连续 3 次以上，每次置换 3000 mL 血浆。

(4) 大剂量甲泼尼龙：1 g/d，静脉注射，3～5 天为 1 个疗程。

3. 糖皮质激素

糖皮质激素为首选治疗药物。剂量与用法：泼尼松 30～60 mg/d，分次或顿服。病情重者，用等效量地塞米松或甲泼尼龙静脉滴注，好转后改口服。待血小板正常或接近正常后，逐步减量，最后以 5～10 mg/d 维持治疗，持续 3～6 个月。

4. 脾切除

(1) 适应证：①正规糖皮质激素治疗 3～6 个月无效；②糖皮质激素维持量需大于 30 mg/d；③有糖皮质激素使用禁忌证；④^{51}Cr 扫描脾区放射指数增高。

(2) 禁忌证：①年龄小于 2 岁；②妊娠期；③因为其他疾病不能耐受手术者。

5. 免疫抑制剂

(1) 适应证：①糖皮质激素或脾切除疗效不佳者；②有使用糖皮质激素或脾切除禁忌证者；③与糖皮质激素合用以提高疗效及减少糖皮质激素的用量。

(2) 主要药物。

①长春新碱，最常用，每次 1 mg，每周 1 次，静脉注射，4～6 周为 1 个疗程。

②环磷酰胺。

③硫唑嘌呤。

④环孢素。

6. 其他

达那唑、安肽素以及中医药治疗。

第三节　弥散性血管内凝血

弥散性血管内凝血（DIC）是一种发生在许多疾病的基础上，由致病因素激活凝血和纤溶系统，导致全身微血栓形成，凝血因子大量消耗并继发纤溶亢进，形成全身出血及微循环衰竭的临床综合征。

一、病因

（1）感染性疾病，占发病总数的31%～43%。

①细菌感染。革兰阴性菌，如脑膜炎奈瑟菌、大肠埃希菌、铜绿假单胞菌（绿脓杆菌）感染等；革兰阳性菌，如金黄色葡萄球菌感染等。

②病毒感染。如流行性出血热肾病综合征、重症肝炎等。

③立克次体感染。如斑疹伤寒、恙虫病。

④其他感染。

（2）恶性肿瘤，占发病总数的24%～34%。包括进行早幼粒细胞白血病、淋巴瘤等血液病。

（3）病理产科，占发病总数的4%～12%。常见于羊水栓塞、感染性流产、死胎滞留、重症妊娠期高血压疾病（妊高征）、子宫破裂、胎盘早剥、前置胎盘等。

（4）手术和创伤，占发病总数的1%～5%。如大面积烧伤、严重挤压伤、骨折及蛇咬伤等。

（5）全身系统疾病，可涉及全身各个系统。如恶性高血压、肺心病、巨大血管瘤、ARDS、急性胰腺炎、肝衰竭、溶血性贫血、血型不合输血、急进型肾炎、糖尿病酮症酸中毒、SLE、中暑、脂肪栓塞等。

（6）医源性疾病，占发病总数的4%～8%。主要与药物、手术和其他医疗操作有关。

二、临床表现

（1）出血。

①出血特点。包括自发性、多发性、多部位出血，可遍及全身。

②出血部位。包括皮肤、黏膜、伤口和穿刺部位出血；内脏出血，表现为咯血、呕血、尿血、便血、阴道流血，严重者出现脑出血。

（2）休克或微循环衰竭。

①血压一过性或持续性下降。

②早期出现器官功能不全。

③休克程度常与出血量不成比例。

④与DIC互相影响形成恶性循环。

⑤顽固性休克是发生DIC，病情严重、预后不良的征兆。

（3）微血管栓塞。

①浅层栓塞。表现为皮肤发绀、坏死、脱落；黏膜损伤常发生于口腔、消化道、肛门

等处，成灶性或斑块状坏死或溃疡。

②深部器官。多见于肾、肺、脑等器官，表现为急性肾衰竭、呼吸衰竭、意识障碍、颅内高压综合征等。

（4）微血管病性溶血。表现为进行性贫血，贫血的程度与出血量不成比例，偶见皮肤、巩膜黄染。

（5）原发病的表现。

三、实验室检查

实验室检查需反复、动态进行。

（1）三大常规，特别是外周血红细胞形态检查。

（2）凝血－纤溶功能检查。常用检查分两类：

①消耗性凝血障碍的检查项目。

A. 血小板计数检查，正常值为（100～300）$\times 10^9$/L。

B. 凝血酶原时间检查（PT），正常值为 11～13 s。

C. 活化部分凝血活酶时间（APTT），正常值为 32～43 s。

D. 纤维蛋白原测定（FG），正常值为（2～4）g/L。

E. 凝血时间测定（CT），普通试管法正常值为 6～12 min。该方法目前已被 APTT 取代。

②纤溶亢进的检查项目。

A. 血浆凝血酶时间（TT），正常值为 16～18 s。

B. 血浆纤维蛋白（原）降解产物（FDP）含量，正常值＜5 mg/L。

C. 血浆鱼精蛋白副凝固试验（3P 试验），正常或原发性纤溶症时为阴性。

D. 血浆 D－二聚体，正常值为阴性或＜200 μg/L。

（3）生化检查，包括肝功能、肾功能、血糖、电解质等。

（4）血气分析。

（5）其他检查。

四、诊断

（1）临床表现。

①存在引起 DIC 的基础疾病。

②有以下临床表现中的至少 2 项：多发性出血倾向；不易用原发病解释的微循环衰竭或休克；多发性微血管栓塞的表现，如皮肤、皮下、黏膜栓塞性坏死及早期出现的肺、肾、脑的脏器功能衰竭；抗凝治疗有效。

（2）实验室检验指标。以下主要指标中同时有至少 3 项异常。

①血小板＜100×10^9/L（肝病、白血病患者＜50×10^9/L）。

②血浆纤维蛋白（原）含量＜1.5 g/L（肝病患者＜1.0 g/L，白血病及其他恶性肿瘤患者＜1.8 g/L）或进行性下降，或＞4 g/L。

③3P 试验呈阳性或血浆 FDP＞20 mg/L（肝病时＞60 mg/L），或 D－二聚体水平升高或阳性。

④PT 时间缩短或延长 3 s 以上（肝病时延长 5 s 以上）或 APTT 缩短或延长 10 s

以上。

（3）除外重症肝炎、血栓性血小板减少性紫癜和原发性纤溶亢进症。

五、治疗

（一）急诊处理

（1）一般处理。

（2）监测生命体征。

（3）注意出血情况。

（二）抗凝治疗

（1）肝素治疗。

①肝素治疗的适应证。

A. DIC早期，高凝期。

B. 血小板及凝血因子呈进行性下降、微血管栓塞表现明显的患者。

C. 消耗性低凝期但病因短期内不能去除者，在补充凝血因子情况下使用。

②慎用的情况。

A. 手术后或损伤创面未经良好止血者。

B. 近期有大咯血的结核病或有大量出血的活动性消化性溃疡。

C. 蛇毒所致的DIC。

D. DIC晚期，存在多种凝血因子缺乏及明显纤溶亢进者。

③应用肝素的监测指标。

A. 最常用APTT检测。正常值为40±5 s，延长60%～100%时为肝素治疗的最佳剂量。

B. 应用CT作为检测指标时，CT不宜超过30 min。

C. 肝素过量可用鱼精蛋白中和，1 mg可中和肝素100 U。

④肝素，急性DIC，10000～30000 U/d，静脉滴注（1 mg相当于125 U），每6小时的用量不超过5000 U，可5～15 U/(kg·h）静脉滴注，连续用3～5天。

⑤低分子量肝素。

A. 优点（与肝素相比）：抑制FX_a的作用较强，出血并发症较少，半衰期较长。

B. 用法：75～150 IUAXa/(kg·d)，1次或2次皮下注射，连用3～5天。

（2）其他抗凝药物。

①复方丹参注射液20～30 mL静脉滴注，每天2～3次，连用3～5天。

②低分子右旋糖酐500～1000 mL/d，静脉滴注，连用3～5天。

③其他。

（三）补充血小板和凝血因子

（1）新鲜全血。每次800～1500 mL，每1 mL中加入5～10 U肝素。

（2）新鲜血浆。优于全血，凝血因子含量高，每次10～15 mL/kg，需要肝素化。

（3）血小板悬液。用于血小板计数低于20×10^9/L，疑有颅内出血或其他危及生命的出血者。

（4）纤维蛋白原。首次剂量2.0～4.0 g，静脉滴注；24小时给予8.0～12.0 g，3天用1次。

(5) 其他。

(四) 抗纤溶治疗

(1) 应用原则。

①适用于DIC的基础病因及诱发因素已经去除或控制，并有明显纤溶亢进的临床及实验室证据者。

②DIC晚期继发性纤溶亢进已成为迟发型出血的主要原因的患者。

③一般宜与抗凝药同时应用。

(2) 常用药物、用法。

①氨基己酸（EACA），一般首次给药4～5 g，静脉滴注，后按0.5～1.0 g/h静脉滴注，出血停止后停药。

②对羧基苄胺（氨甲苯酸，PAMBA），200～400 g静脉滴注，1或2次/天。

③氨甲环酸（凝血酸），100～500 mg静脉滴注，1或2次/天。

④抑肽酶，80000～120000 U，分2或3次静脉滴注。

(五) 其他治疗

(1) 糖皮质激素。

①应用原则：

A. 基础疾病需要糖皮质激素治疗者。

B. 感染中毒性休克合并DIC，经抗感染治疗有效者。

C. 并发肾上腺皮质功能不全者。

②用法、用量：氢化可的松100～200 mg/d，或地塞米松5～10 mg/d静脉滴注。

(2) 山莨菪碱（654－2），10～20 mg，静脉滴注，2或3次/天。

(3) 溶栓治疗，用于DIC后期、器官衰竭明显及经上述治疗无效者，可试用尿激酶或组织型纤溶酶原激活剂（t－PA）。

(4) 对症处理，如抗休克、抗感染、纠正电解质和酸碱平衡失调、局部止血等。

♥诊治体会：DIC的病死率为20%～40%。早期识别、早期干预具有重要的意义。

第四节　血栓性疾病

一、病因

(1) 血管内皮损伤。血管内皮细胞受机械因素（如动脉粥样硬化等）、化学因素（如药物）、生物因素（如毒素）、免疫及血管自身病变等因素的作用而受损，促使血栓形成。

(2) 血小板数量增加，活性增强。

(3) 血液凝固性增高。

(4) 抗凝活性减低。

(5) 纤溶活力减低。

(6) 血液流变学异常。

二、临床表现

（1）静脉血栓形成。

①好发部位。常见于深静脉血，如腘静脉、股静脉、肠系膜静脉、门静脉等。

②临床表现：

A. 局部肿胀、疼痛。

B. 栓塞远端血液回流障碍，表现为局部水肿、胀痛、皮肤颜色改变，腹水等。

C. 血栓脱落后血管栓塞症状，如肺梗死等。

（2）动脉血栓形成。

①好发部位。多见于冠状动脉、脑动脉、肠系膜动脉、肢体动脉等。

②临床表现：

A. 发病多较突然。

B. 可有局部疼痛，如心绞痛、腹痛、肢体剧烈疼痛等。

C. 相关供血部位出现缺血、缺氧表现，如心肌梗死、心力衰竭、心源性休克、心律失常、意识障碍、偏瘫等。

D. 血栓脱落引起的表现，如脑栓塞、肾栓塞、脾栓塞等的相关表现。

E. 供血组织缺血性坏死表现，如发热等。

（3）毛细血管血栓形成。

三、诊断

血栓性疾病的诊断要点如下：

（1）存在高凝或血栓前状态的基础疾病。如动脉粥样硬化、糖尿病、肾病、妊娠、易栓症、近期手术及创伤、长期服用避孕药等。

（2）血栓形成与栓塞的症状、体征。

（3）影像学检查。如血管造影、多普勒血管超声、CT 检查、MRI 检查、ECT 检查及电阻抗体积描计法等。

（4）血液学检查。

四、治疗

（一）急诊处理

心、肺、脑、肾等器官一旦因栓塞出现功能障碍，如心肌梗死、心源性休克、肺梗死等，应立即开展急诊处理。

（1）一般处理，如合理体位、吸氧、功能检测、开放静脉输液通路等。

（2）其他治疗，如急诊止痛、纠正器官功能衰竭等。

（3）急诊溶栓。

①溶栓时机。动脉血栓处理最好在发病 3 小时以内，不超过 6 小时；静脉血栓处理应在发病后 72 小时内，最晚不超过 6 日。

②溶栓药物。

A. 尿激酶。

B. 链激酶。

C. 重组组织纤溶酶原激活剂（rt－PA）。

③溶栓治疗的检测指标。

A. 纤维蛋白原，应维持在 1.2～1.5 g/L 以上。

B. 血 FDP 检测，在 400～600 mg/L。

（二）抗血栓治疗

（1）抗凝治疗。

①肝素。初始剂量 10000～20000 U/d，每 6～8 小时一次，静脉滴注。以后以 APTT 作为监测指标调整剂量，以使 APTT 延长 1～2 倍为宜。总疗程不超过 10 天。

②低分子量肝素。其特点为抗 Xa 作用较强，抗凝血作用较弱，对 AT 依赖性较小，较少引起血小板减少和出血，皮下注射生物利用度高，药物半衰期较长，无须严格血液学检测等。剂量为 3000 IUAXa/d，皮下注射，每天 1～2 次。

③AT。主要用于 AT 缺乏症和 DIC 患者，可增加肝素的抗凝效果，减少肝素所致的出血并发症。常用剂量为 1500 U/d，静脉滴注，3～5 日为 1 个疗程。

④香豆素类。

（2）抗血小板治疗。

①阿司匹林。主要用于血栓病的预防和肝素应用后的维持治疗。常用剂量为 150～300 mg/d。

②氯吡格雷。与血小板表面腺苷酸环化酶偶联的 ADP 受体结合，抑制 ADP 诱导的血小板聚集。

③噻氯匹定。常用剂量为 250～300 mg/d，顿服或分次口服，可连用 5～7 日，或更长时间。

④双嘧达莫。

（三）介入及手术治疗、基础病的治疗

（略）

第五节　贫血概述

一、定义

贫血是指人体外周血红细胞容量减少，低于正常范围下限的一种常见的临床症状。在我国，海平面地区，成年男性 Hb＜120 g/L、成年女性 Hb＜110 g/L、孕妇 Hb＜100 g/L 即可诊断为贫血。

二、分类

（1）按贫血的进展速度分为急性、慢性贫血。

（2）按红细胞形态分为大细胞性、正常细胞性和小细胞性贫血。主要按照红细胞平均体积（MCV，fl）和红细胞平均血红蛋白浓度（MCHC，%）划分。

①MCV 在 80～100 fl、MCHC 在 32%～35%，为正常细胞性贫血。常见于再生障碍性贫血、溶血性贫血、骨髓病性贫血、急性失血性贫血等。

②MCV＜80 fl、MCHC＜32％，为小细胞性贫血。常见于缺铁性贫血、铁幼粒细胞性贫血等。

③MCV＞100 fl、MCHC 在 32％～35％，为大细胞性贫血。常见于巨幼红细胞贫血、骨髓增生异常综合征、肝疾病等。

（3）按血红蛋白浓度分为轻度（Hb＜90 g/L）、中度（Hb 为 60～90 g/L）、重度（Hb 为 30～59 g/L）和极重度（Hb＜30 g/L）贫血。

（4）按骨髓红系增生情况分为增生性贫血（再生障碍性贫血以外的贫血）和再生不良性贫血（再生障碍性贫血）。

三、原因或机制

（1）红细胞生成减少。

①造血干祖细胞异常：如再生障碍性贫血，造血系统恶性克隆性疾病（骨髓增生异常综合征、各类造血系统肿瘤性疾病等）、先天性红细胞生成异常性贫血等。

②造血调节异常所致贫血：如骨髓基质性别受损（骨髓坏死、骨髓纤维化、骨髓硬化症等）、淋巴细胞功能亢进、造血调节因子水平异常、造血性别凋亡亢进等。

③造血原料不足或利用障碍所致的贫血：如叶酸、维生素 B_{12} 缺乏或利用障碍，缺铁或铁利用障碍性贫血。

（2）红细胞破坏过多。溶血性贫血。

（3）失血性贫血。

四、临床表现

分血的临床表现可涉及全身各个系统。与以下因素有关：

（1）贫血的原因，包括引起贫血的相关原发性疾病。

（2）贫血导致血液携氧能力下降的程度。

（3）贫血时血容量下降的程度。

（4）发生贫血的速度。

（5）血液、循环、呼吸系统等对贫血的代偿和耐受能力。

五、治疗

（1）对症治疗。

①输红细胞。主要针对重度贫血、老年或合并心肺功能不全的患者。

②输血、红细胞或血浆等。主要针对大出血合并贫血患者恢复血容量和纠正贫血。

③止血。主要针对贫血合并出血者，根据出血机制采取相应的止血治疗。例如：重度血小板减少时应输血小板；肝功能异常者应补充肝源性凝血因子；消化性溃疡应给予制酸和保护胃黏膜治疗；DIC 患者应纠正凝血机制障碍。

④抗感染。主要针对贫血合并感染者。

⑤功能支持。主要针对合并其他器官功能不全者。

⑥其他治疗。

（2）对因治疗。

缺铁性贫血的患者应补血并治疗缺铁导致的原发病；巨幼红细胞贫血患者应补充叶酸

或维生素 B_{12}；溶血性贫血应采用糖皮质激素或脾切除；造血干细胞异质性贫血应用干细胞移植等。

第六节　输血技术

一、输血的种类

（一）按血液成分分类

1. 输全血的特点

（1）为受血者补充红细胞和血浆。

（2）库存全血几乎不含或含微量的血小板和粒细胞，某些凝血因子也会因库存而降解。

（3）适用于全血细胞减少的患者，如再生障碍性贫血、白血病等；休克时补充循环血量。

（4）目前逐渐被成分输血代替。

2. 成分输血

（1）种类包括：红细胞输注、血小板输注、血浆输注、各类血浆成分（白蛋白、球蛋白、纤维蛋白原、因子Ⅶ等）的输注等。

（2）特点：有效成分含量高、治疗针对性强、效率高、节约血源。

（二）按输血方式分类

1. 加压输血

（1）适用于急性大出血的患者，可尽快补充血容量。

（2）通过物理方法：适度挤压输血袋、增加输血袋的高度、注射器加压等。

（3）加压输血的前提是，不污染血液且在患者心功能可承受范围内。

2. 加氧输血

适用于贫血患者合并急性呼吸窘迫综合征。

3. 置换输血

（略）

4. 常规输血

（略）

（三）按血源分类

（1）自体输血。

（2）异体输血。

二、成分输血的临床应用

（一）红细胞输血

红细胞输血的临床应用见表 8－3。

表 8－3　红细胞输血的临床应用

品名	特点	保存方式及保存期	作用及适应证	备注
浓缩红细胞（CRC）	每袋含 200 mL 全血中的全部红细胞；总量 110 mL～120 mL；血细胞比容 0.7～0.8 含血浆 30 mL 及抗凝剂8～10 mL，运氧能力和体内存活率同一袋全血 规格：每袋 110～120 mL	4 ℃±2 ℃；ACD：21 天；CPD：28 天；CPDA：35 天	作用：增强运氧能力 适用：①各种急性失血；②各种慢性贫血；③高钾血症，肝、肾、心功能障碍患者输血；④小儿及老年人输血	交叉配血试验
少白细胞红细胞（LPRC）	过滤法：白细胞去除率 96.3%～99.6%，红细胞回收率＞90% 手工洗涤法：白细胞去除率（79±1.2）%，红细胞回收率＞（74±3.3）% 机器洗涤法：白细胞去除率＞93%，红细胞回收率＞87%	4 ℃±2 ℃；24 小时	作用：同 CRC 适用： ①由于输血产生白细胞抗体，引起发热等输血不良反应的患者；②防止产生白细胞抗体的输血（如器官移植的患者）	与受血者 ABO 血型相同
红细胞悬液（CRCs）	400 mL 或 200 mL 全血离心后去除血浆，加入适量红细胞添加剂后制成，所有操作在三联袋内进行。 规格：由 400 mL			
洗涤红细胞（WRC）	400 mL 或 200 mL 全血经离心去除血浆和白细胞，用无菌 0.9%氯化钠注射液洗涤 3～4 次，最后加 150 mL0.9%氯化钠注射液悬浮。白细胞去除率＞80%，血浆去除率＞90%，红细胞回收率＞70%。 规格：由 400 mL 或 200 mL 全血制备	同 LPRC	作用：增强运输能力 适用： ①对血浆蛋白有过敏反应的贫血患者；②自身免疫性溶血性贫血患者；③阵发性睡眠性血红蛋白尿症；④高钾血症及肝肾功能障碍需要输血者	交叉配血试验
冰冻红细胞（FTRC）	去除血浆的红细胞加甘油保护剂，在－80 ℃保存，保存期 10 年，解冻后洗涤去甘油，加入 100 mL 无菌 0.9%氯化钠注射液和红细胞添加剂或原血浆。白细胞去除率＞98%；血浆去除率＞99%，RBC 回收＞80%，残余甘油量＜1%，洗除了枸橼酸盐或磷酸盐、K、NH_3 等。 规格：每袋 200 mL	解冻后 4 ℃±2 ℃；24 小时	作用：增强运氧能力。 适用： ①同 WRC；②稀有血型患者输血；③新生儿溶血病换血；④自身输血	加原血浆悬浮红细胞要做交叉配血试验；加 0.9%氯化钠注射液悬浮只做主侧配血试验

（二）血小板输血

血小板输血的临床应用见表 8－4。

表 8－4　血小板输血的临床应用

品名	特点	保存方式及保存期	作用及适应证	备注
手工分离浓缩血小板（PC－1）	由 200 mL 或 400 mL 全血制备。血小板含量≥2.0×10^9/袋，20～25 mL；或≥4.0×10^9/袋，40～50 mL。规格：每袋 20～25 mL，40～50 mL	22±2 ℃（轻震荡）；24 小时（普通袋）或 5 天（专用袋制备）	作用：止血 适用： ①血小板减少所致的出血；②血小板功能障碍所致的出血	须做交叉配血试验，要求 ABO 血型相合，一次足量输入
机器单采浓缩血小板（PC－2）	用细胞分离机单采技术，从单个供血者的循环血液中采集，每袋血小板含量≥2.5×10^{11}，红细胞含量<0.4 mL。规格：每袋 150～250 mL	同 PC－1	同 PC－1	要求 ABO 血型相同

（三）白细胞输血

白细胞输血临床应用见表 8－5。

表 8－5　白细胞输血的临床应用

品名	特点	保存方式及保存期	作用及适应证	备注
机器单采浓缩白细胞悬液（GRANs）	用细胞分离机单采技术从单个供血者循环血液中采集。每袋内粒细胞含量≥1.0×10^{12}	22±2 ℃；24 小时	作用：提高机体抗感染能力。 适用： 中性粒细胞低于 0.5×10^9/L，并发细菌感染，抗生素治疗 48 小时无效者（从严掌握适用症）	必须做交叉配血试验，ABO 血型相同

（四）血浆输血

血浆输血的临床应用见表 8－6。

表 8-6　血浆输血的临床应用

品名	特点	保存方式及保存期	作用及适应证	备注
新鲜液体血浆（FLP）	含有新鲜血液中全部凝血因子；血浆蛋白为 6～8 U/mL；纤维蛋白原 0.2～0.4 U/mL；其他凝血因子 0.7～1 U/mL。 规格：根据医院需要而定	4±2 ℃； 24 小时 （三联袋）	作用：补充凝血因子，扩充血容量。 适用： ①补充部分凝血因子（包括不稳定的凝血因子Ⅴ、Ⅷ）；②大面积烧伤、创伤	要求与受血者 ABO 血型相同或相容
新鲜冰冻血浆（FFP）	含有全部凝血因子，血浆蛋白含量为 6～8 U/mL；纤维蛋白原 0.2～0.4；其他凝血因子 0.7～1 U/mL。自采血后 6～8 小时内（ACD 抗凝剂：6 小时内；CPD 抗凝剂：8 小时内）速冻成块 规格：200 mL，100 mL，50 mL，25 mL	－20 ℃以下一年（三联袋）	作用：扩充血容量，补充凝血因子。 适用： ①补充凝血因子；②大面积烧伤、创伤	要求与受血者 ABO 血型相同或相容；37℃摆动水浴融化
普通冰冻血浆（FP）	FFP 保存一年后即为普通冰冻血浆 规格：200 mL，100 mL，50 mL，25 mL	－20℃以下4 年	作用：补充稳定的凝血因子和血浆蛋白 适用： ①主要用与补充稳定的凝血因子的缺乏，如Ⅱ、Ⅶ、Ⅸ、Ⅹ因子的缺乏；②手术、外伤、烧伤、肠梗阻等大量出血或血浆大量丢失	要求与受血者 ABO 血型相同
冷沉淀	每袋由 200 mL 血浆制成，含有Ⅷ因子 80～100 U；纤维蛋白原约 250 mg；血浆 20 mL。 规格：20 mL	－20℃以下1 年	适用： ①甲型血友病；②血管性血友病；③纤维蛋白原缺乏症	要求与受血者 ABO 血型相同或相容

三、输血适应证

（一）替代治疗

1．全血

（1）手术及创伤输血：用于急性大量血液丢失可能出现低血容量性休克的患者，或患者存在持续性活动性出血。估计失血量超过自身血容量的 30%。

（2）内科输血：用于内科急性出血引起的血红蛋白和血容量的迅速下降并伴有缺氧症状。血红蛋白为 70 g/L 或血细胞比容为 0.22，或出现失血性休克时可考虑输注，晶体液或并用胶体液扩容是治疗失血性休克的主要治疗方案。

2. 浓缩红细胞

（1）手术及创伤输血：用于需要提高血液携氧能力，血容量基本正常或低血容量已被纠正的患者。低血容量患者可配晶体或胶体液应用。

①血红蛋白>100 g/L，可以不输。

②血红蛋白<70 g/L，应考虑输。

③血红蛋白在 70～100 g/L，根据患者的贫血程度、心肺代偿功能、有无代谢率增高以及年龄等因素决定。

（2）内科输血。用于红细胞破坏过多、丢失或生成障碍引起的慢性贫血并伴缺氧症状的患者。血红蛋白小于 60 g/L 或血细胞比容小于 0.2 时可考虑输注。

3. 血小板

用于患者血小板减少或功能异常伴有出血倾向或表现。

（1）手术及创伤输血。

①血小板计数>100×10^9/L，可以不输。

②血小板计数<50×10^9/L，应考虑输。

③血小板计数在 50～100×10^9/L，应根据是否有自发性出血或伤口渗血决定。

④如术中出现不可控渗血，确定血小板功能低下，输血小板不受上述限制。

（2）内科输血。原则同外伤输血。

4. 新鲜冰冻血浆（FFP）

（1）手术及创伤输血。用于凝血因子缺乏的患者。

①PT 或 APTT 延长，超过正常的 1.5 倍，创面弥漫性渗血。

②患者急性大出血输入大量库存全血或浓缩白细胞后（出血量或输血量相当于患者自身血容量）。

③病史或临床过程表现为先天性或获得性凝血功能障碍。

④紧急对抗华法林的抗凝血作用。

（2）内科输血。

①鲜冰冻血浆：用于各种原因（先天性、后天获得性、输入大量陈旧库血等）引起的多种凝血因子Ⅱ、Ⅴ、Ⅶ、Ⅸ、Ⅹ、Ⅺ或抗凝血酶Ⅲ缺乏，并伴有出血表现。一般需输入 10～15 mL/kg 新鲜冰冻血浆。

②新鲜液体血浆：主要用于补充多种凝血因子（特别是因子）缺陷及严重肝病患者的抢救。

③普通冰冻血浆：主要用于补充稳定的凝血因子。

5. 机器单采浓缩白细胞悬液

主要用于中性粒细胞缺乏（中性粒细胞<0.5×10^9/L）并发细菌感染且抗生素治疗难以控制者，成分权衡利弊后输注。

（二）其他治疗

其他治疗还包括免疫治疗、置换治疗、移植治疗。

四、输血程序

(1) 申请输血。

患者或其家属签《输血治疗同意书》(入病历),医生填写临床输血申请单,护士采集受血者血样,并将血样和输血申请单送交输血科。

(2) 供血。

地方血站提供。

(3) 核血。

由医院输血科(血库)严格按程序实施。

(4) 输血。

三对:取血时与输血科对(核对临床输血申请单、交叉配血试验单、血袋标签和血液外观等);入科室后再对(按照临床输血申请单核对供血成分、数量、性状、血型、贮存时间、处理方式、输血科核血情况等,以及受血者的姓名、性别、年龄、血型、诊断、床号、住院号等);输血前三对。

一观察:在输血过程中严密观察受血者的反应和生命体征。

(5) 输血后评价。

五、输血不良反应

(一) 溶血性不良反应

1. 急性输血相关性溶血

(1) 临床表现:在输血中或输血后数分钟至数小时内发生的溶血。患者常出现高热、寒战、心悸、气短、腰背痛、血红蛋白尿甚至无尿、急性肾衰竭和DIC等。

(2) 实验室检查:血管内溶血表现。

(3) 原因:①供受者血型不合(ABO及其亚型或Rh血型不合);②血液保存、运输或处理不当;③受血者患溶血性疾病。

(4) 处理:立即终止输血;应用大剂量糖皮质激素、碱化尿液、利尿、维持血容量和水电解质平衡;纠正低血压,防止DIC和肾衰竭,必要时应用应用透析、血浆置换或者换血疗法。

2. 慢性输血相关性溶血、迟发性输血相关性溶血

常表现为输血数日后出现黄疸、网织红细胞升高等。

(二) 非溶血性不良反应

1. 发热

发热的发生率在40%以上。患者在输血过程中表现出发热、寒战。

(1) 处理措施:暂时终止输血,应用解热镇痛药或糖皮质激素。

(2) 原因:①血液或血制品中有致热原;②受血者多次受血后产生同种白细胞或(和)血小板抗体。

2. 过敏反应

(1) 表现:发生在输血过程中或之后,受血者出现荨麻疹、血管性水肿,重者为全身

皮疹、喉头水肿、支气管痉挛、血压下降等。

(2) 原因：①所输血液或血制品含有过敏原；②受血者本身为过敏性体质或曾多次输血。

(3) 处理措施：①减慢或停止输血；②抗过敏治疗；③其他治疗，如舒张支气管、抗休克处理等。

3. 传淡性疾病

经血液传播的疾病，如各型病毒性肝炎、艾滋病等。

4. 其他

一次过量输血可引起急性心功能不全；多次输血或输注红细胞，可致受血者铁负荷过量；反复异体输血，可使受血者产生同种血细胞抗体，发生无效输血、发热、过敏甚至溶血反应；大量输入经构橼酸钠抗凝的血或血浆，会螯合受血者的血浆游离钙，如不及时补钙，可加重出血。

第九章　泌尿系统急症

第一节　泌尿系统感染

一、病因

泌尿系统感染经常是由革兰阴性杆菌所引起的，约占70%以上，包括大肠埃希菌、变形杆菌、产气肠杆菌、副大肠埃希菌、铜绿假单胞菌等。革兰氏阳性细菌引起的泌尿系统感染约占20%，常见的为葡萄球菌及链球菌。

二、临床表现及诊断

（一）急性膀胱炎

（1）膀胱刺激征：尿频、尿痛、尿急及排尿不适。

（2）尿镜检可以发现白细胞增多。

（3）血尿可以是镜下血尿，也可以是肉眼血尿。

（4）一般没有发热及肾区疼痛。

（二）急性肾盂肾炎

（1）全身表现：起病急，寒战、高热、腰痛等。

（2）可以伴膀胱刺激征及排尿不适等下尿路感染的症状。

（3）可有明显肾区叩击痛。

（4）实验室检查：血白细胞计数多增高，尿中可以发现白细胞管型。尿细菌培养，清洁中段尿细菌定量培养菌落计数$\geqslant 10^5$/mL为真性菌尿。亚硝酸盐试验可呈阳性。

无症状性菌尿：通过尿细菌学检查发现。

三、治疗

（一）急性膀胱炎

短程疗法，即口服抗生素3天。常用的抗生素有喹诺酮类（如环丙沙星、氧氟沙星）和复方新诺明等。

（二）急性肾盂肾炎

（1）静脉使用广谱抗生素迅速控制感染中毒症状。可供选择的抗生素很多，如喹诺酮类、二代或三代头孢菌素、氨曲南、β内酰胺/内酰胺酶抑制剂、亚胺培南西司他丁钠（泰能）等。治疗前应常规做清洁中段尿培养。

(2) 体温正常 24 小时后，口服复方新诺明或喹诺酮类，疗程为 14 天。

四、体会

急性膀胱炎等泌尿系统感染伴有严重的尿痛、尿频，影响患者生活、工作时，可应用山莨菪碱 10 mg 加入滴壶静脉滴注，能较迅速地缓解膀胱刺激症状。

第二节　急性肾功能不全

一、病因

(1) 急性功能性肾衰竭（肾前性），常见病因包括血容量减少（如各种原因的液体丢失和出血）、有效动脉血容量减少和肾内血流动力学改变（包括肾前小动脉收缩或肾后小动脉扩张）等。

(2) 急性器质性肾衰竭（肾性），常见于肾实质损伤，最常见的是肾缺血或肾毒性物质（包括药物性或色素性肾病，如血管内溶血及横纹肌溶解）损伤肾小管上皮细胞。

(3) 梗阻性肾衰竭（肾后性），由肾以下尿路梗阻所致，包括结石、肿瘤、前列腺增生等。

二、诊断要点

（一）症状

(1) 原发病症状。

(2) 尿量突然减少，每天尿量在 400 mL 以下。如果尿量突然减少到 0，要考虑双侧输尿管完全阻塞，或肾动脉、静脉栓塞。

（二）体征

包括血压、脉率、呼吸频率及意识变化，脱水以及全身水肿、肺内啰音、充血性心力衰竭表现等；梗阻性肾衰竭可出现双侧肾和/或膀胱因积尿而膨大。

（三）导尿检查

怀疑急性肾功能不全的患者，应积极留置导尿管，精确观测尿量。

（四）实验室检查

1. 尿液检查

(1) 尿量：少于 17 mL/h；若 24 小时超过 600 mL 为非少尿性急性肾功能不全。

(2) 尿液中有蛋白、细胞管型；血红蛋白管型、肌红蛋白管型或宽大的肾衰管型意义更大。

(3) 尿相对密度低于 1.020，常固定在 1.010 左右。

2. 血生化检查

血尿素及血肌酐浓度迅速升高，血钾增高，血钠、血氯和碳酸氢盐降低。

（五）辅助检查

(1) 心电图：T 波增高、P−R 间期延长、P 波消失、QRS 波群增宽的高血钾及严重心肌中毒表现。

(2) B超检查：可了解肾的形态、大小及有无肾积水等。

(3) X线检查：用于排除肾盂积水。

(4) 同位素扫描检查：可鉴别功能性和器质性性肾衰。

三、治疗

因急性肾功能不全病死率高，应针对病因，给予积极处理，防治病情恶化。

（一）积极防治休克

对各种原因引起的休克，都应采取积极措施，尽快补充血容量，使血压回升，保证肾血流量。

（二）积极防治肾中毒

服用肾毒性物质的患者应立即按急性中毒处理，使用有效的解毒剂，并给予输液、利尿等治疗，使毒物迅速排出体外。

（三）高血钾的处理

严重高血钾可采取：

(1) 使用葡萄糖加用胰岛素，使细胞外钾转移到细胞内。

(2) 10%葡萄糖酸钙 10 mL，静脉注射。

(3) 5%碳酸氢钠 100 mL，静脉输入，改善酸中毒及心律失常。

(4) 立即行透析准备和治疗。

（四）控制感染

及时给予足量而有效的抗生素控制感染，处理创伤坏死组织和感染化脓病灶，以免毒素大量吸收，导致毒血症。

（五）进一步专科治疗

（略）

第三节　急性尿潴留

一、病因

急性尿潴留可分为机械性和动力性梗阻两类。其中以机械性梗阻病变最多见，如良性前列腺增生、前列腺肿瘤；膀胱颈梗阻性病变如膀胱颈挛缩、膀胱颈肿瘤；先天性尿道畸形、尿道损伤、狭窄、肿瘤、异物和尿道结石。动力性梗阻是指膀胱出口、尿道无器质性梗阻病变，尿潴留系排尿动力障碍所致。最常见的原因为中枢和周围神经系统病变，如脊髓或马尾损伤、肿瘤、糖尿病等，造成神经性膀胱功能障碍引起。

二、诊断要点

(1) 下腹憋胀疼痛，有强烈尿意，不能将尿排出或排尿呈滴沥状。

(2) 下腹部耻骨上区可触及胀满的膀胱，叩诊呈浊音。

（3）直肠指检，可了解前列腺、直肠、盆腔及后尿道情况，可触及胀满的膀胱压迫直肠前壁。

（4）耻骨上穿刺膀胱可抽出尿液。

三、治疗

（1）立即行导尿，引流膀胱内尿液，并根据病情决定是否留置导尿管持续引流。

（2）导尿失败，尿管因梗阻不能进入膀胱，可行耻骨上膀胱穿刺造瘘或耻骨上开放膀胱造瘘。

（3）针对引起急性尿潴留的原发病因给予治疗。

急性尿潴留发病突然，膀胱内充满尿液不能排出，患者胀痛难忍，辗转不安，有时从尿道溢出部分尿液，但不能减轻下腹疼痛。

四、注意

中老年男性前列腺增生严重，插尿管困难时，应请泌尿科会诊，尽量避免反复、用力插管，以免引起较严重的尿道损伤。

第十章　内分泌系统急症

第一节　糖尿病酮症酸中毒

一、病因

1 型糖尿病患者有自发 DKA 倾向。3 型糖尿病患者在一定诱因作用下也可发生 DKA，常见的诱因有感染、胰岛素治疗中断或不适当减量、饮食不当、创伤、手术、妊娠和分娩，有时可无明显诱因。

二、临床表现

临床表现为严重失水、嗜睡、烦躁、呼吸深快、呼气中有烂苹果味、血压下降；少数患者的临床表现类似急腹症。

三、辅助检查

（1）尿常规。尿糖、尿酮体呈强阳性。

（2）血糖。多数为 16.7～33.3 mmol/L。

（3）血气分析。

（4）血电解质。

四、诊断

昏迷、酸中毒、失水、休克者应考虑 DKA，应检查血糖、尿酮体和血气分析确诊。

五、治疗

（1）输液。首要措施为输液，总量为体重的 10%；2 h 内 1000～2000 mL，2～6 h 内 1000～2000 mL，24 h 内 4000～5000 mL。

（2）胰岛素治疗。按 0.1 U/(kg · h)，血糖下降 13.9 mmol/L。血糖降至 13.9 mmol/L 后，改用 5%葡萄糖加胰岛素（3～4 g 中加入 1 U）。每 1～2 h 检测血糖、钾、钠和尿糖、尿酮。

（3）纠正电解质及酸碱平衡失调。谨慎纠酸，注意补钾。

（4）处理诱发病和防治并发症。例如：休克；严重感染；心力衰竭，心律失常；肾衰竭；脑水肿；胃肠表现。

（5）应注意护理。

第二节　糖尿病高血糖高渗昏迷

一、病因

糖尿病高血糖高诱状态的常见诱因有感染、急性胃肠炎、胰腺炎、脑血管意外、严重肾疾病、血液或腹膜透析、静脉内高营养、限制水分不合理，以及某些药物使用不当如糖皮质激素、免疫抑制剂、噻嗪类利尿药和β受体阻断药等。

二、临床表现

（1）起病初期多饮、多尿。

（2）神经精神症状：嗜睡、幻觉、定向障碍、偏盲、上肢拍击样粗震颤、癫痫样抽搐。

（3）显著脱水，甚至休克。

（4）昏迷。

三、辅助检查

（1）尿检：尿糖强阳性，无酮体或较轻。

（2）血糖高至 33.3 mmol/L 以上。

（3）血钠高达 155 mmol/L。

（4）血浆渗透压高达 330～460 mOsm/(kg・H_2O)。

四、诊断

临床表现结合实验室检查可诊断。

五、治疗

（1）积极补液。

（2）输入等渗的氯化钠注射液。

（3）纠正休克。

（4）使用适量胰岛素。

（5）防治脑水肿。

（6）治疗诱发病。

（7）防治并发症。

六、体会

在使用胰岛素过程中，应防止矫枉过正。不应将血糖降得太低，或者使血糖下降得太快。切记：低血糖对人体的危害性更大。

第三节　低血糖症

一、病因

胰岛素分泌过多和作用过强，或对抗胰岛素的反调节激素分泌和作用过弱，无是论相对的或绝对的，均可导致低血糖症的产生。饥饿、营养缺乏、吸收不良、肝肾损害和肝糖原产生减少等均可助长低血糖症的发生。血糖降低到一定水平，势必使神经－内分泌－体液中葡萄糖底物发生防御和适应性改变，如胰岛素分泌减少，胰高血糖素分泌增加，肝糖自身调节增强，肝糖产生增加，血糖随之升高。

二、临床表现

临床表现包括：①起病急；②饥饿感明显；③多汗；④心悸；⑤手发抖；⑥心率快；⑦头晕、嗜睡，甚至发生昏迷。

三、辅助检查

（1）尿糖阴性或弱阳性。

（2）尿酮阴性。

（3）血糖<2.8（3.0）mmol/L。

四、诊断

病史结合临床表现，实验室检查证实血糖显著降低即可诊断。

五、治疗

（1）轻者给予糖水或糖果。

（2）对意识不清者，给予50%葡萄糖注射液50～100 mL静脉注射。

（3）必要时加用氢化可的松100 mg。

（4）要时胰升糖素1～2 mg肌内注射。

（5）必要时适量使用镇静药物。

（6）对可能发生此病的患者监控血糖，预防发病。

六、体会

低血糖的治疗简单，关键是诊断。需特别注意：

（1）糖尿病患者在近期更换降糖药（特别是加用非法制造、销售“三无”降糖药）。

（2）近期增加降糖药剂量，特别是未监测血糖就自行盲目增加降糖药者。

（3）非糖尿病患者，近期进食量少，有服用可降低血糖的药物者。

（4）磺脲类药物，特别是格列本脲（优降糖）和含优降糖的相关制剂更易引起低血糖反应。

第四节　低血钾

一、病因

(1) 缺钾性低钾血症。

①钾摄入不足。

②钾排出过多：胃肠失钾；肾失钾；其他失钾。

(2) 转移性低钾血症。

(3) 稀释性低钾血症。

二、临床表现

(1) 神经－肌肉症状：肌肉软弱、肢体软瘫、呼吸困难，甚至发生窒息。

(2) 循环系统：心律失常、心搏骤停、心肌坏死。

(3) 泌尿系统：口渴、多饮、夜尿。

(4) 消化系统：恶心、呕吐、厌食、腹胀、肠蠕动减弱或消失、肠麻痹。

(5) 中枢神经系统：倦怠、软弱无力、精神不振、反应迟钝、嗜睡，甚至昏迷。

(6) 代谢紊乱：代谢性碱中毒。

三、辅助检查

(1) 血钾测定：血钾<3 mmol/L。

(2) 心电图提示：T 波平坦、倒置，U 波出现或更明显，ST 段下降。多源室性心动过速。

四、诊断

临床表现结合血钾测定可诊断。

五、治疗

(1) 积极治疗原发病。

(2) 轻度缺钾可口服钾盐。

(3) 重者可用 10%氯化钾注射液 15～30 mL 加入 5%～10%葡萄糖注射液 1000 mL 中，静脉滴注。

(4) 酸中毒者可用 31.5%谷氨酸钾 20 mL 加入 5%葡萄糖注射液中滴注。

(5) 预防低钾发生，食用富含钾食物。钾丢失多时及时补充。

第十一章　风湿病

第一节　风湿性疾病概述

一、定义

风湿性疾病是泛指影响骨、关节及其周围软组织，如肌肉、滑膜囊、肌腱、筋膜、神经等的一组疾病，不论其发病原因是感染性的、免疫性的、代谢性的、内分泌性的、退行性的（如骨关节炎等）、地理环境性的、遗传性的、中流行的等，它可以是周身性或系统性的，也可以是局限性的；可以是器质性的，也可以是精神性的或是功能性的。包括各种关节炎在内的弥漫性结缔组织病是风湿性疾病的重要组成部分。

二、分类

风湿性疾病按照发病机制、病理、临床特点可分为以下几类（表 11−1）。

表 11−1　风湿性疾病的分类

类别	包括的主要疾病名
弥漫性结缔组织病	系统性红斑狼疮（SLE）、类风湿关节炎（RA）、原发性干燥综合征（PSS）、系统性硬化（SSC）、多发性肌炎/皮肌炎（PM/DM）、混合结缔组织病（MITD）、血管炎等
脊柱关节炎	强直性脊柱炎（AS）、Reiter 综合征、银屑病关节炎、炎症性肠病关节炎等
退行性改变	骨关节炎（OA）等
与代谢和内分泌相关的风湿性疾病	痛风、假性痛风、免疫缺陷等
感染相关性	风湿热、反应性关节炎等
肿瘤相关性风湿病	原发性（滑膜瘤、滑膜肉瘤等），继发性（多发性骨髓瘤、转移瘤等）
神经、血管性疾病	神经性关节病、压迫性神经病变、雷诺病等
骨与软骨疾病	骨质疏松、骨软化、肥大性关节病、骨炎等
非关节性风湿病	关节周围病变、椎间盘病变、特发性腰痛等
其他	周期性风湿、间歇性关节积液、药物相关性风湿综合征、慢性活动性肝炎等

三、特点

弥漫性结缔组织病，简称结缔组织病，是风湿病的一大类（CTD），除有风湿病的慢性病程，肌肉、关节病变外，其尚有以下特点：

（1）属于自身免疫性疾病。

（2）病理改变以血管和结缔组织慢性炎症为基础。

（3）病变累及多个系统，包括肌肉、骨骼系统。

（4）异质性，即同一疾病，在不同患者的临床表现和预后差异甚大。

（5）对糖皮质激素的治疗有一定反应。

（6）疾病多为慢性病程，逐渐累及多个器官和系统，只有早期诊断、合理治疗，才能得到良好的预后。

四、临床表现

风湿性疾病是涉及多学科、多系统的疾病，其临床表现较复杂。常包括四肢、脊柱等关节病表现和全身多器官损害表现（表11－2和表11－3）。

表11－2　常见关节炎的关节表现特点

关节	RA	AS	OA	痛风	SLE
起病	缓	缓	缓	急骤	不定
首发	近指间、掌指关节	腕、膝、髋、踝关节	膝、腰、远指间关节	大拇指	手关节或其他部位
疼痛性质	持续性，休息后加重	休息后加重	活动后加重	剧烈、夜间加重	不定
肿性质	软组织	软组织	骨性肥大	肿伴红、热	少见
畸形	常见	部分	小部分	少见	偶见
演变	对称性多关节炎	不对称性大关节、小关节炎	负重关节明显	反复发作	
脊柱炎和/或偶有骶髂关节病变	偶有	必有，功能受限	腰椎增生，唇样变	无	无

表11－3　常见弥漫性结缔组织病的特异性临床表现

疾病	特异性临床表现
SLE	颊部蝶形红斑，蛋白尿，溶血性贫血，血小板减少，多浆膜炎
pSS	口、眼干，腮腺肿大，多发龋病，肾小管性酸中毒，高铁血红蛋白症
皮肌炎	上眼睑红肿，Gottron征，颈部V形充血，肌无力
系统性硬化病	雷诺现象，指端缺血性溃疡，硬指，皮肤肿硬失去弹性
Wegener肉芽肿	鞍鼻，肺迁移性浸润影或空洞
大动脉炎	无脉
白塞病	口腔溃疡，外阴溃疡，针刺反应

五、实验室检查

（一）一般检查

血常规、尿常规、肝肾功能对确诊风湿病有较大的帮助。

（二）特异性检查

1. 关节镜和关节液检查

关节镜：多应用于膝关节。

关节液：主要用于鉴别炎症性和非炎症性的病变以及导致炎症的可能原因。白细胞分类和计数：非炎症性关节液的白细胞总数常小于 2000×10^6/L，中心粒细胞不高；而炎症性关节液的白细胞总数常高达 20000×10^6/L，中性粒细胞达 70%；化脓性关节液外观呈脓性，且其白细胞数更高。

2. 自身抗体的检测

对风湿病的诊断和鉴别诊断具有重要意义。

（1）抗核抗体（ANAs）谱：包括抗 DNA、抗组蛋白、抗非组蛋白（又称抗 ENA 系列）、抗核仁四大类抗体。抗 ANAS 阳性的患者要考虑结缔组织病的可能。

（2）类风湿因子（RF）：可见于 RA、pSS、SLE、SSC 等多种弥漫性结缔组织病（CTD）。在诊断明确的 RA 中，RF 滴度可判断其活动性。

（3）抗中性粒细胞胞浆抗体（ANCA）：对血管炎病尤其是 Wegener 肉芽肿的诊断和活动性判断有帮助。

（4）抗磷脂抗体。

（5）抗角蛋白抗体谱：是一组不同于 RF 而对 RA 有较高特异性的自身抗体。抗核周因子（APF）、抗角蛋白（AKA）的靶抗原为细胞骨架的基质蛋白，抗体 AFA 与 APF、AKA 均可出现在 RA 的早期。环瓜氨酸多肽（CCP）段是聚角蛋白微丝蛋白的主要抗原，CCP 抗体在 RA 有较 AFA 更好的敏感性和特异性（表 11－4）。

表 11－4　不同的弥漫性结缔组织病的自身抗体

疾病	ANA 谱	抗磷脂抗体	ANCA	抗角蛋白抗体
SLE	抗 dsDNA 抗组蛋白抗体 抗 Sm 抗体 抗 SSA 抗体	阳性	少见	
pSS	抗 SSA 抗体 抗 SSB 抗体	阳性	少见	
混合性结缔组织病（MCTD）	抗 RNP 抗体			
DM/PM	抗合成酶（Jo－1）抗体			

续表11－4

疾病	ANA谱	抗磷脂抗体	ANCA	抗角蛋白抗体
SSC	ACA（抗着丝点抗体） 抗Sc1－70抗体 抗核仁抗体			
RA				APF AKA AFA 抗CCP抗体
系统性坏死性血管炎			ANCA	
Wegener肉芽肿			c－ANCA（PR3）	
显微镜下多血管炎（MPA）			p－ANCA（MPO）	
变应性肉芽肿血管炎			p－ANCA（MPO）	

3．补体

测定血清总补体（CH50）、C3和C4有助于SLE和血管炎的诊断、活动性和治疗后反应的判断。SLE患者CH50的降低往往伴有C3或C4的降低。

4．病理

活体组织病理检查所见对风湿病的诊断有决定性意义，并有指导治疗的作用。

六、影像学检查

X线检查：简单易行，但不易发现较小的骨、关节的破坏病灶，且对关节周围软组织病变除肿胀和钙化点外难于发现其他病变。因此，对早期的关节炎不敏感。

CT检查：用于检查有多层组织重叠的病变部位，如骶髂关节、股骨头、胸锁关节、退行性椎间盘病变等。

磁共振成像（MRI）：对关节炎、骨髓炎、骨坏死、软组织脓肿、肌肉外伤、肌炎急性期及脑病等均有帮助。

血管造影：对结节性多动脉炎、大动脉炎可以明确诊断和病变范围。

七、治疗

（一）急诊处理

常见于关节炎肿痛突然加重或由于风湿病引起的身体器官功能异常引起，如痛风患者的关节炎急剧发病，SLE引起心、肺及肾脏功能障碍等。处理措施：①器官的功能支持；②迅速而有效的止痛措施。包括非类固醇类抗炎药、糖皮质激素等，必要时，可静脉用药。

（二）药物治疗

（1）非类固醇类抗炎药（非甾体抗炎药，NSAID）：用于风湿病的各类关节肿痛的对症治疗。副作用包括胃肠不良反应，甚者出现溃疡、出血、穿孔；其他如水肿、电解质紊乱、血压升高，严重者出现可逆性肾功能不全等。

（2）糖皮质激素：有强而快速的抗炎作用。长期应用可出现不良反应，如感染、高血压、糖尿病、骨质疏松、股骨头无菌坏死等

（3）改变病情抗风湿药物：可以防止和延缓 RA 关节骨质破坏的药物；其特点是起效慢，停药后药物的作用消失亦慢；包括柳氮磺吡啶、抗疟药、青霉胺、硫唑嘌呤、甲氨蝶呤、来氟米特、环磷酰胺等。

（三）其他治疗

丙种球蛋白、血浆置换、血浆免疫吸附治疗，矫形治疗，物理治疗、手术治疗、锻炼、教育等。

♥现代风湿病理论发展迅速，包括的疾病较多。风湿病绝对不等于风湿热、风湿性关节炎、类风湿关节炎；化验项目也不仅仅是抗 O、类风湿因子和血沉；治疗措施也不只有阿司匹林。

第二节　系统性红斑狼疮

一、病因

（1）遗传因素。

（2）环境因素。阳光、药物及微生物病原体等。

（3）雌激素。女性患者明显多于男性，好发于 20～30 岁育龄女性。

二、临床表现

（一）全身表现

（1）发热。约 90％的患者发热，以低、中热为常见，热型不定。

（2）其他，如疲倦、乏力、体重下降等。

（二）皮肤黏膜

（1）皮疹，80％患者在病程中出现，包括颊部蝶形红斑、丘疹，盘状红斑，指、掌部或甲周红斑，指端缺血，面部及躯干皮疹。其中以颊部蝶形红斑最具特征性。

（2）光过敏，约 4％。

（3）浅表皮肤血管炎可表现为网状青斑。

（4）口腔溃疡，约 30％。

（5）脱发，40％。

（6）雷诺现象，30％。

（三）肌肉骨骼

关节痛，出现在指、腕、膝关节，为对称性多关节疼痛、肿胀，无骨质破坏，可有

肌痛。

（四）浆膜炎

半数以上患者在急性发作期出现多发性浆膜炎，包括双侧中小量胸膜腔、心包积液。

（五）器官损伤表现

系统性红斑狼疮（SLE）可造成周身系统和器官受累。

（1）肾：几乎所有患者的肾组织都有病理变化，临床表现为蛋白尿、血尿、管型尿、肾性高血压、肾功能不全等。

（2）心血管系统：心包炎最常见；10％的患者有心肌损害，可有气促、心前区不适、心律失常，严重者可发生心力衰竭；冠状动脉受累，表现为心绞痛和心电图 ST－T 改变，甚者出现急性心肌梗死；疣状心内膜炎。

（3）肺：表现为胸腔积液、狼疮性肺炎、肺间质病变、肺动脉高压等。

（4）神经系统：轻者仅有偏头痛、性格改变、记忆力减退或轻度认知障碍，重者可出现脑血管意外、昏迷、癫痫持续状态等。

（5）消化系统：表现为食欲减退、腹痛、呕吐、腹泻或腹水等，部分患者可能以此作为首发表现。可出现血清转氨酶升高，一般无黄疸，肝不一定肿大。少数可并发急腹症，如胰腺炎、肠坏死、肠梗阻等。

（6）血液系统：表现为贫血、白细胞减少或淋巴细胞绝对数减少以及血小板减少。可出现颈部和腋下淋巴结无痛性轻、中度肿大和脾大等。

（7）眼：可出现眼底出血、视乳头水肿、视网膜渗出物等眼底变化和视神经受累。二者均影响视力，重者在数日内致盲。

（六）其他

（1）抗磷脂抗体综合征：可出现在 SLE 的活动期。其临床表现为动脉和/或静脉血栓形成，习惯性流产，血小板减少，反复出现抗磷脂抗体等。

（2）干燥综合征。

三、辅助检查

（一）一般检查

一般检查如血、尿常规，血沉等。

（二）自身抗体检查

1．抗核抗体谱

（1）抗核抗体（ANAs）：见于几乎所有的 SLE 患者。由于其特异性低，阳性不能作为 SLE 与其他结缔组织病的鉴别。

（2）抗 dsDNA 抗体：诊断 SLE 的标记抗体之一，多出现在 SLE 的活动期，且抗体的量与活动性密切相关。

（3）抗 ENA 抗体。

①抗 Sm 抗体：为诊断 SLE 的标记性抗体之一。

②抗 RNP 抗体：往往与 SLE 的雷诺现象和肌炎相关。

③抗 SSA（Ro）抗体：出现在 SLE、SLE 合并干燥综合征时有诊断意义。

④抗 SSB（Lo）抗体：临床意义与抗 SSA 相同，但阳性率较低。

⑤抗 rRNP 抗体：血清中出现本抗体代表 SLE 在活动期，往往指示有 NP 狼疮或其他重要内脏的损害。

（4）抗磷脂抗体。可诊断是否合并有继发性抗磷脂抗体综合征。

（5）抗组织细胞抗体。

（6）其他。

（7）补体，包括总补体 CH50、C3、C4 的检测。补体低下，尤其是 C3 下降是 SLE 活动的指标之一。C4 降低除表示 SLE 活动外，还可能是 SLE 易感性的表现。

2. 狼疮带试验

阳性代表 SLE 活动性。

3. 肾活检病理

对狼疮肾炎的诊断、治疗和预后的估计均有价值。

4. 影像学检查

有助于早期发现器官损害。

四、诊断与鉴别诊断

按照 1997 年美国风湿病学会 SLE 分类标准可分为：

（1）颊部红斑。

（2）盘状红斑。

（3）光过敏。

（4）口腔溃疡。

（5）关节炎。

（6）浆膜炎：胸膜炎或心包炎。

（7）肾脏病变：尿蛋白>0.5 g/24 小时或＋＋＋或管型。

（8）神经系统异常：抽搐或精神病（除外药物或其他原因）。

（9）血液学异常：溶血性贫血，或白细胞减少，或淋巴细胞减少，或血小板减少。

（10）免疫学异常：抗 dsDNA 抗体阳性，或抗 Sm 抗体抗阳性，或磷脂抗体阳性。

（11）抗核抗体阳性。

上述 11 项中，如果阳性指标超过 4 项，可诊断 SLE。

SLE 应与类风湿关节炎、各种皮炎、癫痫、精神病、特发性血小板减少性紫癜以及原发性肾小球肾炎等疾病鉴别。

五、病情严重性的判断

依据受累器官的部位和程度。如脑受累，出现肾脏病变以及肾功能不全等预示病情较重，合并肺部或其他部位感染、高血压、糖尿病等则使病情加重。

六、治疗

SLE 目前尚不能根治，但合理治疗可使病情缓解。

（一）糖皮质激素

常用泼尼松、泼尼松龙或甲泼尼龙，鞘内注射药物有地塞米松。

（1）不甚严重的病例试用泼尼松或泼尼松龙每天 0.5～1 mg/kg，晨起顿服，病情稳定后 2 周或 8 周逐渐减量至 0.5 mg/kg，应逐渐放慢减药速度，维持量尽量泼尼松少于 10 mg/d。

（2）急性暴发性危重 SLE，如急性肾衰竭、NP 狼疮的癫痫发作或明显精神症状、严重溶血性贫血等。用甲泼尼松龙 500～1000 mg，溶于葡萄糖 250 mL 中，缓慢静脉滴注，每天 1 次，连用 3 天。接着使用大剂量的泼尼松。

（二）免疫抑制剂

活动程度较严重的 SLE，应给予大剂量的激素和免疫抑制剂。

（1）环磷酰胺。CTX 冲击疗法：每次剂量为 8～16 mg/kg（0.5～1.0 g/m²）加入 0.9%氯化钠注射液 250 mL 中，静脉缓慢滴注（静脉滴注时间大于 1 小时），除病情危重者每 2 周冲击 1 次外，通常每 4 周冲击治疗 1 次，冲击 6 或 8 次后，病情明显好转者，改为每 3 个月冲击 1 次，至活动静止后 1 年，可停止冲击。

（2）硫唑嘌呤。1～2 mg/kg，口服。

（3）环孢素。

（4）吗口替麦考酸酯（麦考酚吗乙酯）。

（5）羟氯喹。

（6）雷公藤多苷。

（三）静脉注射大剂量丙种球蛋白

适用于某些病情严重而体质极度衰弱或（和）并发全身严重感染者。一般每天 0.4 g/kg，静脉滴注，连用 3～5 天为 1 个疗程。

（四）其他治疗

（略）

♥SLE 可造成几乎周身每一系统和器官受累，可表现各个系统临床表现。所以，一定要想到本病的可能，尤其是女性患者。患者急诊的原因主要是心、肾、脑、肺等重要器官的功能异常。

第三节　痛风

痛风是嘌呤代谢紊乱和（或）尿酸排泄障碍所致尿酸增高导致的一组异质性疾病。其临床特点表现为高尿酸血症、急（慢）性关节炎、痛风石沉积、关节畸形、慢性间质性肾炎和肾尿酸结石形成。痛风可分为原发性和继发性两大类。

一、病因和发病机制

（一）高尿酸血症的形成

（1）尿酸排泄减少。

（2）尿酸生成增多。主要是酶的缺陷所致。

（3）原发性高尿酸血症常伴肥胖、糖尿病、动脉粥样硬化、冠心病和高血压等。

（二）痛风的发生

（1）临床上仅有部分高尿酸血症患者发展为痛风。

（2）血尿酸浓度过高和（或）在酸性环境下，尿酸结晶析出，沉积在骨关节、肾和皮下等组织中，造成组织病理改变，导致痛风的发生。

（3）原发性痛风少数为尿酸生成增多，大多数由尿酸排泄障碍引起。

（4）痛风患者常有阳性家族史，痛风的发生与多基因遗传缺陷有关。

（5）继发性痛风主要由肾脏疾病致尿酸排泄减少、骨髓增生性疾病致尿酸生成增多、某些药物抑制尿酸排泄等多种原因所致。

二、临床表现

原发性痛风多见于中老年人，患者多在 40 岁以上，男性占 95％以上，女性多在更年期前后发病。近年来，痛风的发病率有逐年增长的趋势。

（一）无症状期

患者仅有尿酸增高，男性和绝经期女性的血尿酸大于 420 μmol/L，绝经前女性血尿酸大于 350 μmol/L。

（二）急性关节炎期

急性关节炎是痛风的首发症状，关节炎的特点如下：

（1）常在午夜或晨起时突然发病，疼痛剧烈，患者多因疼痛而惊醒。最常见的发病部位是踇趾的第一跖趾关节，其余依次是踝、膝、腕、指、肘等关节。

（2）给予秋水仙碱治疗后，关节炎症状可以迅速缓解。

（3）可伴发热、白细胞增高、血沉增快等、

（4）初次发作常呈自限性。

（5）伴高尿酸血症。

（6）关节腔滑囊液偏振光显微镜检查，可见白细胞内有双折光的针形尿酸盐结晶，是确诊本病的依据。

（7）受寒、劳累，饮酒，高蛋白质、高嘌呤饮食，穿紧鞋，外伤，手术，感染等是常见的发病原因。

（三）慢性关节炎期

痛风石是痛风的一种特征性临床表现。常见于耳廓、指间和掌指关节，成为多关节受累，多见于关节远端，表现为关节肿胀，僵硬、畸形和周围组织的纤维化和变性。

（四）肾脏病变

表现为痛风性肾病和尿酸性尿路结石。

三、实验室及其他检查

（1）血尿酸测定。采用血清标本，尿酸氧化酶法。正常男性为 150～380 μmol/L（2.4～6.4 mg/dl），女性为 100～300 μmol/L（1.6～5.0 mg/dl）。女性更年期后接近男性。

（2）尿酸测定。限制嘌呤饮食后 5 天后检测，每天尿酸排出量仍超过 3.57 mmol/L。

（3）滑囊液或痛风石内容物检查。

（4）X 线检查。急性关节炎期可见非特异性软组织肿胀。慢性期或反复发作后，可出现软骨缘破坏、关节面不规则。特征性表现为呈圆形或不整齐的穿凿样、凿孔样、虫蚀样圆形或弧形骨质透亮缺损。

（5）CT、MRI 检查。CT 可见不均匀的斑点状高密度痛风石影像。MRI 的 T_1 和 T_2 加权像呈斑点状低信号。

四、诊断、鉴别诊断

男性和绝经后女性血尿酸＞420 μmol/L（7.0 mg/dl），绝经前女性血尿酸＞350 μmol/L（5.8 mg/dl）可诊断高尿酸血症。如出现特征性关节炎表现、尿路结石或肾绞痛发作伴高尿酸血症，应考虑痛风。关节液检查或痛风石活检证实为尿酸盐结晶可做出诊断。

五、治疗

（一）防治目的

（1）控制高尿酸血症，预防尿酸盐沉积。

（2）迅速终止假性关节炎发作。

（3）防止尿酸结石形成和肾功能损害。

（二）一般治疗

（1）饮食控制，限制总热量摄入，防止肥胖。

（2）限制高嘌呤食物（如心、肝、肾、脑、鱼虾类、海蟹、肉类、豆制品、酵母等）。

（3）禁饮酒。

（4）多饮水，每天在 2000 mL 以上。

（5）不使用抑制尿酸排泄的药物，如噻嗪类利尿药。

（6）避免诱发因素并积极治疗相关疾病。

（三）痛风性关节炎急性期的治疗

绝对卧床休息，抬高患肢，避免患侧关节负重，迅速给予秋水仙碱。

（1）秋水仙碱。秋水仙碱是治疗痛风性关节炎的特效药物。

①口服：应用广泛。初始剂量为 1 mg，随后 0.5 mg/h，或每 2 小时 1 mg，直到症状缓解，或患者出现恶心、呕吐、水样腹泻等胃肠不良反应。第 1 日最大剂量 6～8 mg。若用至最大剂量，症状无明显改善时，应及时停药。如果开始口服即出现严重的胃肠反应，应考虑静脉用药。90％的患者口服秋水仙碱后 48 小时内疼痛缓解。继续用 0.5 mg，每天 2 或 3 次，维持数天后停药。

②静脉用药：静脉用秋水仙碱 1～2 mg 溶于 20 mL0.9％氯化钠注射液中，缓慢静脉注射，5～10 分钟注射完成，如病情需要，可在 4～5 小时后重复注射 1 mg，24 小时总剂量不超过 4 mg。注射时应严防液体外渗。静脉给药可出现骨髓抑制、肾衰竭、弥散性血管内凝血等严重不良反应。国内极少应用。

（2）非甾体类抗炎药。症状好转后减量，5～7 天停药。

①常用吲哚美辛，初始剂量 75～100 mg，随后 50 mg，6～8 小时 1 次。

②双氯芬酸，50 mg，每天 2 或 3 次。

③布洛芬，0.3～0.6 单位，每天 2 次。

（3）糖皮质激素。它在上述治疗无效或因严重不良反应不能使用秋水仙碱和非甾体类抗炎药时使用。糖皮质激素起效快、缓解率高，但出现症状的反跳。

①泼尼松，起始量为 0.5～1 mg/(kg・d)，3～7 天迅速减量或停药，疗程不超过 2 周。

②ACTH 50 U 溶于葡萄糖注射液中缓慢静脉滴注，可同时口服秋水仙碱 1～2 mg/d，以防止症状反跳。

（四）高尿酸血症的治疗

（1）排尿酸药物。

①苯溴马隆，常用量 25～100 mg，每天 1 次。

②丙磺舒，初始剂量 0.25 g，每天 2 次，2 周后逐渐增加剂量，每天最大剂量不超过 2 g。

③磺吡酮，初始 50 mg，每天 2 次，渐增至 100 mg，每天 3 次。

（2）抑制尿酸生成药物，常用别嘌醇，100 mg，每天 2～4 次，最大剂量每天 600 mg。待血尿酸降至 360 μmol/L 以下后减量至最适宜维持量。

（3）碱性药物，常用碳酸氢钠，成人 3～6 g/d，口服。

第十二章　神经系统急症

第一节　脑梗死

一、病因

（1）动脉管壁病变。最常见的是高血压、糖尿病、高脂血症和高龄引起的脑动脉粥样硬化和小动脉纤维玻璃样变。

（2）动脉壁外受压。动脉周围的占位性病变如肿瘤、炎症性占位病变等压迫动脉，使动脉管腔狭窄甚至闭塞，导致远端脑组织坏死。

（3）血液成分改变。血液中的血小板、脂质、胆固醇、纤维蛋白原、红细胞等的数量过多或功能异常引起血液黏稠度增加，导致动脉血栓形成。

（4）血流动力学改变。在脑动脉管腔狭窄的条件下，当平均动脉压低于 70 mmHg 时，脑动脉自动调节功能障碍，动脉末端的分水岭区域的脑组织出现坏死。

二、诊断要点

（一）临床表现

（1）患者多为有高血压、糖尿病、冠心病病史的老年人。

（2）颈内动脉血栓形成，可表现为一侧轻偏瘫、同向偏盲，或完全性偏瘫、偏身感觉障碍、失语、失认等。

（3）大脑中动脉血栓形成，皮质支闭塞可出现中枢性偏瘫、偏身感觉障碍，以头面部和上肢为重；优势半球受损有运动性或感觉性失语。中央支闭塞将出现对侧偏瘫、偏身感觉障碍。大脑中动脉起始段闭塞同时有皮质支和中央支闭塞的表现，且因广泛脑水肿常有昏迷，严重颅内高压可致脑疝而导致患者死亡。

（4）大脑前动脉血栓形成，大脑前动脉分出的前交通动脉远端闭塞，可引起对侧偏瘫和偏身感觉障碍，下肢重于上肢。若旁中央小叶受损，可有大、小便失禁。

（5）基底动脉主干闭塞，患者可突发眩晕、呕吐、共济失调，迅速出现昏迷、面部与四肢肌肉瘫痪、去脑强直、眼球固定、瞳孔缩小、高热、甚至呼吸循环衰竭。

（6）椎-基底动脉不同部位的旁中央支和长旋支闭塞，表现为各种临床综合征。体征的共同特点有下列之一：①交叉性瘫痪或感觉障碍；②双侧运动或感觉缺失；③小脑功能障碍；④眼球协同运动障碍；⑤偏盲或皮质盲。此外，患者还可以出现 Horner 征、眼球震颤、构音障碍等。

（7）大脑后动脉血栓形成，皮质支闭塞时引起枕叶皮质梗死，表现为对侧偏盲，但中心视野保存。中央支闭塞可导致丘脑梗死，表现为丘脑综合征：对侧偏身感觉减退、感觉异常，丘脑性疼痛和锥体外系症状。

（8）小脑梗死。较少见。表现为偏侧共济失调、肌张力降低、平衡障碍和站立不稳，眼球震颤、眩晕、呕吐，随后因继发性脑水肿出现头痛、意识障碍。

（二）辅助检查

（1）头颅 CT 检查。发病 24 小时后，CT 可显示边界不清的低密度梗死灶。发病在 24 小时内或病灶过小或位于脑干、小脑时，CT 常不能显示。

（2）头颅 MRI 检查。一般发病 6～12 h 后，可显示 T_1 低信号、T_2 高信号的梗死灶，并能发现脑干、小脑或 CT 不能显示的小病灶。

（3）血管造影。磁共振血管造影、CT 血管造影或数字减影血管造影可发现病变动脉狭窄、闭塞和硬化的情况。

（4）血常规、尿常规、血糖、电解质、心电图有助于鉴别诊断和了解全身情况。

三、治疗

（一）一般治疗

（1）维持呼吸功能。经鼻导管吸氧，有意识障碍者必要时应开放气道并进行辅助通气。

（2）调整血压，除去血压升高的诱因，并给予脱水治疗。若血压仍高于 200/120 mmHg或可能损害心脏功能时，予以降压。可选用硝酸甘油，用药的同时严密检测血压，使血压维持在 185/105 mmHg 左右。

（3）控制血糖，空腹血糖高于 9.0 mmol/L 时，应用胰岛素控制血糖。

（4）控制体温，发热患者应予以病因治疗，用物理降温，必要时使用退热药。

（5）预防并发症，昏迷或肢体瘫痪时，应按时翻身。鼓励患者早期在病床上适当活动肢体，预防肺栓塞、下肢静脉血栓、压疮、肌痉挛等。注意口腔护理，保持大、小便通畅。

（6）营养支持。意识清楚、胃肠道功能正常者尽早进食。昏迷或不能进食者，可经胃管鼻饲。频繁呕吐或有上消化道出血者行静脉营养。

（二）超早期溶栓治疗

溶栓治疗的目的是恢复梗死区血流灌注，减轻神经元损伤，挽救缺血半暗带。溶栓治疗包括静脉溶栓疗法和动脉溶栓疗法。

（三）脑保护治疗

（1）自由基清除剂。可使用过氧化物歧化酶、巴比妥盐、维生素 E 和维生素 C、21－氨基类固醇、依达拉奉等。

（2）阿片受体阻断剂。纳洛酮 2～4 mg 入液静脉滴注，每天一次。

（3）电压门控性钙拮抗剂。尼莫地平或盐酸氟桂利嗪。

（4）兴奋性氨基酸受体阻断剂。

（四）抗凝治疗

常用药物包括肝素、低分子量肝素及华法林等，治疗期间应注意检测凝血四项，须备有维生素 K、硫酸鱼精蛋白等拮抗剂，处理可能的出血并发症。

（五）降纤治疗

可选择的药物包括巴曲酶、去纤酶（降纤酶）、安克洛和蚓激酶等，巴曲酶首剂 10 BU，以后隔日用 5 BU，静脉注射，共 3 或 4 次，安全性较好。

（六）抗血小板治疗

急性脑梗死患者发病 48 小时内用阿司匹林 100～300 mg/d，可降低病死率和复发率，推荐使用。但溶栓和抗凝治疗时不要需同时使用，会增加出血风险。抗血小板聚集剂如噻氯匹定、氯吡格雷等也可应用。

（七）脱水治疗

大面积脑梗死有明显颅内高压时，应用脱水降低颅内压。常用 20%甘露醇、呋塞米、甘油果糖等。

（八）外科治疗

大面积脑梗死导致颅内高压、脑疝而危及生命时，可行开颅去骨瓣减压术。

♥急性脑梗死的超早期溶栓治疗：

（1）静脉溶栓治疗：常用溶栓药物包括：①尿激酶（UK），50～150 万 U 加入 0.9%氯化钠注射液 100 mL，在 1 小时内静脉滴注完毕；②重组组织型纤溶酶原激活物（rt-PA），一次用量 0.9 mg/kg，最大剂量<90 mg，10%的剂量先用于静脉推注，其余剂量在约 60 分钟内持续静脉滴注。

（2）动脉溶栓治疗：作为脑卒中急性治疗，可在 DSA 直视下进行超选择介入动脉溶栓。尿激酶动脉溶栓合用小剂量肝素静脉滴注，可能对出现症状 3～6 小时的大脑中动脉分布区脑梗死的患者有益。

第二节　脑出血

一、病因

（1）高血压性脑出血是非创伤性颅内出血最常见的病因。

（2）其他病因包括脑动脉粥样硬化、血液病、脑淀粉样血管病、动脉瘤、动静脉畸形、脑底异常血管网（Moyamoya 病）、脑动脉炎、硬膜静脉窦血栓形成、夹层动脉瘤、原发性或转移性肿瘤、梗死后脑出血、抗凝或溶栓治疗等。

二、诊断要点

（一）临床表现

（1）脑出血多发生在 50 岁以上、血压控制不良的高血压患者。患者常在体力活动或情绪激动时突然发病。出现头痛、呕吐、意识障碍等全身性症状和偏瘫、偏身感觉障碍、失语等局灶性神经体征。临床表现的轻重主要取决于出血量和出血部位。

（2）壳核出血，为高血压脑出血最常见的类型。主要表现为对侧偏瘫、偏身感觉障碍和同向偏盲，出血位于优势半球时患者有失语。出血量大扩展至额叶或破入脑室可导致患者颅内高压、昏迷甚至死亡。

（3）丘脑出血。典型症状是偏身感觉障碍，向外压迫内囊致对侧偏瘫、偏身感觉障碍和同向偏盲；向内破入脑室引起高热、昏迷和瞳孔改变。

（4）脑叶出血。额叶出血表现为精神异常、摸索、强握等；颞叶出血表现为幻视、幻听、感觉性失语等；顶叶出血为单侧下肢感觉障碍、失用等；枕叶出血为皮质盲。

（5）脑干出血。中脑出血表现为同侧或双侧动眼神经损害，伴对侧或双侧锥体束征。大量出血者，双侧瞳孔散大，深度昏迷，立即死亡。脑桥出血表现为昏迷、四肢瘫痪、针尖样瞳孔、中枢性高热、呼吸不规则，多在48小时内死亡。小灶出血者表现为眩晕、交叉性瘫痪或感觉障碍，预后较好。延髓出血表现为突然出现昏迷、血压下降、呼吸节律不规则、心律失常、继而死亡。

（6）小脑出血。表现为突发后枕部疼痛、头昏或眩晕、恶心、呕吐、站立不稳和步态不稳、肢体共济失调、眼球震颤。出血量大时血肿压迫脑干引起患者昏迷，甚至枕骨大孔疝而死亡。

（7）脑室出血，表现为头痛、恶心、呕吐、Kernig征阳性，伴或不伴意识障碍。出血量大者表现为立即昏迷、四肢瘫痪，瞳孔先缩小随后散大，高热、呼吸深大、去皮质强直，并迅速死亡。

（二）辅助检查

（1）头颅CT检查。临床一旦怀疑脑出血应立即行CT检查，对指导治疗、估计预后有重要价值。

（2）头颅MRI检查。可以早期诊断脑出血，但因耗时较长，不如CT检查快捷、简便。

（3）脑脊液检查。无CT设备时，病情不十分严重、无明显颅内高压时可慎重腰穿。

（4）血、尿常规，血糖，电解质检查及心电图检查。有助于鉴别诊断和了解全身情况。

三、治疗

（一）急救措施

对心搏呼吸停止的患者，进行心肺复苏。生命体征不稳定者，进行严密监护，并给予有力的支持治疗。原则上应就地治疗，避免长途搬运，安静休息；保持呼吸道通畅，必要时，行气管插管。

（二）一般治疗

（1）脱水治疗。根据颅内高压的程度和患者的心、肾功能来选择脱水剂。可选用甘露醇、呋塞米、人血白蛋白、甘油果糖等。

（2）调控血压。经脱水降低颅内压，并排除其他因素（如烦躁、膀胱充盈等）引起的血压升高，收缩压>200 mmHg、舒张压>120 mmHg时才行降压处理。

（3）止血治疗。对高血压脑出血无效，但因凝血障碍性疾病所致时必须应用。

（4）并发症的处理：

①上消化道出血。可使用西咪替丁、雷尼替丁、奥美拉唑等药物；严重时需输血。

②肺部感染。最常见。除应用敏感抗生素外，应及时翻身拍背，清除口腔及气管内分

泌物，防止反流和误吸。

（5）手术治疗。患者发病时出血量大，小脑、丘脑出血>10 mL 或血肿直径>3 cm，壳核出血量>30 mL，或颅内压明显增高，保守治疗显然无效的重症患者，应及时手术。

（6）微创颅内血肿清除术，若患者年龄偏大，心脏、肺、肝、肾等器官功能差，加上脑出血这一巨大的刺激作用，对开颅等大手术耐受性差者，建议进行微创颅内血肿清除术。该手术创伤小，且费用低，可受到较好的治疗效果。

第三节　蛛网膜下腔出血

一、病因

（1）粟粒样动脉瘤破裂，是蛛网膜下腔出血（SAH）最常见病因，约占 75%。

（2）动静脉畸形，约占 10%，多见于青年人。

（3）梭形动脉瘤，高血压、动脉粥样硬化所致。

（4）脑底异常血管网，占儿童 SAH 的 20%。

（5）其他。如霉菌性动脉瘤、颅内肿瘤、垂体卒中、脑血管炎、血液病及凝血障碍性疾病、颅内静脉系统血栓和抗凝治疗并发症等引起的 SAH，占 10%。

二、诊断要点

（一）临床表现

（1）各种年龄均可发病，以青壮年多见。患者突然起病，发病前可有剧烈运动、情绪激动、咳嗽、用力等诱因。少数患者发病前有头痛、头晕、视物模糊或长期间歇性头痛的病史。

（2）主要症状为突然发生头部剧烈胀痛或炸裂样痛，位于前额、枕部或全头部，患者难以忍受，常伴恶心、喷射状呕吐。疼痛可放射到颈部或项背部。50%患者发病时有短暂的意识障碍或烦躁、瞻妄等精神症状。出血量大者在剧烈头痛、呕吐后随即出现昏迷，甚至立即呼吸、心搏停止。

（3）定位体征。除动脉瘤本身引起的损害外，起病时一般无局灶性体征。一侧动眼神经麻痹时，提示该侧大脑后动脉、基底动脉或小脑上动脉可能存在动脉瘤。

（4）脑膜刺激征。表现为颈强直、Kernig 征和 Brudzinski 征阳性。

（5）眼底改变。可见玻璃体后片状出血。

（6）并发症。可发生于病后的不同时期，可出现再出血、脑积水、脑动脉痉挛、上消化道出血、发热等。

（二）辅助检查

（1）头颅 CT 或 MRI 检查。CT 检查是诊断本病快速、安全的手段，应作为蛛网膜下腔出血的首选检查方法。

（2）脑脊液检查。腰穿见均匀血性脑脊液是诊断本病的主要依据。但 CT 检查已发现蛛网膜下腔出血者，不必再行腰穿。

（3）脑血管造影。数字减影血管造影、磁共振血管成像、CT 血管成像可显示动脉瘤或动静脉畸形的部位和供血动脉。

（4）经颅多普勒超声（TCD）。TCD 作为非侵入性技术可检测 SAH 后的脑血管痉挛。

（5）血常规、尿常规、血糖、电解质检查、心电图有助于鉴别诊断和了解患者的全身情况。

三、治疗

（1）一般治疗。

①应避免继续出血或再出血，原则上应就地诊治，避免搬动。病因未消除者必须绝对卧床休息 4～6 周，严禁起床大、小便，保持安静，避免过早起床活动、情绪激动、用力排便等。严重头痛、躁动不安者，给予适当镇痛、镇静药物。有肢体抽搐者，应及时应用抗癫痫药物。保持大、小便通畅。

②对症处理，保持呼吸道通畅，发热时可用物理降温，保证营养，维持水、电解质平衡。加强护理，防止压疮、肺炎及跌伤。

（2）止血治疗。可选用 6－氨基己酸（EACA）、氨甲苯酸（PAMBA）等药物。

（3）脱水治疗。根据病情选用甘露醇、呋塞米、白蛋白或甘油果糖等药物。

（4）防止并发症。

①防治脑积水，行脑脊液置换，清除血凝块。交通性脑积水可口服乙酰唑胺（醋氮酰胺）。

②防治脑血管痉挛，避免过度脱水以减少血管痉挛的发生。病因治疗后，给予尼莫地平治疗。

（5）病因治疗。动脉瘤或血管畸形破裂所致者，除外全身情况极差、病情极其严重者，都应早期手术治疗。

♥关于蛛网膜下腔出血的 DSA 检查

明确 SAH 诊断后需进行全脑血管造影（DSA）检查，DSA 可确定动脉瘤位置，发现烟雾病（mogamoga 病）、血管性肿瘤等可为 SAH 的病因诊断提供可靠依据，是制订合理外科治疗方案的先决条件。

第四节　短暂性脑缺血发作

一、病因

（1）微栓子学说。

（2）在颅内动脉有严重狭窄的情况下，血压的波动可使原来靠侧支循环维持血供的脑区发生一过性缺血。

（3）血液黏稠度增高等血液成分改变，如纤维蛋白原含量增高也与短暂性脑缺血发作（TIA）的发病有关。

（4）无名动脉或锁骨下动脉狭窄或闭塞所致的椎动脉－锁骨下动脉盗血也可引发 TIA。

二、诊断要点

中老年人突然出现局灶性脑损害症状并在 24 h 内完全恢复应考虑 TIA。如 CT 和 MRI 检查未发现相应病灶，排除其他病因后，可诊断为 TIA。

（一）临床表现

（1）多发生于 50 岁以上，有动脉硬化、高血压、糖尿病、冠心病或颈椎骨质增生者。在安静时或活动时突然起病，症状发展至高峰多在 2 分钟内，一般不会超过 5 分钟。反复发作者，每次发作时的神经症状基本相同，一般持续 2～20 分钟，在 24 小时内完全恢复，不遗留神经功能缺损。

（2）颈内动脉系统 TIA 的表现为短暂性偏瘫或单个肢体无力，面部、单个肢体或偏身感觉麻木，同向偏盲、单眼一过性失明等。发生在优势半球时患者可有失语。

（3）锥－基底动脉系统 TIA 表现为眩晕、复视、平衡失调和吞咽困难等。眩晕常伴有恶心、呕吐，一般无耳鸣。脑干不同部位损害时，可有交叉性瘫痪，单个肢体、单侧甚至双侧肢体无力或感觉障碍。少数患者出现一过性意识障碍，清醒后无任何症状。

（二）辅助检查

（1）CT 和 MRI 检查。头颅 CT 和 MRI 检查无异常发现，但 MRA 可见颅内动脉狭窄，发作时 MRI 弥散加权成像可发现脑局部缺血性改变。

（2）B 超多普勒断层扫描和 TCD 检查。颈动脉、椎动脉和心脏 B 超多普勒断层扫描可发现大动脉狭窄或心源性栓子的来源。TCD 可发现颅内大动脉狭窄所致的血流速度改变。

（3）数字减影血管造影（DSA）。它是评估颅内外动脉血管病变最准确的诊断手段（“金标准”）。

（4）颈椎 X 线摄影或 CT 检查。可见颈椎骨质增生、椎间隙狭窄等。

（5）血常规、尿常规、血糖、电解质检查、心电图有助于鉴别诊断和了解全身情况。

三、治疗

（1）控制危险因素。

（2）抗血小板聚集。

①大多数 TIA 患者首选阿司匹林治疗，剂量为 50～150 mg/d。

②也可使用小剂量阿司匹林（25 mg）加双嘧达莫缓释剂（200 mg）的复合制剂（片剂或胶囊），2 次/天。

③有条件者、高危人群或对阿司匹林不能耐受者可选用氯吡格雷，剂量为 75 mg/d。

④如果使用噻氯匹啶，在治疗过程中应注意检测血常规。

⑤频繁发作 TIA 时，可选用静脉滴注抗血小板聚集药物。

（3）抗凝药物。

①抗凝治疗不作为常规治疗药物。

②对于伴发心房颤动和冠心病的 TIA 患者，推荐使用抗凝治疗（感染性心内膜炎除外）。

③TIA 患者经抗血小板治疗，症状仍频繁发作，可考虑选用抗凝治疗。

(4) 降纤治疗。TIA 患者有时存在血液成分的改变，如纤维蛋白原含量明显增高。频繁发作的患者可考虑选用巴曲酶或降纤酶治疗。

♥关于 TIA 的介入治疗

若 TCD 检查有中一重度颅内外血管狭窄，建议进行 DSA 检查，进一步明确血管狭窄的部位及程度，若有适应证，应及时进行血管内支架置入术，防止 TIA 复发及脑梗死的发生。

第五节　癫痫及癫痫持续状态

一、病因

(1) 原发性癫痫。又称特发性癫痫，系目前诊断技术尚找不到明确病因的癫痫。这并不意味着“无原因”，仅是尚未找到病因，故又称隐源性癫痫。在这类患者的脑部并无可解释症状的结构变化或代谢异常，并且和遗传因素有较密切的关系。

(2) 继发性癫痫。指有明确病因的癫痫。例如：先天性疾病、神经变性性脑病、产前或围生期疾病、高热惊厥后遗症、头颅外伤、颅内占位性病变、中枢神经系统感染、脑血管疾病、代谢性疾病、中毒等。

二、诊断要点

(一) 临床表现

1. 部分性发作

发作涉及躯体的一部分，根据是否伴有意识障碍又分为部分发作（不伴意识障碍）及复杂部分发作（伴意识障碍）。

(1) 单纯部分发作。无意识障碍，伴有运动、感觉、自主神经症或精神症。脑电图显示痫性放电位于症状对侧的相应区域。

(2) 复杂部分发作，意识障碍伴有精神运动和颞叶性发作。脑电图示痫性放电位于一侧或双侧颞部或颞额部，呈不同步异常放电。

2. 原发性全面性发作

意识障碍常最早出现，发作一开始就显示双侧大脑半球同时受累，脑电图变化双侧同步。

(1) 强直阵挛发作，又称大发作。发作分为强直期、阵挛期和惊厥后期。

①强直期：骨骼肌持续收缩，喉肌痉挛时发出叫声，嚼肌强直可咬破舌头。颈和躯干先曲后反张，肢体由屈曲转为伸直。此期历时 10～20 s。

②阵挛期：表现为间歇的痉挛，每次痉挛均伴随一次短暂的肌松弛。经过 0.5～1 min 阵挛频率逐渐减慢，松弛时间逐渐延长，最后发作停止。此期持续 0.5～1 min。

③惊厥后期：出现短暂强直痉挛，引起牙关紧闭、大小便失禁。在一次深吸气后，呼吸恢复正常，随之心率、血压、瞳孔恢复正常，全身肌肉松弛，意识逐渐清醒。历时2～10 min。

患者醒后有头痛、全身酸痛、疲乏等症状，对发作过程全无记忆，不少患者意识恢复后即进入睡眠状态。

（2）强直发作。全身骨骼肌强直性痉挛，头眼偏向一方或后仰，躯干强直呈角弓反张，伴有自主神经系统症状，如苍白、面部潮红、瞳孔散大等。脑电图示低电压、快活动或约 10 Hz 波，逐渐降低频率，增加波幅。

（3）失神发作，又称小发作。突然发生或突然停止的意识障碍，每次发作持续 5～30 s 不等。发作后全无记忆。脑电图示双侧对称的 2.5～4 Hz 棘－慢波。

（4）肌阵挛发作，肌肉快速短暂地收缩，可遍及全身，也可以局限于面部、躯干、肢体或部分肌群。晨醒或将入睡时发作最多。脑电图示多棘－慢波或棘－慢波。

3. 癫痫持续状态

癫痫持续状态为长时间连续或反复发作，中间没有清醒期。各型癫痫发作均有成为持续状态的可能，为神经科急症，特别是强直阵挛性发作，若不及时抢救可危及生命。

（二）辅助检查

（1）常规及生化检查。血、尿、大小便；肝肾功能、血电解质及血气分析等。

（2）脑脊液检查。脑脊液常规、免疫球蛋白、癌细胞、梅毒抗体、囊虫抗原检查等。

（3）脑血管造影。有助于发现脑血管畸形或血管瘤。

（4）同位素扫描。有助于发现脑肿瘤、脑缺血等。

（5）脑 CT、MRI、SPECT 检查。可发现脑占位性病变及结构变化、脑局部葡萄糖代谢异常等。

（6）脑电图检查。对癫痫的诊断、定位、分类有很大的帮助。

三、治疗

（一）病因治疗

有明确病因的患者应进行病因治疗，除去病因有望根治。

（二）药物治疗

（1）用药原则。

①根据发作类型选择相应的抗癫痫药物，目前尚无所谓的“万能抗痫药”，不同的抗痫药对不同的发作可能更有效。

②长期规律性用药。治疗有效切勿任意停、减、换药。

③根据个体情况掌握用药方式。

（2）药物选择。

①苯妥英钠。对全部大发作和部分发作患者有效，也可用于精神运动性发作，对小发作和肌阵挛发作无效。

②卡马西平。对精神运动性发作效果更好，对大发作及小发作也有效。

③丙戊酸钠。对各种类型的发作均有效，尤其对大发作、失神发作、肌阵挛性发作有效。

④苯巴比妥。主要对大发作及部分发作有效。

⑤苯二氮䓬类。地西泮静脉注射主要用于大发作持续状态，硝西泮主要适合肌阵挛性发作、失神小发作。

（3）手术治疗。手术的目的是切除致痫病灶、阻断癫痫放电的传播、强化脑的抑制机制。

（三）癫痫持续状态的治疗

一旦考虑癫痫持续状态最好在 20 min 内完全控制，如在 30～60 min 内不能完全控制应考虑全身麻醉。

（1）生命体征的监护和并发症的处理。监护血压、呼吸、心电图、血氧饱和度等；防治并发症（如窒息、吸入性肺炎、脑水肿、感染、水和电解质紊乱、发热等）；给氧。

（2）药物治疗。地西泮静脉注射是治疗癫痫持续状态的最有效的药物。在应用地西泮后，立即加用长效抗癫痫药物（如苯妥英钠），以求彻底控制发作。

（四）癫痫诊疗方面新进展

（1）随着检测技术的进步（如 CT、MRI 及氨基酸分析技术的出现），很多所谓原发性癫痫逐渐找到了病因，所以原发性癫痫的范围会越来越窄。

（2）对药物难以控制的难治性癫痫，需将脑电图、动态脑电图、颅内电极脑电图、脑 MRI 等多项辅助检查结合起来，准确寻找致痫灶，请功能神经外科医生进行手术治疗。

第六节　癔症

一、病因

（1）心理因素。具有情感丰富、暗示性强、以自我为中心、富于幻想等癔症性格特点的人是癔症的易患因素。

（2）遗传。癔症发作具有家族遗传倾向。

二、诊断要点

（1）临床表现。

①癔症性精神障碍。

意识障碍。包括周围环境意识和自我意识障碍。对周围环境意识障碍以意识朦胧状态和昏睡较多见，严重者可出现癔症性木僵。自我意识障碍又称癔症性身份障碍，包括交替人格、双重人格、多重人格等。

情感爆发。情感爆发是癔症发作的常见表现。主要表现为在精神刺激后突然发作，患者时哭时笑、捶胸顿足、吵闹不安、自伤、伤人、毁物等。在人多时表现更明显，内容更丰富。历时数十分钟，可自行缓解。

癔症性遗忘，又称阶段性遗忘或选择性遗忘，表现为遗忘了某一阶段的经历或某一事件。

癔症性痴呆，表现为对简单问题给予近似回答的称为 Canser 综合征；表现为明显幼稚行为时称童样痴呆。

癔症性精神病，通常在有意识朦胧或漫游症的背景下出现行为紊乱、思维联想障碍或片断幻想等。发作时间较上述类型长，但一般不超过 3 周，缓解后无后遗症状。

②癔症性躯体障碍。

运动障碍，常表现为痉挛发作、局部肌肉抽动或阵挛、肢体瘫痪、行走不能等。

感觉障碍，包括感觉过敏、感觉缺失、感觉异常、癔症性失明、癔症性失聪等。

（2）辅助检查。因癔症为一精神障碍，患者并无器质性病变，故各项辅助检查均应正常。

（3）排除其他器质性疾病和其他精神病。

三、治疗

（1）暗示治疗。

（2）催眠疗法。适合于癔症性遗忘、多重人格、木僵状态以及情绪受到伤害或压抑的患者。可应用地西泮（安定）10 mg，静脉注射，应观察血压和呼吸等。

（3）行为治疗。多采用系统脱敏法循序渐进、逐步强化对患者的训练，适用于肢体或语言功能障碍的慢性病例。

（4）物理治疗。针刺或电兴奋对癔症性瘫痪、耳聋、失明等功能障碍有良好的效果。

第七节　晕厥

一、病因

（1）反射性晕厥。为血压调节、心率反射弧功能障碍及自主神经功能不全导致血压急骤下降、心排血量突然减少所致。

（2）心源性晕厥。发生迅速，无任何先兆症状，与直立体位无关，运动诱发晕厥提示心脏性原因，患各种心脏病是独有的特点。

（3）脑源性晕厥。由严重脑血管闭塞疾病、主动脉弓综合征、高血压脑病、基底动脉型偏头痛以及脑干病变如肿瘤、炎症和延髓血管运动中枢病变所致。

（4）其他晕厥。如哭泣性晕厥（情感反应）、过度换气综合征、低血糖性晕厥和严重贫血性晕厥等。

二、临床表现

（1）发作前期。晕厥前驱症状通常持续 10 秒至 1 分钟，患者表现出倦怠、头晕目眩、恶心、苍白、出汗、流涎、视物模糊、恍惚和心动过速等。有预感时立即躺下可减少损伤。

（2）发作期。患者因眼前发黑、意识丧失而跌倒，伴面色苍白、大汗、血压下降、脉缓细弱和瞳孔散大，心动过速变为心动过缓，可发生尿失禁。偶见强直或角弓反张，强直-阵挛样发作，可误诊为癫痫。数秒至数十秒恢复，神经系统检查无阳性体征。

（3）恢复期。患者平卧后意识迅速（数秒至数分钟）恢复，可遗留紧张、头晕、头痛、恶心、出汗、无力和便意等。休息数分或数十分钟缓解，不留任何后遗症。偶有极短暂的（<30 秒）发作后模糊状态伴定向力障碍和易激惹。

三、诊断要点

（1）多见于年轻体弱的女性。

（2）发作前常有明显的精神、躯体和环境的诱因。

（3）发作前可出现短暂的前驱症状。

（4）突然发作，患者感觉眼前发黑、站立不稳，出现短暂的意识丧失而倒地。

（5）多发生在立位，尤其是站立过久时。

（6）发作时可伴有血压下降、脉缓细弱、瞳孔散大、肌张力减低等，但神经系统检查无阳性体征。

（7）辅助检查。行心电图、血糖、血生化、血常规等确定晕厥的原因，行脑电图排除癫痫发作。

四、治疗

（1）一般治疗。当患者发生晕厥时，需要确定有无任何威胁患者生命的问题。在患者发生晕厥时，基本的处理措施应该包括以下几项：

①将患者置于头低足高位，保证脑组织有尽可能足够的血液供应。

②立即确定气道是否通畅，并测定呼吸和脉搏等。

③放松紧领的衣服。

④如果患者的意识迅速恢复，应该再休息几分钟后起立。并且在起立后再观察几分钟。

⑤如果患者在住院情况下出现晕厥，应该采血检查血细胞比容、电解质和血糖。

⑥对晕厥后跌倒的患者，应该仔细检查有无外伤等。

⑦检查有无威胁患者生命的原发病，如急性出血或致命性心律失常的表现。

（2）原发病的治疗。患者发生晕厥后，应该尽可能及时地确定原发病，积极地给予相应的处理和治疗。

第八节　病毒性脑炎

一、病因

（1）85％～95％的病毒性脑炎由肠道病毒引起。

（2）虫媒病毒和单纯疱疹病毒（HSV）也可引起本病。

（3）腮腺炎病毒、淋巴细胞脉络丛脑膜炎病毒、带状疱疹病毒及流感病毒引起的病毒性脑炎少见。

二、诊断要点

本病诊断主要根据急性起病的全身性感染中毒症状、脑膜刺激征、脑脊液（CSF）淋巴细胞轻中度增高、血白细胞计数不高并除外其他疾病。确诊需 CSF 病原学检查。病毒性脑炎的临床表现为：

（1）本病在夏秋季高发，但热带和亚热带地区可终年发病。多为急性起病，出现病毒感染全身性中毒症状，如发热、畏光、肌痛、食欲减退、腹泻和全身乏力等，以及脑膜刺激征如头痛、呕吐、轻度颈强直和 Kernig 征等。

（2）临床表现可因患者年龄、免疫状态和病毒种类及亚型的不同而异，如幼儿可出现发热、呕吐、皮疹等，颈强直较轻甚至缺如；手－足－口综合征常见于肠道病毒 71 型脑膜炎，非特异性皮疹常见于埃可病毒9型脑膜炎。

(3) CSF压力可增高，细胞计数增多达（10～1000）$\times 10^6$/L，早期以多形核细胞为主，8～48小时后以淋巴细胞为主；蛋白可轻度增高，糖水平正常。

三、治疗

(1) 一般治疗。卧床休息，保持呼吸道通畅，防止压疮等。

(2) 脱水、降颅内压治疗。可用甘露醇、呋塞米、甘油果糖，根据颅内高压情况选择一联、二联或三联用药。注意兼顾肝、肾、心脏等器官功能。

(3) 抗病毒治疗。

①阿昔洛韦，常用剂量为15 mg/(kg·d)，静脉滴注，每8小时1次，每次滴入时间1小时以上，连用14～21日。

②更昔洛韦，5～10 mg/(kg·d)，静脉滴注，每12小时一次，疗程为14～21日。

(4) 激素的应用。病情危重者可酌情应用。甲泼尼龙大剂量冲击疗法：将500～1000 mg甲泼尼龙加入500 mL葡萄糖氯化钠注射液中静脉滴注，1次/天，连用3～5日，随后改用泼尼松口服，每天60 mg，清晨顿服，以后逐渐减量。

(5) 对症支持治疗。对重症和昏迷患者至关重要，维持营养及水、电解质平衡，给予静脉高营养；高热患者给予物理降温、抗惊厥和镇静等；加强护理；恢复期可行康复治疗。

(6) 高压氧治疗。对重症病毒性脑炎患者，待病情许可时，及时进行高压氧治疗，每天2次，每次2小时，有利于促进脑功能恢复，减轻后遗症。

第九节　高压氧的临床应用

一、原理

(1) 高压氧下血液运输氧的方式变化，血中溶解氧量显著增加，提高血氧张力。

(2) 高压氧调节血管舒缩功能，增加缺血区的血流量和椎-基底动脉供血量。

(3) 高压氧增强微循环血液流变功能，改善缺血缺氧组织血供，促进侧支循环的建立。

(4) 氧的抗微生物特性形成的高压氧对细菌，尤其对厌氧菌的抑制作用。

(5) 高压氧对体内气泡或禁锢于体内气体引起的疾病的治疗作用。

(6) 高压氧下提高血氧弥散速率，增加有效弥散范围，克服组织的氧供障碍。

(7) 高压氧对放射能和化学药物治疗肿瘤有促进作用。

二、适应证

(1) 急重病。

①急性脑缺氧；

②急性脑水肿；

③休克（以感染性休克、失血性休克为主）；

④急性肺水肿（以中毒性肺水肿为主）；

⑤气栓症及减压病；

⑥急性有害气体中毒（一氧化碳中毒为主）；

⑦气性坏疽。

上述急症，应尽快开舱抢救治疗。

（2）内科疾病。

①神经系统及精神疾病。

脑血管病：脑梗死、脑出血、短暂性脑缺血发作、脑动脉硬化症。

昏迷：包括持续性植物状态。

脑病：感染中毒性脑病、急性职业中毒性脑病、放射性脑病。

脱髓鞘疾病：多发性硬化症、视神经脊髓炎。

脊髓疾病：脊髓损伤。

周围神经疾病：周围神经损伤、多发性神经炎、面神经炎。

肌肉疾病：进行性肌营养不良症、重症肌无力。

头痛性疾病：偏头痛、肌收缩性头痛。

眩晕性疾病：椎－基底动脉供血不全、颈椎病、梅尼埃病（美尼尔综合征）、药物中毒性眩晕（如庆大霉素、链霉素中毒等）。

神经症。

②心血管系统疾病。冠心病、快速性心律失常、心肌炎等。

③呼吸系统疾病。支气管哮喘、喘息性支气管炎、肺栓塞等。

④消化系统疾病。消化性溃疡、溃疡性结肠炎、麻痹性肠梗阻、肠气囊病等。

⑤代谢性疾病。糖尿病（包括糖尿病足）等。

⑥药物中毒。巴比妥、奎宁中毒等。

第十三章　急性中毒

第一节　中毒总论

中毒是指有毒化学物质进入人体后，在效应部位达到中毒量产生损害的全身性疾病。大量毒物在短时间内进入机体，或毒物的侵入量不大，但机体对毒物较敏感，在数小时，甚至在几分钟内，即发生明显的中毒症状，甚至死亡，则称为急性中毒。能引起中毒的化学物质称为毒物。常见的毒物包括工业性毒物、药物、农药、有毒动植物等。

一、病因

(1) 职业性中毒。在农药、化肥、药物、各种化学试剂或工业用原料等生产过程中不注意劳动安全保护，接触有毒的原料、中间产物或成品常引发慢性中毒。

(2) 生活中毒。生活中毒是急性中毒的常见原因，包括：意外中毒，如用药过量、误服、误食；故意中毒或自杀；非故意中毒，如滥用药物或成瘾，等引起中毒。

二、毒物的吸收、代谢和排出

(1) 中毒常见途径有口服、呼吸道吸入、皮肤黏膜吸收、肌肉或静脉注射。此外，毒物也可由直肠、尿道、阴道、膀胱、腹膜、眼进入体内。

(2) 毒物吸收后经血液分布于全身。主要通过肝脏的作用进行代谢。大多数毒物代谢后毒性降低，此为解毒过程。有少数毒物代谢后毒性增强，如对硫磷氧化为对氧磷后毒性更强。

(3) 气体和易挥发毒物被吸收后，一部分以原形由呼吸道排出，大多数由肾排出；很多含重金属元素的毒物及生物碱由消化道排出；少数由皮肤排出的毒物，有时可引起皮炎。此外，铅、汞、砷等可由乳汁排出。

三、中毒机制

(1) 局部腐蚀刺激作用。如强酸、强碱引起接触部位组织细胞变性坏死。

(2) 缺氧。如一氧化碳、硫化氢、氰化物等窒息性毒物通过不同途径阻碍氧的吸收、运输或利用，使机体组织和器官发生缺氧。脑和心肌对缺氧最敏感，易发生损害，从而出现意识障碍和心律失常或心功能障碍。

(3) 麻醉作用。有机溶剂和吸入性麻醉药亲脂性强。脑组织和细胞膜脂类含量高，上述毒物经血-脑脊液屏障进入脑组织，能抑制脑功能。

(4) 抑制酶的活力。许多毒物或其代谢产物通过抑制酶的活力对人体产生毒性。如有机磷农药抑制胆碱酯酶、氰化物抑制细胞色素氧化酶、重金属抑制含巯基酶的活力。

(5) 干扰细胞或细胞器的生理功能。在体内，四氯化碳经酶催化形成三氯甲烷自由基，作用于肝细胞膜中的不饱和脂肪酸，产生脂质过氧化，使线粒体和内质网变性，肝细胞坏死。酚类（如二硝基甲酚、五氯酚、棉酚等）可使线粒体内氧化磷酸化作用解偶联，妨碍三磷腺苷形成和贮存。

(6) 竞争受体。阿托品通过竞争阻断M受体（毒蕈碱受体），产生毒性作用。

第二节　危重中毒患者的评估和处理

一、病情的总体评估

对每个进入急诊科的“中毒”患者的生命体征、意识状态、精神、面色等情况进行总体的评估和监测。

二、对威胁生命问题的紧急处理

(1) 对心搏停止患者，迅速进行CPR。对呼吸停止，或严重呼吸衰竭和窘迫的患者迅速建立人工气道，包括气管插管，进行人工通气。

(2) 采取有力措施，维持生命体征平稳。

(以上措施要先于清除毒物，如洗胃等。)

(3) 初步明确毒物及其中毒的途径，并迅速切断毒源，阻止毒物继续吸收。

(4) 消除威胁患者生命的毒性效应。

(5) 确定并尽早争取应用特效解毒剂。

(6) 综合衡量并维持各重要器官的功能状态，防治可能出现的并发症。

第三节　进一步诊断、处理

进一步的诊断、处理（参见表13－1～表13－4）包括：

(1) 进一步衡量患者目前病情和各器官功能，做针对性的处理。

(2) 进一步确定中毒的诊断。临床上，患者常无明确毒物接触史或故意隐瞒病史。老年人、失语或昏迷患者误服、误治，慢性或隐匿性中毒、谋杀等常不易询问到病史，此时应询问患者亲属、朋友、同事、邻居或目击者，了解患者发病前用药、饮酒和进食情况、精神状态、家庭及经济状况、社会关系等。检查发病现场，如患者衣物、卧室、厨房、冰箱和室内垃圾，探查有无药瓶或盛放毒物的容器等。怀疑食物中毒时，应调查同餐进食者有无发生同样症状。最后，还要确定中毒的临床表现、病情与已知毒物的中毒与服毒量在理论上的表现是否吻合。

(3) 进一步确定毒物的详细情况。例如：是何毒物中毒，毒物的性质、体内分布特点了，作用器官和位点，毒理，代谢途径，以及毒物的量、中毒的途径、中毒的时间、毒物的解毒（包括特效解毒药）等。

(4) 排出、终止、排泄毒物。包括：脱离中毒环境、催吐、洗胃、导泻、全肠道灌洗、吸附、强化利尿和改变尿液酸碱度，以及血液灌流、血液滤过、血浆置换、血液透析等。应尽量确定某种毒物中毒采用哪一种方法疗效较好（最好有循证医学证据）。

（5）有条件者，将毒物和含毒物的呕吐物、体液送相关的毒物学实验室检查。

（6）防止迟发毒作用。

（7）做进一步对症支持治疗，包括毒物的毒效应。

绝大多数毒物中毒并无特效解毒药，严密观察、监测患者生命体征和对症支持治疗很重要，有时甚至是唯一的治疗方法。急性中毒患者应卧床休息、保暖，留置导尿管；静脉输液或鼻饲营养，提供充足的热量；维持循环容量、纠正电解质和酸碱平衡紊乱；出现感染或其他并发症（如心力衰竭或肾衰竭）时，积极采取相应有效措施。

表 13－1　急性中毒综合征

中毒毒物	临床中毒综合征	症状和体征
阿托品、东莨菪碱、抗组胺药、抗帕金森病药、金刚烷胺、镇静安眠药、抗抑郁药、抗痉挛药、扩瞳药、骨骼肌松弛药和某些有毒植物	抗胆碱能综合征	高热、谵妄、言语不清、皮肤干燥发红、瞳孔扩大、血压升高、心动过速、肠鸣音减少、尿潴留
可卡因、苯丙胺、甲基苯丙胺及其衍生物、苯丙醇胺、麻黄碱	拟交感综合征	高热、出汗、偏执、妄想、瞳孔扩大、血压升高、心动过速、反射亢进
镇痛药、巴比妥类、苯二氮䓬类、乙氯维诺、格鲁米特、甲乙哌酮、甲喹酮、眠尔酮、乙醇	阿片、镇静药或乙醇中毒综合征	体温和血压降低、昏迷、瞳孔缩小、心率减慢、呼吸抑制、肺水肿、肠鸣音减弱、反射减低
有机磷或氨基甲酸酯杀虫药、毒扁豆碱、滕喜龙、毒蕈碱	胆碱能综合征	出汗、流泪、流涎、痰多、惊厥、精神状态改变、瞳孔缩小、腹痛、呕吐、二便失禁、心律失常、肺水肿、肌无力或震颤

表 13－2　根据气味识别相关毒物

气味	可能的毒物
水果香味	乙醇、丙酮、异丙酮、卤代烃
梨味	水合氯醛、副醛
苦杏仁味	氰化物
胡萝卜味	毒芹
蒜味	砷、有机磷、黄磷、硒、碲
鹿蹄草味	水杨酸甲酯
鱼腥味	锌或磷化铝
臭鸡蛋味	二硫龙、硫化氢、N－乙酰半胱氨酸
胶味	甲醇
鞋油味	硝基苯

表 13－3　中毒程度分级

中毒程度	兴奋药中毒	抑制药中毒
1级	焦虑、激动、瞳孔扩大、震颤和反射亢进	意识模糊、头昏、共济失调、能执行口头指令
2级	发热、血压升高、精神错乱、躁动、心率增快、呼吸急促	浅昏迷（有疼痛反应）、脑干和深部反射存在

续表13－3

中毒程度	兴奋药中毒	抑制药中毒
3 级	高热、谵妄、幻觉和快速性心律失常	中度昏迷（无疼痛反应、呼吸抑制）、部分反射消失
4 级	惊厥、昏迷、循环衰竭	深昏迷（呼吸、循环衰竭）、反射消失

表 13－4　**常用解毒药**

毒物	解毒药	毒物	解毒药
有机磷	解磷定、阿托品	异烟肼	维生素 B_6
苯二氮草类	氟马西尼	甲醇、乙二醇	乙醇、叶酸、4－甲基吡唑
β受体阻滞剂	高血糖素	硫化氢	亚硝酸钠
钙拮抗剂	钙	氰化物	亚硝酸钠、亚硝酸异戊酯、硫代硫酸钠
抗胆碱药	毒扁豆碱	重金属	螯合剂
镇痛药	纳洛酮	亚硝酸盐	亚甲蓝
对乙酰氨基酚	乙酰半胱氨酸	三环类抗抑郁药	碳酸氢钠

第四节　急性酒精中毒

一、临床表现与诊断

（1）有饮（酗）酒史。

（2）临床表现。

①兴奋期。患者常在暴饮后呼气带有酒味，兴奋，话多，语无伦次，举止粗鲁，或悲喜不定，同时逐渐出现运动协调障碍，行走蹒跚，摔倒，甚至出现精神错乱，焦虑、悔恨或欣快、躁狂等。有的则沉默寡言，自行入睡。此期血中酒精浓度在 100～150 mg/dl。

②昏睡期。一般兴奋期后渐入昏睡状态，体温下降，意识不清，面色苍白，皮肤湿冷，口唇发绀，瞳孔扩大或正常，呼吸缓慢而有鼾音，心率快，血压下降，大小便失禁。此期血中究竟浓度在 250 mg/dl 以上。如果血中酒精浓度在 600 mg/dl 以上者，常导致死亡。死亡原因常为呼吸麻痹。

（3）实验室检查。呕吐物及血中可以分析出毒物。

二、治疗

急性酒精中毒轻者无须特殊治疗，只需卧床休息，防止受凉，数小时后可自行恢复。严重中毒者应进行紧急治疗。

（1）清除毒物。洗胃与应用催吐剂均有危险性，可根据具体情况慎重应用。

（2）镇静剂。应慎用。多语狂躁、过度兴奋的患者必须应用时，可用氯氮 100 mg 肌内注射，或水合氯醛 10 mL 保留灌肠，或地西泮 10 mg 肌内注射。禁用巴比妥类药物。

（3）特殊治疗。①糖胰 B 疗法：有人认为此法可加速乙醇在体内的氧化。方法是在 500 mL 10％葡萄糖注射液中，加入胰岛素 12 U，维生素 B_6 100 mg 静脉滴注。但应注意低血糖的发生。②纳洛酮：对于重度急性酒精中毒伴昏迷、血压下降、休克、呼吸抑制者，可用纳洛酮 0.4 mg 静脉注射，每 5～10 分钟 1 次，直至患者苏醒，呼吸平稳。也可用纳洛酮 2～4 mg 加入液体中静脉滴注。③安钠咖 0.25～0.5 g 或戊四氮 0.1～0.2 g 静脉注射或肌内注射；或用哌甲酯 10～20 mg，尼可刹米 0.375 g，每 2 小时交替使用，对解除严重抑制状态，兴奋皮质有一定作用。

(4) 透析疗法。严重中毒者（当血中酒精浓度≥4 g/L）须用透析疗法，以迅速降低血中酒精浓度，挽救患者生命。

(5) 对症处理及支持疗法。注意保暖，防止呕吐物误吸，患者清醒后可给予无刺激性流质饮食及对症治疗。胃部不适者，给予口服胃黏膜保护剂。

三、预防

加强健康教育，不大量饮酒。

四、体会

(1) 急性酒精中毒性意识不清时应时刻注意与中毒后颅脑外伤引起的昏迷鉴别。

(2) 急性酒精中毒性意识不清，应严防呕吐时误吸引起的窒息。

第五节 急性农药中毒

按农药的化学结构可分为：①有机磷类农药；②有机氯类农药；③氨基甲酸酯类农药；④拟除虫菊酯类农药；⑤沙蚕毒素类农药；⑥有机硫农药；⑦有机砷农药；⑧有机氮农药；⑨酰胺类化合物农药；⑩杂环化合物农药；⑪苯氧羰酸类农药；⑫酯类化合物农药；⑬脲及硫脲类化合物农药；⑭三氮苯类农药；⑮1,3－茚满二酮类农药等。

一、有机磷农药

（一）农药类型

目前有机磷农药已有 100 余种。按照我国化工部、农业部、卫生部拟订农药毒性分级标准分为：

(1) 高毒类：久效磷、磷胺、速灭磷、对硫磷、甲基对硫磷、甲基异柳磷、杀螟畏、治螟磷、水胺硫磷、氧化乐果、蝇毒磷、甲拌磷、三硫磷、地虫硫磷、杀扑硫磷、甲胺磷、甲基环硫磷、谷硫磷、丙氟磷、异丙硫磷、内吸磷、苯硫磷、丰索磷、乙基谷硫磷、灭蚜硫磷、氧环胺磷。

(2) 中毒类：敌敌畏、二嗪磷、倍磷硫、杀螟磷硫、嘧啶氧磷、三唑磷、喹硫磷、毒死蜱、乐果、稻丰散、伏杀硫磷、亚胺硫磷、二溴磷、丙虫磷、溴氯磷、钙敌畏、甲基1059、马拉氧磷、异丙硫磷、茂果、芬硫磷、甲乙丙拌磷。

(3) 低毒类：美曲膦酯（敌百虫）、辛硫磷、甲基嘧啶磷、乙嘧硫磷、哒嗪硫磷、杀螟睛、增效磷、马拉硫磷、乙酰甲胺磷、皮蝇磷、杀虫畏、氯硫磷、溴硫磷、乙基稻丰散。

有机磷农药进入人体后与体内的胆碱酯酶（ChE）结合，形成磷酰化 ChE 而失去分解乙酰胆碱（ACh）的活力。胆碱能神经突触间 ACh 积聚过多，导致胆碱能神经纤维过度兴奋而后转入抑制和衰竭。

（二）诊断要点

（1）临床表现。急性中毒的毒物经皮肤吸收，大多在2～6小时后出现症状。口服毒物者可在10分钟至2小时内发病。根据中毒程度一般分为三级：

①轻度中毒：主要表现头痛、头晕、恶心、呕吐、多汗、流涎、视物模糊等。ChE活性一般在50%～70%。

②中度中毒：除上述症状外还可出现轻度意识障碍及呼吸困难、瞳孔缩小、大汗、肌肉震颤、腹痛、血压升高。chE活性一般在30%～50%。

③重度中毒：除上述症状加重外，瞳孔小如针尖、肌肉颤动、呼吸极度困难、肺水肿、大小便失禁、呼吸抑制、昏迷。ChE活性一般在30%以下。

（2）实验室检查。

①全血ChE活性测定：正常人在80%以上，降至70%则有临床意义。

②毒物鉴定：对口服中毒者的呕吐物或胃内容物进行毒物鉴定有确诊意义。

（三）治疗

1. 清除毒物

（1）立即脱离中毒现场。

（2）皮肤污染时，用温清水或肥皂水彻底清洗，忌用热水。

（3）口服中毒者彻底洗胃。洗胃液可选用温清水、1%食盐水或0.9%氯化钠注射液、2%碳酸氢钠溶液、1∶5000高锰酸钾溶液。美曲膦酯中毒禁用碳酸氢钠溶液洗胃；硫代磷酸酯类，如对硫磷、内吸磷、甲拌磷、马拉硫磷、乐果等中毒时禁用高锰酸钾溶液洗胃。毒物品种不明者以清水、0.9%氯化钠注射液洗胃为宜。必要时，可行胃切开术直接洗胃。

2. 解毒治疗

（1）抗胆碱药（表13－5）。

①阿托品。能对抗乙酰胆碱对副交感神经和中枢神经的作用，清除和减轻毒蕈碱样症状，对抗呼吸中枢抑制。静脉注射1～4分钟起作用，8分钟达高峰，可重复给药，直至达“阿托品化”为止。阿托品化指征：瞳孔扩大；面色红润；皮肤干燥；腺体分泌消失；肺内啰音减少或消失；意识障碍减轻；腹胀；肠鸣音减弱等。

②盐酸戊乙奎醚注射液（长托宁）。

表13－5　有机磷农药中毒时抗胆碱药物的用量及用法

药物名称	轻度中毒			中度中毒			重度中毒		
	首剂（mg）	用法	间隔（min）	首剂（mg）	用法	间隔（min）	首剂（mg）	用法	间隔（min）
阿托品	1～2	肌内注射	30～60	2～10	静脉注射	15～30	10～20	静脉注射	5～15
长托宁	1～2			2～4			4～6		

（2）胆碱酯酶复能剂。

①氯解磷定。它是有机磷中毒复能剂的首选药物，对解除烟碱样中毒症状及昏迷患者的复苏作用明显。可肌内注射或静脉注射。轻度中毒：首次肌内注射0.5 g，必要时2～4

小时可重复。中度中毒：首次肌内注射 0.75 g，以后每 2～4 小时重复注射 0.5 g，至症状好转后减量或停药。重度中毒：首次静脉注射 1.0～2.5 g，30～60 分钟视病情可重复 0.75 g，以后每 2～4 小时重复 0.5 g，症状好转后减量或停药。

②碘解磷定。只供静脉注射。轻度中毒：首次 0.4 g，以 0.9%氯化钠注射液或葡萄糖注射液 10～20 mL 稀释，必要时 2 小时后重复。中度中毒：首次 0.8～1.2 g，之后每 2 小时 0.4～0.8 g，共 2 或 3 次。重度中毒：首次 1.2～1.6 g，30 分钟后若无明显效果，可再给 0.8～1.2 g，之后每小时注入 0.4 g。

③解磷注射液。轻度中毒：1/2～1 支肌内注射。中度中毒：1～2 支肌内注射。重度中毒：2～3 支肌内注射或静脉注射。

3. 对症治疗及支持疗法

(1) 改善通气。

①吸氧：可采用面罩、气管切开、加压给氧等，以纠正缺氧和改善淋巴回流。

②使用抗泡沫剂：常用乙醇或二甲硅油（消泡净）气雾剂。

③吸痰：呼吸道分泌物增多时应反复吸痰以保持呼吸道通畅。

④如有喉痉挛和喉头水肿应迅速行气管切开。

(2) 纠正肺水肿。

①早期应用肾上腺皮质激素以降低毛细血管的通透性，减少渗出。可选用地塞米松 20～30 mg 静脉注射。

②呋塞米 20～40 mg 或依他尼酸钠 25～50 mg 静脉注射。

(3) 脑水肿。中毒性脑水肿发展迅速，往往出现在视乳头水肿之前。可给予脱水剂，如 20%甘露醇、呋塞米、依他尼酸钠等，一般连用 3 天。

(4) 其他。出现呼吸抑制，可给予呼吸兴奋剂；抽搐者可应用镇静剂；昏迷者适当应用抗生素预防感染，保持呼吸道通畅。严重有机磷中毒的患者，在治疗好转的第 2～7 天，由于阿托品减量过快或毒物清除不彻底，症状出现反跳，应按急性中毒抢救。

（四）体会

(1) 保持呼吸道畅通，维持呼吸功能是治疗的关键。

(2) 阿托品的用量要适量，切勿治疗过度，出现阿托品中毒。

二、拟除虫菊酯类农药

常见的有溴氰菊酯（敌杀死）、杀灭菊酯（速灭杀丁）、二氯苯醚菊酯（除虫净）、胺菊酯等，多难溶于水或不溶于水，易溶于有机溶剂。此类农药可经呼吸道、皮肤及消化道吸收，进入人体后代谢迅速，代谢产物与硫酸根、葡萄糖醛酸根结合，迅速随大小便排出。中毒多因误吸误服所致。

（一）临床表现

(1) 急性中毒。急性中毒者的潜伏期长短不一，经皮肤吸收中毒的潜伏期短者为 1 小时，长者可达 24 小时，平均 6 小时左右；经口中毒者多在 1 小时左右发病。

①局部刺激症状：接触部位出现潮红、丘疹，体瘙痒、烧灼感、肿胀、疼痛，严重的可出现大疱等。

②消化道症状：流涎、恶心、呕吐、腹痛、腹泻、消化道出血等。

③神经系统症状：头昏、头痛、多汗、乏力、精神萎靡、口唇和四肢麻木、烦躁不安、肌肉震颤、阵发性抽搐或惊厥、意识恍惚、瞳孔缩小、惊厥样扭曲、舞蹈样症状、昏迷等。

④呼吸系统症状：气促、呼吸困难、肺水肿、鼻腔分泌物增多等。

⑤心血管系统症状：可出现心率增快、血压增高、各种心律失常等。

(2) 验室检查。血 ChE 活力正常。尿中毒物测定有助于诊断。

(二) 治疗

(1) 清除毒物。发生中毒后，应立即脱离中毒现场，脱去污染衣物。皮肤接触者，应立即用肥皂水或 2%碳酸氢钠溶液冲洗污染局部。经口中毒者，立即用温清水或 2%碳酸氢钠溶液反复洗胃，然后用 5%硫酸钠 40～60 mL 导泻。

(2) 对症处理。流涎症状明显者，可用阿托品 0.5～1.0 mg 肌内注射或静脉注射，切不可过量，以免加重抽搐，更不能用药至“阿托品化”。地西泮、巴比妥类药物及美索巴莫对中毒引起的运动性症状如痉挛、扭曲、抽搐等有缓解其发作的作用，须及早应用。葛根素是有效的 β 受体阻滞剂，有扩张冠状动脉及脑血管、抗心律失常的作用（用法：葛根素 250～300 mg 静脉注射，2～4 小时重复，总量可达 1000 mg）。静脉输液可以加速毒物排出，可酌情选用能量合剂、肾上腺皮质激素、维生素 B_6、维生素 C 等药物。维持电解质、酸碱平衡。严重者可考虑透析疗法。在本类农药中毒的抢救过程中，禁用肟类复能剂和肾上腺素。

三、氨基甲酸酯类农药

氨基甲酸酯类农药可分为五大类：萘基氨基甲酸酯类，如西维因；苯基氨基甲酸酯类，如叶蝉散；氨基甲酸肟酯，如涕灭威；杂环甲基氨基甲酸酯类，如呋喃丹；杂环二甲基氨基甲酸酯类，如异索威。

此类农药除少数品种如呋喃丹等毒性较强外，大多数属中、低毒性药物。氨基甲酸酯类农药可经呼吸道、皮肤和消化道吸收，主要分布在肝、肾、脂肪和肌肉组织中。主要中毒机制与有机磷农药相似，主要是抑制胆碱酯酶活性，使酶活性中心丝氨酸的羟基被氨基甲酰化而失去对乙酰胆碱酯酶的水解能力。中毒多因误服所致。

(一) 临床表现

该类农药中毒的潜伏期长短不一，经皮肤吸收中毒者潜伏期大约为 0.5～6 小时，经口中毒则发病更快。主要表现为头晕、头痛、乏力、恶心、呕吐、流涎、多汗、瞳孔缩小，严重者可出现呼吸困难、肌肉震颤、腹痛、腹泻、意识障碍、抽搐、惊厥、发绀、昏迷、大小便失禁等。中毒者可因呼吸肌麻痹死亡，死亡多发生于中毒表现发作后的 12 小时内。此外，经皮肤接触者可有局部潮红、刺痛、瘙痒、血疱等；眼部接触者可出现流泪和眼结膜充血。

(二) 实验室检查

血 ChE 活性降低，呕吐物或清洗液中可测到相应毒物。尿中检出酚类代谢产物，对诊断极有帮助。

(三) 治疗

(1) 清除毒物。发现中毒后，应尽快脱离中毒环境，清除毒物，洗胃，导泻。

(2) 解毒治疗。

①首选东莨菪碱。因该药对眼的睫状肌、瞳孔括约肌上的M受体的阻滞作用强于阿托品，且小剂量时可兴奋呼吸中枢，防止呼吸衰竭，二大剂量时具有明显的催眠作用，故不易导致惊厥。用法：东莨菪碱0.01～0.05 mg/kg，静脉注射或肌内注射，每30分钟给药1次直至“阿托品化”。

②阿托品。轻度中毒1～2 mg，肌内注射，30～60分钟重复1次；中度中毒2～3 mg，肌内注射，15～30分钟1次；重度中毒3～5 mg，肌内注射10～15分钟1次。轻、中度中毒患者无须“阿托品化”，而重度中毒患者要达到“阿托品化”。待症状明显好转，再减量维持。全部维持用药时间24小时左右。

(3) 对症处理及支持治疗。保持呼吸道通畅，吸氧；防治呼吸衰竭、肺水肿、脑水肿；积极治疗接触性皮炎；注意维持水、电解质平衡；选用适当的抗生素，防治感染。

(4) 禁用肟类复能剂、吗啡、琥珀胆碱、新斯的明、毒扁豆碱及吩噻类药物。

四、有机氯农药

常用的有机氯农药有滴滴涕、六六六、氯丹、七氯毒杀芬、狄氏剂、艾氏剂、异狄氏剂、异艾氏剂、林丹、三氯杀螨醇、三氯杀虫酯、三氯杀虫螨砜、二溴氯丙烷、矮壮素、碳氯灵等。该类药不易溶于水，而易溶于有机溶剂。中毒多因污染皮肤或误食、误吸所致。有机氯农药对脂肪和类脂质有特殊的亲和力，进入人体后积蓄于体内脂肪中，对脂质含量丰富的神经、肝、肾、心和骨髓等器官产生毒性作用，亦可影响人体酶系统。

（一）诊断要点

(1) 临床表现。潜伏期短，一般多为0.5～2小时。按中毒程度不同分为三度：

①轻度中毒：患者出现头晕、头痛、乏力、视物模糊、恶心呕吐、腹痛腹泻、上腹部不适、食欲不振、易激动等。

②中度中毒：患者出现剧烈呕吐、腹痛、流涎、大汗、肌束震颤、抽搐、心悸、发绀、视物模糊、呼吸困难等。

③重度中毒：患者出现癫痫样抽搐发作、昏迷、体温升高，严重者脉搏细速、血压下降、心律失常，甚至可发生呼吸衰竭、肾衰竭、心搏骤停而死亡。

(2) 实验室检查。

①中毒后呕吐物或清洗液中可测到相应的毒物。

②血糖增高、血钙降低、血沉增快、肝肾功能可有异常。

③心电图提示多种心律失常及心肌损害。

④脑电图有普遍性节律障碍，出现不规则慢波。

（二）治疗

(1) 清除毒物。

①皮肤污染中毒时，脱去污染衣物，用清水、肥皂水或2%碳酸氢钠溶液彻底清洗污染皮肤。

②吸入中毒者立即脱离中毒现场，移至空气新鲜处。

③经口服中毒者，立即催吐，用清水或2%碳酸氢钠溶液洗胃，洗完后可注入50%硫酸镁200～500 mL导泻。忌用油类泻剂。

（2）对症处理及支持疗法。

①吸氧。吸入中毒伴呼吸困难者立即吸氧；呼吸衰竭时，可给予呼吸兴奋剂，必要时给予气管插管、呼吸机通气支持。

②输液、利尿以促进毒物排出。

③抽搐、痉挛时，可用苯巴比妥钠 0.2 g 肌内注射，或苯妥英钠 0.1 g 肌内注射，或地西泮 5～10 mg 肌内注射。禁用吗啡。

④高热者给予物理降温，无效时，可采用冬眠疗法。

⑤有肝肾功能损害及心律失常、心力衰竭者及时治疗。

⑥有机氯农药可使心脏β受体对肾上腺素过敏，故抢救中忌用肾上腺素及其他交感神经兴奋药，以免引起心室颤动。

第六节　急性食物中毒

一、沙门菌属食物中毒

引起食物中毒的沙门菌属主要有肠炎沙门菌、鼠伤寒沙门菌、猪霍乱沙门菌。沙门菌属的主要宿主是家畜、家禽和野生动物。其引起的食物中毒具有细菌侵入和肠毒素两者混合的特性。不但表现为急性胃肠炎，而且还有发热等全身中毒症状，早期即可出现脓毒症。中毒原因多为对带菌食物加热不足及处理不当而引起。

（一）临床表现

潜伏期一般 8～24 小时，也可延长至 2～3 天。

（1）起病急，恶寒、发热，但发热一般不高。

（2）腹部绞痛、肠鸣、恶心、呕吐，继而发生腹泻，粪便初为糊状，继呈水样便，数次或十余次不等。

（3）病程大多为 2～4 天。

（4）严重者出现失水、电解质紊乱、休克，甚至并发急性肾功能衰竭而造成死亡。

（二）实验室检查

（1）病原菌检测：残留食物、排泄物细菌培养阳性，早期血培养有时也可呈阳性，恢复期患者血清对肠炎沙门菌效价常有明显增高。

（2）血常规：可见白细胞增高。

（三）治疗

（1）一般处理。禁食 6～8 小时，呕吐停止后可食流质，症状好转后改为半流质，避免油腻、难消化与刺激性食物，逐渐过渡到正常饮食。

（2）应用抗菌药物。诺氟沙星 0.2 g，每天 3 次服用；或氧氟沙星 0.2～0.3 g，每天 2 次服用。重症患者可静脉滴注庆大霉素 24 万 U/d，或氨苄西林 6 g/d。还可根据情况适当选用其他敏感抗菌药物。

（3）对症及支持治疗。

①病情重者，要注意补充水分和纠正电解质紊乱。凡能饮水者，应鼓励患者多饮糖水、糖盐水、淡盐水；呕吐严重者，可静脉补液，补液中可加入维生素 C 1～2 g，维生素

B_6 0.2～0.4 g。注意防治酸中毒。

②腹痛剧烈者，局部热敷；抗胆碱能药物肌内注射，或阿托品 0.5 mg 肌内注射；维生素 K 38 mg 肌内注射、硝苯地平 10 mg 舌下含化，对缓解肠道平滑肌痉挛效果较好。

③腹泻严重者可口服复方樟脑酊，2 mL，每天 3 次，或复方地芬诺酯 1～2 片，每天 3 次，或洛哌丁胺 1～2 片，每天 3 次，症状好转即停药。出现急性肾功能衰竭者，应积极救治。

二、变形杆菌食物中毒

引起变形杆菌食物中毒的主要原因是摄入被变形杆菌污染的动物性食品，如熟肉类、熟动物内脏、熟蛋品类等，豆腐干、凉拌菜、剩饭和病死家畜、家禽肉也可引起食物中毒。引起中毒的原因主要在于食品烹调制作过程中生熟交叉污染；或者烹饪人员不讲卫生，通过手污染食品。

（一）临床表现

（1）侵入型。一般潜伏期 3～20 小时，骤起腹痛，继而腹泻，重症患者的水样便中伴有黏液和血液，体温在 38～40 ℃，一般发病急，恢复快，患者多在 1～3 天内痊愈。

（2）毒素型。潜伏期短，病程短，主要表现为恶心、呕吐、腹泻、头痛、头晕、全身乏力、肌肉酸痛等。

（3）过敏型。变形杆菌的某些菌群具有脱羧基反应，可使新鲜鱼、虾肉的组胺酸脱羧形成组胺，食用这类食物后就会引起过敏性组胺中毒。疾病潜伏期短，进食后 30 分钟左右即可发病，全身皮肤潮红，似酒醉貌，或出现荨麻疹，刺痒感，头痛，一般不发热，病程为数小时至 1～2 天。

（二）实验室检查

残留食物及患者排泄物中可培养出普通变形杆菌。

（三）治疗

（1）病情较轻者多可自愈，一般不需要治疗。

（2）重症者应注意补液和纠正电解质紊乱

（3）给予解痉药物。如口服山莨菪碱 10 mg，每天 3 次；或口服颠茄合剂 10 mL，每天 3 次。

（4）过敏型可选用抗组胺药物，如氯苯那敏 4 mg，每天 3 次；或苯海拉明 25 mg，每天三次；或阿司咪唑 1 片，每天 1 或 2 次。

（5）使用抗生素。由于变形杆菌属自然耐药菌株较多，因此应根据药物敏感试验选用有效抗菌药物。一般认为卡那霉素效果较好，每次 0.5 g，每天 2 次，肌内注射；诺氟沙星 0.2 g，每天 3 次，口服；或氧氟沙星 0.2～0.3 g，每天 2 次；或羟氨苄西林 250～500 mg，每天二次。也可选用其他敏感抗菌药物。

三、致病性大肠埃希菌食物中毒

大肠埃希菌是人和动物肠道内的正常细菌，一般不致病，但致病性大肠埃希菌能引起婴儿腹泻和急性胃肠炎。其产生的肠毒素可分为不耐热和耐热毒素两种，前者的在 60 ℃经 10 分钟即被破坏，后者需加热到 100 ℃且经过 30 分钟以上才能破坏。中毒多因食入被污染的食物或饮用了被污染的水所致。

（一）临床表现

（1）潜伏期通常为4～10小时。

（2）发病突然，腹痛剧烈（多脐周），头痛，恶心，时有呕吐，腹泻每天5～15次，稀便、水样便或黏液便，恶臭。患者体温大多正常。病程1～3天。

（3）危重者可出现脱水、电解质失衡和酸中毒，少数患者甚至发生休克或急性肾功能衰竭，重者死亡。

（二）实验室检查

残留食物、患者排泄物中可培养出致病性大肠埃希菌。

（三）治疗

（1）病情轻者多可自愈，一般不做治疗。

（2）病情重者应补液，纠正水、电解质失调及酸中毒。

（3）使用有效抗菌药物。

第七节　有害气体中毒

一、一氧化碳中毒

一氧化碳（CO）为无色、无臭、无味的气体，比重为0.967，几乎不溶于水，易溶于氨水。在生产和生活中，含碳物质燃烧不完全时均可产生CO，如炼钢、炼焦、矿井放炮。家庭用煤炉则是生活性CO中毒最常见的原因，俗称煤气中毒。CO吸入体内后，立即与血液中的血红蛋白（Hb）结合，形成稳定的碳氧血红蛋白（HbCO）。HbCO无携氧能力，CO与Hb的亲和力比氧与Hb的亲和力大300倍。HbCO一旦形成，其解离又比氧合血红蛋白（HbO_2）慢3600倍，且HbCO的存在还抑制HbO_2的解离，阻碍氧的释放和传递，导致低氧血症，引起组织缺氧。

（一）临床表现

职业性中毒多为意外事故，常有集体中毒。生活性中毒常见于冬季，与在通风不良的情况下煤燃烧不完全取暖有关。急性CO中毒的症状与HbCO饱和度有密切关系，而后者又与空气中CO的浓度及吸入时间紧密相关。同时也与患者中毒前的健康状况有关。按中毒程度可分为以下几类：

（1）轻度中毒。HbCO饱和度在10%～30%。患者出现头重感、嗜睡、淡漠、感光能力差、头痛眩晕、颈部搏动感、乏力、恶心、呕吐、心悸等，甚至有短暂的晕厥。若能及时脱离中毒现场，呼吸新鲜空气，症状可迅速好转。

（2）中度中毒。HbCO饱和度在30%～40%。除上述症状加重外，患者面色潮红，口唇呈樱桃红色，出汗多，心率增快，烦躁，昏睡，常有昏迷和虚脱。初期血压增高，后期下降，可伴有震颤和一过性多器官功能损害等。如能及时抢救，脱离中毒环境及吸入新鲜空气或氧气，患者亦能苏醒，数日后恢复，一般无后遗症。

（3）重度中毒。HbCO饱和度>40%。除上述症状外，患者迅速进入昏迷状态，反射消失，大小便失禁，四肢厥冷，面色呈樱桃红色（也可呈苍白或发绀），周身大汗，体温升高，呼吸频数，脉快而弱，血压下降，四肢软瘫或出现阵发性强直或抽搐，瞳孔缩小或散大。重度中毒常有并发症，如吸入性肺炎和肺水肿，心肌损害和皮肤水疱。少数重症患者抢救苏醒后经 2～60 天的假愈期，可出现迟发性脑病的症状，主要表现如下：

①急性痴呆性木僵型精神障碍：患者清醒后，突然定向力丧失；记忆力障碍，语无伦次，狂喊乱叫，出现幻觉；数天后上述症状逐渐加重，出现痴呆木僵。

②神经症状：可出现癫痫、失语、肢体瘫痪、感觉障碍、皮质性失明、偏盲、惊厥、再度昏迷等。

③震颤麻痹：逐渐出现表情淡漠、四肢肌张力增高、静止性震颤等。

④周围神经炎：在中毒后数天可发生皮肤感觉障碍、水肿等；有时出现球后视神经炎或其他脑神经麻痹。

（二）实验室检查

检测到血中含 HbCO 可协助诊断。

（三）治疗

（1）现场急救。立即打开门窗或迅速转移患者于空气新鲜处，松解衣领腰带，保暖，保持呼吸道通畅。

（2）氧疗。吸入氧气可纠正缺氧和促使 HbCO 解离。有条件时最好行高压氧治疗。高压氧下既有利于迅速改善或纠正组织缺氧，又可加速 CO 的清除。高压氧治疗不但可降低病死率，缩短病程，且可减少或防止迟发性脑病的发生；同时也可改善脑缺氧、脑水肿，改善心肌缺氧和减轻酸中毒。氧疗最好在中毒 4 小时内进行。一般轻度中毒治疗 5～7 次；中度中毒 10～20 次；重度中毒 20～30 次。

（3）换血疗法。对危重病例亦可考虑换血疗法。

（4）防治脑水肿。急性中毒后 2～4 小时，即可出现脑水肿，24～48 小时达高峰，并可持续多天。

①可快速滴注 20%甘露醇 125～250 mL，6～8 小时一次。

②亦可用呋塞米、依他尼酸钠、布美他尼等快速利尿。

③采用氢化可的松 200～300 mg 或地塞米松 10～30 mg 静脉滴注，或与甘露醇合用。

④频繁抽搐者可用地西泮、水合氯醛等控制，忌用吗啡。

⑤对昏迷时间较长，伴有高热和频繁抽搐者，应给予头部降温为主的冬眠疗法。

（5）促进脑细胞功能的恢复。可适当补充 B 族维生素、脑活素、ATP、细胞色素 C、辅酶 A、胞磷胆碱等。

（6）对症处理及支持疗法。昏迷期间加强护理，保持呼吸道通畅，防治肺部感染、压疮等的发生。

（7）迟发性脑病的治疗。早期，高压氧治疗仍为一种重要手段，药物可适当选用脑活素、脑复素、精制脑组织液、细胞色素 C、胞磷胆碱、ATP、辅酶 A 等，并加强康复训练。

（四）体会

（1）要高度警惕一氧化碳中毒。切记：所有有明火的地方都有可能发生一氧化碳中毒。

（2）高压氧治疗是最好的治疗方法。

（3）要注意迟发性脑病的发生。

二、硫化氢中毒

硫化氢是一种窒息性有毒气体，具有特殊的臭鸡蛋味，但空气中含量高时则出现嗅觉疲劳而嗅不到臭味。若硫化氢浓度过高，人在接触其瞬间即出现中毒，称之为“闪电型”中毒，在数秒到数分钟即发生昏迷，乃至死亡。硫化氢是强烈的神经毒气体，其被吸入人体后引起机体内呼吸酶系统化学变化，同时与血红蛋白作用，产生硫化血红蛋白，从而引起化学性窒息，如果浓度过高，则会刺激颈动脉窦产生反射性窒息。硫化氢对人体的损害可分为两类：一类是对眼和呼吸道黏膜局部强烈的刺激作用，重者可引起肺水肿及支气管肺炎；另一类是吸入后，其作用于中枢神经系统，造成组织缺氧并使脑组织中 ATP 酶活性降低。少量吸入时兴奋，大量吸入时抑制，极大量吸入时则引起麻痹，甚至因呼吸麻痹而即刻死亡。

（一）临床表现

（1）低浓度吸入时引起轻度中毒，患者表现为畏光、流泪、视物模糊、瘙痒感，眼内异物感、灼热、刺痛，眼结膜充血、肿胀。较重者还可出现角膜损害，即“毒气眼病”，表现为可以治愈而不留痕迹的点状角膜炎，可伴咽干、咳嗽、呼吸急促及前胸闷痛。

（2）高浓度吸入后患者在数秒或数分钟内出现头晕、头痛、恶心、呕吐，呼气有臭鸡蛋味，咳嗽、呼吸困难、发绀、运动失调；并可发生肝肿大，黄疸；甚至出现昏迷，常因呼吸麻痹死亡。严重者则立即昏倒、谵妄、抽搐，甚至倒地死亡，呈“电击样”中毒。严重中毒后可留有神经衰弱及前庭功能障碍等后遗症。

（二）实验室检查

可将浸有 2%醋酸铅溶液的试纸暴露于现场或中毒者呼出的气体中 30 秒钟，如为硫化氢中毒，则试纸呈棕色或棕黑色。这种方法简单可靠。

（三）治疗

（1）现场急救。发现中毒者，应立即将中毒者撤离现场，转移至空气新鲜处。救护人员必须充分换气及带好防毒面具后，才能进入现场进行救助工作，以免发生意外。

（2）氧疗。中毒患者应立即吸氧。呼吸抑制者可给予呼吸兴奋剂，若呼吸停止应立即行人工呼吸或气管插管进行机械通气。

（3）对症处理及支持疗法。静脉滴注 10%葡萄糖注射液，加入维生素 C、ATP、细胞色素 C、辅酶 A 等保护神经药物，充分补充 B 族维生素。有脑水肿者进行降颅内压治疗。应用抗生素防治呼吸道感染。眼部受损时，眼结膜炎症可用温水或 2%硼酸冲洗，继而用抗生素眼药水滴眼，每天数次滴入醋酸可的松眼药水，直至炎症好转。

三、磷化氢中毒

磷化氢是略带腐鱼味及大蒜臭的无色气体，可溶于乙醇、乙醚及氯化铜溶液，微溶于冷水，不溶于热水；其为强还原剂，毒性大，渗透力强；主要由呼吸道吸入中毒；空气中浓度达 1390 mg/m^3时可使人迅速死亡。误服磷化钙、磷化铝、磷化锌后，可水解成磷化氢，由胃肠吸收中毒。磷化氢吸收后，对呼吸道及胃肠有刺激及腐蚀作用，很快经过血液分布到肝、肾、脾等处，作用于细胞酶，影响细胞代谢，引起细胞内窒息。

（一）临床表现

潜伏期一般为24小时，多数在13小时，偶至2～3日。根据中毒程度可分为：

（1）轻度中毒。主要表现鼻咽干燥、咳嗽、胸闷、恶心、呕吐、腹痛、腹胀、头痛失眠、乏力、低热、窦性心动过速等。

（2）中度中毒。除上述症状外，还可出现嗜睡、轻度意识障碍、抽搐、肌束震颤、呼吸困难、肝脏损害、心肌损害等。

（3）重度中毒。除上述症状外，可出现惊厥、昏迷、休克、肺水肿、呼吸衰竭，心肌损害进一步加重的表现等，若抢救不及时，可致死亡。

（二）实验室检查

血磷增高，血钙降低，血转氨酶升高。心电图检查可显示心肌损害的表现。

（三）治疗

（1）清除毒物。吸入中毒者，立即转移至新鲜空气处，必要时吸氧；皮肤接触者应立即用清水反复清洗皮肤。误服磷化钙、磷化铝及磷化锌而致磷化氢中毒者，应立即刺激咽部催吐，或口服1%硫酸铜溶液4 mL，每5～10分钟1次，直至呕吐为止。催吐后用1∶5000高锰酸钾反复洗胃，并灌入活性炭混悬液30～50 g，以吸附毒物。然后用硫酸钠30 g导泻。忌用油类泻剂和硫酸镁。

（2）对症及支持治疗。可大量饮水或用50%葡萄糖注射液静脉注射或10%葡萄糖注射液静脉滴注，以促进利尿，排泄毒物。出现肺水肿、呼吸困难及胸闷时，应及时给氧，并给于异丙嗪肌内注射镇静，忌用吗啡，同时给予氨茶碱、肾上腺皮质激素和利尿剂等。有呼吸衰竭时，除给氧外，必要时行气管插管及呼吸机辅助呼吸等。腹痛及呕吐剧烈者，可用阿托品、山莨菪碱等。心肌损害时，可用大剂量维生素C、能量合剂、肌苷和极化液。

第八节　亚硝酸盐中毒

亚硝酸盐主要是亚硝酸钠、亚硝酸钾，其多为白色结晶性粉末，味微咸而稍带苦味，易溶于水。亚硝酸钠（钾）也用于食品加工及防腐，可因误用或误食而致急性中毒。某些蔬菜如青菜、小白菜、韭菜、卷心菜等均含有丰富的硝酸盐和微量的亚硝酸盐，新鲜腌渍的咸菜和变质的熟剩菜，由于硝酸盐还原菌的作用，使其所含的无毒的硝酸盐还原为有毒的亚硝酸盐，食用此类蔬菜后可引起中毒。其次，肠功能紊乱、胃酸减少等可使肠内硝酸盐还原菌大量繁殖，大量硝酸盐被还原为亚硝酸盐，因此更易引起中毒。大量饮用硝酸盐含量过高的井水（尤其是苦井水）也可引起中毒。

（一）临床表现

（1）有误食、误用亚硝酸钠，或有进食大量上述蔬菜和饮用含亚硝酸盐的井水史。

（2）发病急骤，多在食后0.5～3小时发病，长者可达20小时。

（3）高铁血红蛋白达血红蛋白总量的10%～15%时，口唇、指甲及全身皮肤黏膜呈紫黑色、蓝色或蓝褐色，与呼吸困难不成比例。

（4）高铁血红蛋白达30%以上时，主要表现为头痛、头晕、耳鸣、心动过速、反应迟钝、精神萎靡、乏力等。

（5）高铁血红蛋白大于50%时，患者可有心悸、气促、恶心、呕吐、腹痛、腹泻、心动过速、冷汗等。

（6）高铁血红蛋白进一步增加，患者可发生休克、心律失常、肺水肿、惊厥，甚至昏迷，危重者可致死亡。

（二）实验室检查

（1）检测血中高铁血红蛋白含量。

（2）中毒后呕吐物或清洗液中可测到相应的毒物。

（三）治疗

（1）清除毒物。中毒后，迅速将患者移至空气新鲜而通风良好的环境中，吸氧，并使患者绝对卧床休息，注意保暖。轻症患者（高铁血红蛋白量在30%以下）多能自行恢复，因高铁血红蛋白大都能在24～48小时内完全转变为血红蛋白。误服亚硝酸盐后应尽早催吐、洗胃及导泻，昏迷患者禁止催吐，以防发生吸入性肺炎。

（2）解毒治疗。

①亚甲蓝。10%亚甲蓝1～2 mg/kg溶入25%～50%葡萄糖注射液20～40 mL，于10～15分钟内缓慢静脉注射，如症状仍不缓解，2小时后可重复1次。使用亚甲蓝时需用小剂量。因为亚甲蓝进入机体后被组织内的还原型辅酶Ⅰ还原为还原型亚甲蓝，起到还原剂的作用，使高铁血红蛋白还原为Hb，从而改善缺氧状态。当大剂量亚甲蓝快速进入人体后，还原型辅酶Ⅰ脱氢酶不能使其全部还原为还原型亚甲蓝，此时亚甲蓝则为氧化剂，可直接将Hb氧化为高铁血红蛋白，故应特别注意。

②应用高渗葡萄糖注射液和大剂量维生素C。如用50%葡萄糖注射液60～100 mL加1～2 g维生素C静脉注射，或10%葡萄糖注射液500～1000 mL加1～2 g维生素C静脉滴注。维生素C可使高铁血红蛋白还原为Hb，而脱氢的维生素C又被谷胱甘肽还原，再作用于高铁血红蛋白，如此反复不已，使血液中高铁血红蛋白浓度降低，但其作用不如亚甲蓝迅速和彻底。

③辅酶A、维生素B_{12}也有辅助治疗作用，故也可适量应用。

（3）对症处理及支持疗法。如应用细胞色素C防治休克与呼吸衰竭等，病情危重经上述处理后发绀仍明显者，可输新鲜血300～500 mL或行换血疗法。

第九节　急性灭鼠药中毒

灭鼠药包括茚满二酮类、香豆素类、有机磷类、有机氟类、氨基甲酸酯类、无机杀鼠药等。目前常用的灭鼠药有磷化锌、敌鼠、安妥、氟乙酚胺、大隆、毒鼠磷、灭鼠安及灭鼠优等。

一、磷化锌中毒

磷化锌为常用的较理想的灭鼠剂之一，属强毒类，对人的致死量为40 mg/kg，中毒多因误食所致。磷化锌加热可产生磷化氢，经口服后，在胃内与胃酸反应，迅速生成氯化锌和磷化氢。前者腐蚀胃黏膜，引起溃疡、出血；后者抑制细胞色素氧化酶，对呼吸、肝、肾、心和神经系统的细胞内呼吸产生抑制，造成这些器官的损害。

临床表现、实验室检查和治疗见磷化氢中毒。

二、敌鼠中毒

敌鼠为强毒类灭鼠剂，是一种无臭、黄色晶体，不溶于水，可溶于乙醇、丙酮等有机溶剂。敌鼠制成的钠盐可溶于水。敌鼠进入体内可竞争性抑制维生素 K 的作用，降低血液的凝固性；并可直接损伤毛细血管壁，使其通透性和脆性增加，造成内脏和皮下出血，严重者可导致死亡。其中毒多因误食所致。

（一）临床表现

潜伏期较长，患者一般中毒后 1～3 日出现恶心、呕吐、腹痛、食欲减退、精神不振等症状，以后出现鼻出血、牙龈出血、咯血、皮肤紫癜、便血、血尿、关节痛和低热等。严重时患者有贫血、血压下降，甚至休克。

（二）实验室检查

（1）呕吐物中可检测出毒物。

（2）可有贫血，凝血时间和凝血酶原时间延长、血小板减少、血管脆性试验阳性。

（三）治疗

（1）清除毒物。误服不久者，应立即催吐、洗胃、导泻。

（2）解毒治疗。维生素 K_1 对敌鼠钠盐中毒有显著疗效。轻症患者可用 10～20 mg 维生素 K_1 肌内注射，每天 2～4 次；重者可用 40～50 mg 维生素 K_1 静脉注射或加入 10%葡萄糖注射液静脉滴注，直至出血停止，凝血酶原时间恢复正常。

（3）肾上腺皮质激素。肾上腺皮质激素能改善毛细血管通透性及血管张力，增强机体的应激性。轻者口服，重者可用氢化可的松 100～300 mg 或地塞米松 20～40 mg 加入 10%葡萄糖注射液静脉滴注。

（4）对症处理及指支持治疗。应用大剂量维生素 C 和路丁，注意保护肝肾功能，对脑、肺及消化道出血积极采取相应措施予以处理。注意水、电解质平衡。

三、灭鼠灵中毒

灭鼠灵属香豆素类抗凝血灭鼠药，又称华法林、杀鼠灵。灭鼠灵进入体内后，干扰肝对维生素 K 的利用，阻碍凝血活酶和凝血酶原的合成，并可损伤微小血管，使管壁通透性和脆性增加等而发生出血。其中毒多因误食所致。

（一）临床表现

潜伏期较长，一般患者在食后第三日出现中毒症状，主要表现为恶心、呕吐、食欲下降及精神不振，逐渐发生鼻出血、牙龈出血、皮肤紫癜、咯血、便血、尿血等，严重者可出现血压下降，休克，甚至死亡。

（二）实验室检查

（1）大便隐血试验阳性。

（2）红细胞及血红蛋白减少。

（3）出、凝血时间及凝血酶原时间延长。

（4）呕吐物中可分析出毒物。

（三）治疗

（1）清除毒物。口服中毒者，应立即催吐，继而洗胃及导泻。

（2）特殊治疗。10～20 mg 维生素 K_1，加入 50%葡萄糖注射液 40 mL 中，缓慢静脉注射，每天 3 次，持续 3～6 日。重症首次注射后，继以 50 mg 加入 5%葡萄糖注射液中静脉滴注。

（3）对症处理及支持疗法。可酌情试用巴曲酶，大量维生素 C 及肾上腺皮质激素也可适当选用。出现休克者应积极抢救。

第十节　蚕蛹（蛾）中毒

近年来，越来越多的人喜食蚕蛹（蛾），蚕蛹（蛾）中毒的报道也越来越多。蚕蛹（蛾）内含特异性神经毒素，耐热，食后可迅速发病，症状出现的快慢、轻重与食用量无关。中毒多因进食处理不当的蚕蛹（蛾）所致。

（一）临床表现

（1）一般发病突然，出现头晕、头痛、乏力，口唇及四肢麻木，表情淡漠，视物不清、嗜睡等。

（2）大多伴有眼睑、面颊、口唇及舌体、四肢（尤其是手及前臂）不规则肌阵挛。

（3）可出现共济失调，走路不稳，不能站立或坐起。

（4）重症患者有发声困难、全身震颤、抽搐、昏迷等；并可有一过性失语，呈现木僵状态。

（5）部分患者可出现恶心、呕吐，便秘或腹泻，排尿困难或尿失禁等。

（6）斜视眼阵挛为本病最突出且具有特征性的症状，即患者双眼侧球共做同性、快速、大幅度、冲击性不规则往返运动，主要为水平性，也可有旋转性或垂直性成分，无复视。闭目时可见睑颤及瞬目动作，眼球冲击性运动的振幅和频率变小变慢，无眼肌麻痹，近视时出现跳跃的更迅速的运动，随睡眠加深而减弱或消失。

（二）实验室检查

呕吐物、食物残渣中可以分析出毒物。

（三）治疗

（1）清除毒物。食入不久者，应立即催吐，继之洗胃、导泻以排除毒物。洗胃可用1∶5000高锰酸钾溶液。昏迷者禁止催吐。

（2）肾上腺皮质激素。应用氢化可的松或地塞米松等肾上腺皮质激素有利于减轻毒性反应。

（3）对症治疗及支持疗法。静脉补充液体以促进排毒；可应用地西泮、苯巴比妥等制止抽搐；脑水肿时可应用甘露醇、呋塞米等治疗。

第十一节　急性药物中毒

一、镇静催眠药中毒

（一）镇静催眠药

（1）苯二氮䓬类：主要药理作用是缓解焦虑和激动，消除躁动和稳定情绪。常用的药物有氯氮䓬、地西泮、奥沙西泮（去甲羟基安定）、氯硝西泮（硝基安定）、阿普唑仑等。

（2）巴比妥类：主要药理作用为促进和维持近似生理性的睡眠。常用的药物有巴比妥、苯巴比妥、异戊巴比妥、司可巴比妥和硫喷妥钠等。

（3）非苯二氮䓬、非巴比妥类：为20世纪50～60年代的主要镇静催眠药。常用的药物有水合氯醛、格鲁米特、甲丙氨酯、甲喹酮和乙氯维诺等。

（二）临床表现

（1）苯二氮䓬类中毒。出现记忆力减退、幻觉、发声困难、眼球震颤、共济失调、惊厥、昏睡、昏迷、呼吸抑制、体温降低、反射减退或亢进，偶可发生急性肌张力障碍，但很少发生死亡。

（2）巴比妥类。轻、中度中毒时患者注意力、记忆力和判断力减退，出现快感、情绪不稳、言语不清、辨距障碍、眼球震颤、共济失调和嗜睡。重度中毒者出现昏迷、瞳孔缩小、各种反射减低或消失、肌张力降低、巴宾斯基征阳性，且有呼吸循环障碍，表现为呼吸浅慢、不规则，血压下降或休克，尿少或尿闭。患者常死于呼吸或循环衰竭。

（3）非苯二氮䓬、非巴比妥类。轻、中度中毒者表现为嗜睡和共济失调；重度中毒者出现昏迷、呼吸和循环衰竭。

（三）实验室检查

（1）药物浓度测定。尿中药物定性测定有助于明确诊断。

（2）其他检查。对严重中毒者，应检查动脉血气、血糖、电解质和肝肾功能。

（四）治疗

（1）紧急处理。

①昏迷患者首先静脉注射葡萄糖注射液和应用纳洛酮。

②呼吸衰竭者，进行气管插管，保持气道通畅，吸氧，根据具体情况行机械通气。

③低血压或休克者，首先纠正低血容量，静脉快速输注0.9%氯化钠注射液1～2 L。血压仍不恢复时，静脉注射多巴胺［初始2～5 μg/(kg·min)］或间羟胺等，维持收缩压在90 mmHg以上。

（2）促进毒物排出。

①洗胃。如果摄入巴比妥类2 h内出现中毒表现，应积极洗胃。对于胃排空延迟者，中毒数小时后仍可给予洗胃。

②活性炭。活性炭能有效吸附消化道中的镇静催眠药。反复多次应用能有效而彻底清除胃肠内药物，起到消化道透析作用。首剂1～2 g/kg，2～4 h应用0.5～1 g/kg，直至症状改善。

③强化利尿。碱化尿液可促使长效巴比妥类药物从肾脏排泄。

④透析和血液灌注。长效巴比妥类中毒采用血液透析效果好；非水溶性、蛋白结合率高的巴比妥类或其他镇静药中毒进行活性炭血液灌注效果更好。

(3) 解毒药。

①氟马西尼。它是苯二氮䓬类药物受体的竞争性拮抗剂，对苯二氮䓬类中毒昏迷者有效，但不能改善遗忘作用。用法：氟马西尼 0.2 mg 静脉注射 30 s 以上，每分钟重复 0.3～0.5 mg，总量达 3 mg。

②贝美格（美解眠）。用法：50 mg，3～5 min 1 次，静脉注射，直至血压、呼吸和反射恢复正常。

③纳洛酮。用法：0.4～0.8 mg 加 0.9%氯化钠注射液 20 mL 缓慢静脉注射。

二、麻醉性镇痛药中毒

目前，临床应用的麻醉性镇痛药有：①天然的阿片生物碱，如吗啡、可待因；②半合成的衍生物，如海洛因、双氢可待因；③合成的镇痛剂，如哌替啶、芬太尼、喷他佐辛、美沙酮、二氢埃托啡等。此类药物中毒多因超剂量使用或重复频繁应用所致；此外，误服引起的中毒也较常见。

（一）临床表现

(1) 中枢神经系统。静脉注射大剂量后即可出现中枢神经系统抑制症状，表现为瞳孔缩小、呼吸减慢或停止、昏迷或癫痫发作。

(2) 心血管系统。临床表现为心动过缓、低血压、休克、体温降低及肺水肿。

(3) 其他。临床表现为骨骼肌松弛、舌后坠发生呼吸道阻塞、发绀、尿少或尿潴留。

（二）实验室检查

呕吐物、胃液、尿、血液检查可以证明毒物种类。

（三）治疗

(1) 清除毒物。出现中毒症状后立即停止用药，口服中毒者应立即用活性炭混悬液或 1∶5000 高锰酸钾液洗胃，继而直肠灌入活性炭混悬液，再用硫酸钠或甘露醇导泻。

(2) 拮抗剂的应用。

①纳洛酮。其为阿片受体拮抗剂，能阻断和逆转麻醉性镇痛药所致呼吸抑制、中枢抑制和镇痛作用。首剂 0.4～0.8 mg 加入葡萄糖注射液 10 mL 中静脉注射，1～3 min 后产生药效，作用持续 2 h。根据患者昏迷程度、呼吸抑制情况及给药后反应，可间隔 5～10 min 重复给予相同剂量，直至患者呼吸及意识恢复。

②纳美芬。其作用与纳洛酮相同，作用时间 4～8 h。每次静脉注射 0.1～0.5 mg，每 2～3 min 逐渐增加剂量，至每次 1.6 mg。

③纳曲酮。口服每天 50 mg，或每周 350 mg（分 2～3 次）。

④对症治疗及支持疗法。静脉滴注葡萄糖注射液或葡萄糖氯化钠注射液促进排泄，维持水、电解质平衡。有缺氧现象时立即给氧，注意吗啡中毒时应吸入含 5%二氧化碳的氧。呼吸抑制时可应用呼吸兴奋剂或气管插管进行机械通气。

第十二节　毒蛇咬伤中毒

我国蛇类约有 160 种，其中毒蛇近 50 种。毒蛇咬伤多见于夏秋季节。蛇毒主要分为神经毒、肌肉毒和血循毒三类。血循毒又包括心脏毒素、出血毒素、凝血酶、抗凝血毒、溶血毒、磷脂酶 A2、蛋白水解酶等。

（一）临床表现

（1）神经毒症状。主要由金环蛇、银环蛇、眼镜蛇及眼镜王蛇等咬伤所致。

①局部症状：咬伤处有麻痒感及轻度的灼痛和肿胀，麻木感沿同侧肢体呈红丝线呈向心性扩散；严重时波及对侧，严重者出现肢体瘫痪；并可有附近淋巴结肿大，有触压痛。

②全身性症状：一般在咬伤后 0.5～3 小时出现全身性症状，病情发展迅速；可有头痛、眩晕、流涎、恶心、呕吐、胸闷、复视、幻视、视物模糊、眼睑下垂、烦躁或嗜睡，视、听、嗅、味等感觉异常或消失，声音嘶哑、言语不清、牙关紧闭、吞咽困难、共济失调等；危重患者可出现惊厥、昏迷、休克，甚至出现呼吸麻痹或呼吸衰竭。

（2）肌肉毒症状。主要由海蛇咬伤引起。一般在咬伤 2 小时内出现全身肌痛、无力，3～6 小时后出现肌红蛋白尿、少尿和高钾血症，甚至导致急性肾衰竭及严重心律失常和周围型呼吸衰竭，可致患者骤死。

（3）血循毒症状。主要由龟壳花蛇、蝰蛇、五步蛇、竹叶青、蝮蛇等咬伤所致。

①局部症状：咬伤后 3～5 分钟即出现伤口剧痛，明显红肿，并沿肢体向近心端蔓延，有时延及躯干，重症可波及对侧，伴有出血、水疱和组织坏死，淋巴结肿痛。

②全身性症状：咬伤后 2 小时左右可有畏寒、发热、恶心、呕吐、腹痛、腹泻、头晕、全身酸痛、心悸、胸闷、烦躁不安、谵妄、多处出血、心律失常、黄疸、贫血及溶血现象，或有抽搐、血压下降、休克等。重症可致肺出血、脑出血、心力衰竭、肾衰竭等。

（4）混合毒症状。大多由眼镜蛇、眼镜王蛇、竹叶青、海蛇等咬伤后引起。

①局部症状：伤口红肿、疼痛、麻木，并有水疱、血疱，甚至局部变黑，组织坏死；伤口周围或患肢有淋巴结肿大或淋巴管炎。

②全身性症状：畏寒、发热、呕吐、头晕、困倦、复视、眼睑下垂、全身酸痛、胸闷、心律失常；危重者可出现呼吸麻痹、血压下降、休克、昏迷，甚至死亡。

（二）实验室检查

（1）血液检查。可有总胆红素及未结合胆红素增高、红细胞及血红蛋白减少、白细胞总数增高及中性粒细胞中毒性颗粒、凝血异常、血尿及血红蛋白尿、肌红蛋白尿、管型尿、血便、肝肾功能损害、酸中毒及电解质紊乱等。

（2）免疫学检查。可帮助鉴别是何种毒蛇咬伤。

①乳凝抑制试验：运用蛇毒抗原抗体反应，均匀混浊为阳性，确定为该蛇种咬伤。

②放射免疫法。

③酶联免疫吸附试验。

④快速蛇种诊断液：特异性强，时间快，是临床不可多得的一种方法。

（三）治疗

（1）一般处理。

①迅速将患者带离现场，受伤或激怒的毒蛇可反复咬人。

②使患者保持安静，卧位，限制患肢活动，咬伤部位应低于心脏平面，以延缓毒液吸收。

③禁止伤者进食或饮水，特别是饮酒，以防止毒液体内扩散。

④重症患者应及时转到有条件的医院治疗。

(2) 伤口处理。

①绷扎。在伤口近心端 5～10 cm 处，用宽 2.5 cm 的绷带压迫，以防毒液吸收。

②清创和排毒。凡毒蛇咬伤后 12 小时内就诊，但伤口未经处理或处理不彻底患者，须给予扩创、冲洗伤口，尽量将毒液排出体外。可在伤口处用火罐、吸乳器、吸引器等负压吸引，吸出毒液。如无以上条件，可直接用口吸吮，但应避免口吸污染伤口。彻底排毒后，伤口盖以无菌敷料。

③封闭疗法。根据伤口局部情况，酌情用胰蛋白酶 2000～5000 U 加 0.25%～0.5%普鲁卡因或蒸馏水 5～20 mL 稀释，在伤口周围或上方做封闭。胰蛋白酶为广谱解毒药，可直接破坏蛇毒，应尽早应用。重症病例 12～24 小时后可重复注射。也可用 0.25%～0.5%普鲁卡因加地塞米松 5 mg 做局部环行封闭，抑制蛇毒扩散、消肿止痛、减少过敏反应。

(3) 解毒治疗。

①抗蛇毒血清。抗蛇毒血清越早应用越好。应用前要做抗蛇毒血清皮肤过敏试验，阴性者方可应用，阳性者应按常规脱敏后使用。根据不同的蛇伤，选用针对性抗蛇毒血清。

②蛇药。蛇药可口服或局部外敷。蝮蛇咬伤用上海、南通或群生蛇药；眼镜蛇和银环蛇咬伤用湛江蛇药；五步蛇咬伤用红卫蛇药。

③草药：半枝莲鲜草 60 g，加适量水煎成 300 mL，每天三次分服，并将半枝莲和雄黄一起捣烂，外敷伤处，每天更换一次；七叶一枝花 9 g，半枝莲 60 g，白花蛇舌草 60 g，紫花地丁 60 g 水煎服，每天两剂，亦可捣烂外敷。

(4) 对症处理及支持疗法。

①抗生素。对中、重度蛇咬伤，伤口感染或疑有高度污染者，可根据经验应用或根据培养结果选用抗生素防治感染。

②破伤风抗毒素。毒蛇口腔内常含有破伤风梭菌，被毒蛇咬伤后应预防注射破伤风抗毒素。

③可大剂量应用肾上腺皮质激素，同时应用 ATP、辅酶 A、维生素 C 和胰岛素等，有助于减轻毒血症和组织损害。

④纠正水、电解质和酸碱平衡紊乱，积极防治呼吸衰竭、心力衰竭、肾衰竭、休克等。抢救过程中忌用吗啡、巴比妥类、氯丙嗪、肾上腺素、筒箭毒碱、琥珀胆碱、肝素、双香豆素等药物。

第十四章　环境、理化因素损伤性急症

第一节　电击伤

一、病因

（1）缺乏安全用电知识，安装和维修电器、电线不按规程操作，电线上挂吊衣物。

（2）高温、高湿度和出汗使皮肤表面电阻降低，容易引起电击伤。

（3）意外事故如暴风雨、大风雪、火灾、地震，电线折断后伤到人体。

（4）雷雨时大树下躲雨或用铁柄伞而被闪电击中。

（5）医源性事件，如使用起搏器，进行心导管监护、内镜检查治疗时，如果仪器漏电，微电流直接流过心脏可致电击伤。

二、诊断要点

（1）有带电作业、意外触电或雷击史。

（2）全身表现。

①轻者出现头晕、心悸、面色苍白、口唇发绀、惊恐、四肢无力，接触部位肌肉抽搐、疼痛，呼吸及脉搏加快。

②重者出现持续抽搐甚至致肢体骨折、休克或昏迷；低电压电流可引起心室颤动，高压电电流引起呼吸中枢麻痹。

（3）局部表现。主要是通电进出口和电流通过路线上的组织烧伤。低电压所致的烧伤常见于电流进入点与流出点，创面小，直径为 0.5～2 cm，呈椭圆形或圆形，焦黄或灰白色，干燥，边缘整齐；高电压所致的烧伤常有一处进口和多处出口，创面不大，但可深达肌肉、神经、血管，甚至骨骼。

（4）并发症。电击伤可致短期精神异常、心律失常、肢体瘫痪、局部组织坏死继发感染、高血钾、酸中毒、急性肾衰竭、失明或耳聋、内脏破裂或穿孔，以及因电击伤后摔伤导致的继发性损伤。

三、急救原则

立即脱离电源，对心搏、呼吸停止者立即进行心肺复苏。

四、处理方法

（1）脱离电源。立即切断电源，或用木棒、竹竿等绝缘物使患者脱离电源。

(2) 心、肺、脑复苏。对呼吸停止者，尽快建立人工气道并行人工呼吸。发生心室颤动者，应尽早实施电除颤；若为细颤，可用肾上腺素变为粗颤后再除颤；如未发生心室颤动，忌用肾上腺素和异丙肾上腺素，以免诱发心室颤动。

(3) 抗休克。在常规抗休克的同时，检查是否合并内脏损伤或骨折等，并根据情况给予相应的处理。

(4) 处理局部损伤。按标准程序处理局部的烧伤。对深部组织灼伤，大范围软组织水肿、坏死合并远端肢体缺血、坏死者，应按情况及时进行筋膜松解术。对需要截肢者，应严格掌握手术指征。

(5) 控制感染。对烧伤创面较大者应彻底清创，保护创面，使用抗生素预防、控制深部组织感染（特别是厌氧菌）；注射破伤风抗毒素（TAT）1500 U（皮试阴性者）。

(6) 其他对症处理。如纠正水、电解质和酸碱平衡失调，防治急性肾衰竭、应激性溃疡等。

第二节 淹溺

一、病因

(1) 干性溺水是指水未进入呼吸道，但引起气道的机械性阻塞和反射性喉痉挛，造成缺氧，约占20%。

(2) 湿性溺水时大量水进入呼吸道引起肺组织损伤，导致肺水肿等，使肺表面活性物质消失，发生肺不张。其中咸水引起的溺水称为高渗性溺水，淡水引起的溺水称为低渗性溺水。溺水是我国人群意外伤害致死原因的第3位，在0～14岁年龄组为第一位死因。

二、诊断要点

(1) 明确的淹溺，包括淡水和海水淹溺。

(2) 口鼻充满泡沫状液体或污泥、杂草，腹部可因胃扩张而隆起。

(3) 患者意识不清，皮肤黏膜苍白或发绀，面部水肿，双眼结膜充血，四肢厥冷，血压下降或测不到，呼吸、心搏微弱甚至停止；可合并颅脑或四肢损伤；复苏成功后，常有呛咳、呼吸急促，双肺布满湿啰音，重者可出现肺水肿、ARDS、肺部感染、脑水肿、溶血性贫血、急性肾衰竭、DIC、低温综合征等并发症。

(4) 实验室检查时可有明显的低氧血症、酸碱平衡失调和电解质紊乱。

三、急救原则

现场心肺复苏，治疗合并损伤和并发症。

四、处理方法

(1) 现场急救。从水中救出后，立即清理口鼻中的杂草、污泥，畅通呼吸道。迅速将淹溺者置于抢救者屈膝的大腿上，头朝下，按压其背部，使胃和呼吸道中的水倒出。

(2) 迅速评估淹溺者的生命体征和意识状态等。

(3) 对心搏、呼吸停止者立即进行心肺复苏术。

（4）治疗合并损伤。合并颅脑外伤危及生命者，应及时给予处理；而四肢损伤不危及生命者，先行简单处理，待病情稳定后延期处理。

（5）防治并发症。应注意防治合并的脑水肿、肺水肿、肺部感染、ARDS、DIC、急性肾衰竭、电解质紊乱等。

（6）对症治疗。淡水淹溺者用3%氯化钠注射液静脉滴注，而海水淹溺者用5%葡萄糖注射液静脉滴注。

第三节　烧烫伤

烧烫伤泛指各种热源、光电、化学腐蚀剂（酸、碱）、放射线等因素所致的人体组织损伤。严重的烧烫伤是急诊常见的意外损伤，预后严重，需紧急救治。

一、临床表现

烧烫伤的严重程度主要根据烧烫伤的部位、面积大小和烧烫伤的深浅度来判断。烧烫伤按深度，一般分为三度。

（1）一度烧烫伤。只伤及表皮层，受伤的皮肤发红、肿胀，觉得火辣辣的痛，但无水疱出现。

（2）二度烧烫伤。伤及真皮层，局部红肿、发热，疼痛难忍，有明显水疱。

（3）三度烧烫伤。伤及全层皮肤，包括表皮、皮下组织、骨和肌肉都受到损害，皮肤焦黑、坏死，这时反而疼痛不剧烈，因为此时许多神经也都一起被损坏了。

二、诊断

完整的诊断要包括致伤原因、部位、面积、深度。其中面积采用新九分法。新九分法是对人体烧伤所采用的新的临床估计烧伤面积的方法。新九分法将人体表面积分成11个9%与1个1%：头颈部占1个9%（发部3%，面部3%，颈部3%）；双上肢占2个9%（双手5%，双前臂6%，双上臂7%）；躯干占3个9%（腹侧13%，背侧13%，会阴部1%）；双下肢占5个9%及1个1%（双臀5%，双足7%，双小腿13%，双大腿21%）。简单地说，新九分法就是：上肢十八，下肢四六，躯干二七，头颈九。

三、治疗

（1）迅速脱离热源。

（2）初步估计伤情。

（3）冷水连续冲洗或浸泡。

（4）建立静脉输液通道。

（5）早期预防感染，肌内注射TAT 1500 U，并视情况使用抗生素。

（6）有深度创面应尽早分期、分批、有计划手术去痂植皮。

第四节　中暑

一、病因

（1）热负荷增加。在高温、高湿度、通风不良的环境下，长时间从事繁重体力劳动。

（2）热适应障碍。如慢性病患者、肥胖、年老体弱、孕产妇、酗酒等。

（3）出汗功能障碍，如先天性汗腺缺乏、皮肤广泛受损（如大面积烧伤、硬皮病等）。

二、诊断要点

（1）前驱症状。高温环境中，出现大量出汗、口渴、头昏、耳鸣、胸闷、心悸、恶心、全身疲乏、注意不集中等症状，体温正常或略有升高，尚能坚持正常工作、生活。

（2）典型症状。

①热痉挛。其原因是高温环境下，大量出汗致体内钠严重缺失，而补充低钠液体引起的低氯、低钠血症。表现为严重的肌痉挛伴有收缩痛。肌痉挛以经常活动的肢体及腹部等肌肉多见。常见实验室异常为血钠、血氯降低，尿肌酸增高。

②热衰竭。主要表现为脱水和缺盐症状，中枢神经系统损害不严重。起病较急，先有眩晕、头痛、突然昏倒，平卧并离开高温场所即清醒。患者面色苍白，皮肤冷汗，脉弱或缓，血压偏低但脉压正常。实验室检查有血细胞比容增高、低钠、低钾、轻度氮质血症或肝功能异常。

③热射病。它是一种致命性急症，主要表现为高热或过高热、干热皮肤、严重的中枢神经系统和循环系统障碍。典型的临床表现为高热、无汗和意识障碍。前驱症状有全身软弱、乏力、头晕、头痛、恶心、出汗减少。继而体温迅速增高达 41 ℃以上，患者出现嗜睡、淡忘和昏迷。严重者出现休克、心力衰竭、心律失常、肺水肿、脑水肿、肝肾衰竭、急性呼吸窘迫综合征、消化道出血及弥散性血管内凝血。实验室检查可发现高钾、高钙、血液浓缩，白细胞增多，血小板减少，肝肾功能异常，心电图可呈现各种心律失常和心肌损害。

三、治疗

（1）轻症患者。及时将患者抬到阴凉处或空调供冷的房间平卧休息，解松或脱去衣服，口服凉盐水及其他清凉饮料。

（2）重症患者。

①热痉挛。主要应补充氯化钠，静脉滴注 5%葡萄糖氯化钠注射液或 0.9%氯化钠注射液 1000～1500 mL。

②热衰竭。应及时补充血容量，防止血压下降。可用静脉滴注 5%葡萄糖氯化钠注射液或 0.9%氯化钠注射液，可适当补充血浆。

③热射病。

A. 转移至通风的低温环境，监测患者生命体征，行心电图、凝血功能等检查。

B. 吸氧。

C. 降温。环境降温：应及时将患者移入室温低于 20 ℃的空调间内或在室内放置冰块、井水等；体表降温：用井水、自来水或温水（15 ℃）浸透的毛巾擦拭全身，不断摩擦四肢及躯干皮肤以保持皮肤血管扩张而促进散热，同时配合电扇、吹风，头、颈两侧，腋窝及腹股沟等大动脉处可置冰袋，或使用电子冰帽和冰毯，循环功能无明显障碍者还可行冷水浴，即将患者浸入冷水（27～30 ℃）中，保持头部露出水面；体内中心降温：可用 4～10 ℃的 5%葡萄糖氯化钠注射液 1000～2000 mL 静脉滴注，静脉滴注开始应控制输液速度，或用冰 0.9%氯化钠注射液 1000 mL 灌肠，也可采用胃管内灌注冷 0.9%氯化钠注射液降温。

D. 药物降温常无效，患者出现寒战时可应用氯丙嗪 25～50 mg 加入 500 mL 溶液中静脉滴注 1～2 小时。注意血压检测。

（3）对症治疗，防治并发症。

①维持呼吸功能。

②维持循环功能。

③防治脑水肿。

④防治肾损害。

⑤防治肝功能损害。

⑥防治弥散性血管内凝血。

⑦维持水、电解质及酸碱平衡。

⑧加强护理。

（4）防治多器官衰竭。防止重症中暑所致多器官衰竭的首要目标是切断高热引起的恶性循环，必须尽早降低中心体温，降低代谢，较早治疗各种严重并发症，包括休克、颅内压升高、循环及呼吸衰竭，以及水、电解质和酸碱平衡失调等。

第五节　强酸、强碱损伤

一、病因

（1）强酸中毒。强酸中毒是经口误服，或由呼吸道大量吸入酸雾，皮肤接触而导致的腐蚀性灼伤。

（2）强碱中毒。强碱中毒多为强碱物质直接溅洒于皮肤、黏膜、眼所致的刺激与强腐蚀、灼伤，误服也可中毒。

二、诊断要点

（1）强酸中毒。

①局部的腐蚀和刺激。吞食强酸后，口腔、咽部、食管及胃肠等处黏膜出现水疱、溃烂伴灼痛，患者有恶心、呕吐、腹痛、便秘或腹泻等症状。由于喉头痉挛或水肿，可致声音嘶哑、吞咽困难、窒息等，严重者可发生休克及胃穿孔。吸入强酸中毒主要表现为呼吸道刺激症状，如呛咳、胸闷、呼吸困难、咳出血性泡沫痰，同时有血压下降，体温升高，甚至发生喉痉挛、窒息死亡。皮肤接触强酸则有局部灼伤、疼痛、红肿、坏死和溃疡等，大面积接触可有全身性症状。

②全身表现。口服大量强酸后，常发生重度酸中毒，出现呼吸困难、惊厥、昏迷等。

部分患者有肝、肾损害，甚至发生肝坏死、尿毒症。

（2）强碱中毒。

误服强碱后可导致口腔、咽部、食管及胃烧灼痛、腹部绞痛、流涎；呕吐带血的胃内容物，呈强碱性；排出血性黏液粪便。口、咽处可见糜烂创面，先为白色，后变为红色或棕色。重症患者有喉头水肿、窒息、肺水肿、休克，食管及胃穿孔。后期可致消化道狭窄。食入固体强碱时，口腔可无明显损伤，而食管与胃腐蚀严重。毒物吸收后，发生碱中毒，表现为剧烈头痛、低钙性手足搐搦、昏迷等。其他损伤包括肝、肾等内脏器官的损害，偶有患者出现急性肾衰竭。吸入中毒症状主要表现为剧烈咳嗽、呼吸困难、喉头水肿、肺水肿，甚至窒息。接触中毒的症状主要为局部红肿、水疱、糜烂、溃疡等。

三、急救处理

（1）皮肤及眼烧伤。

①强酸所致的皮肤及眼烧伤。应立即用大量清水冲洗创面及眼内至少 20 分钟。待脱去污染的衣物后，再用清水或 40%碳酸氢钠冲洗或湿敷。在彻底清洗皮肤后，创面可用无菌或洁净的三角巾等包扎。眼内彻底冲洗后，可应用氢化可的松或氯霉素眼药膏或眼药水点眼，并包扎双眼。

②强碱所致皮肤及眼烧伤。应立即用大量清水彻底冲洗创面及眼内，直到皂样物质消失为止。皮肤创面冲洗后，可用食醋或 2%醋酸冲洗或湿敷，然后包扎。眼内彻底冲洗后(禁用酸性液体冲洗)，可应用氯霉素等抗生素眼药膏或眼药水，然后包扎双眼。

（2）消化道烧伤。

①强酸所致的消化道烧伤。应立即口服牛奶、蛋清、豆浆、食用植物油等，每次 200 mL；亦可口服 2.5%氧化镁溶液或氢氧化铝凝胶 100 mL，以保护胃黏膜。严禁催吐或洗胃，以免消化道穿孔；严禁口服碳酸氢钠，以免因产生二氧化碳而导致消化道穿孔。

②强碱所致消化道烧伤。应立即口服食醋、柠檬汁、1%醋酸等，亦可口服牛奶、蛋清、食用植物油等，每次 200 mL，以保护胃黏膜。严禁催吐或洗胃，以免发生消化道穿孔。

第十五章　创伤急症

第一节　综述

一、简短的病史采集

病史采集对象包括患者本人（意识清醒时）、现场目击者和院前救护人员等。内容包括：

（1）致伤原因、受伤部位、受伤时的姿势、着力点、受伤时间等。致伤原因包括交通伤、高处坠落伤、刀刺伤、重物砸伤等。

（2）受伤当时伤员的伤情及其演变。

（3）处理措施。如肢体止血带的应用时间等。

（4）既往身体健康状况、药物过敏史，包括患者以往的血压以及用药情况等。

♥当患者只身一人且已经昏迷，又无现场目击者时，病史无法采集，只能通过体格检查和辅助检查判断患者情况。

二、全面的体格检查

（1）首先检查患者的生命体征（呼吸、脉搏、血压、体温等）和一般情况（意识、精神、面容、体位等）。

（2）迅速处理危及生命的创伤，如心搏呼吸停止、窒息、休克、大出血等，稳定生命体征。

（3）逐一器官体格检查，尤其是患者意识不清，不能确定疼痛和不适部位时，应遵循头、颈、胸、腹、外阴、躯干和四肢的顺序逐一检查，确定受伤部位和伤情等。

（4）根据检查结果进行简单的急诊处理，如处理开放性伤口，骨折的固定，开放性气胸的闭式引流等。

♥病情不稳定或有可能出现病情恶化的患者，应建立并维持通畅的静脉通路。

三、必要的辅助检查

（1）实验室检查：如血常规、血型、尿常规等。

（2）穿刺和导管检查：如胸膜腔穿刺、腹膜腔穿刺、心包穿刺、导尿等。

（3）影像学检查：如 X 线摄影、B 超、CT 等检查。

♥影像学检查在某些情况下对确定诊断具有重要意义。然而，检查时的搬动或操作可能会增加患者的危险。所以，检查应尽量在床边进行。如需搬动到其他科室检查时，应把检查的双重性，特别是危险性向患者家属交代。必要时，需要家属签字。

四、伤情的综合评估

(1) 损伤评分见表 15－1。

(2) 格拉斯（Glasgow）昏迷评分见表 15－2。

(3) MEWS 改良早期预警评分见第一章危重病的识别。

(4) 损伤评分对预后的判断见表 15－3。

表 15－1　损伤评分

分数	0 分	1 分	2 分	3 分	4 分
格拉斯昏迷评分	3～4	5～7	8～10	11～13	14～15
呼吸频率（次/分）	无	1～9	>35	25～35	13～24
呼吸深度	浅、消失	正常			
收缩压（kPa）	无	0～6.67	6.67～9.33	9.33～11.9	>11.9
毛细血管充盈	无	>2 秒	<2 秒		

表 15－2　格拉斯昏迷评分与损伤评分对预后的判断

格拉斯昏迷评分	15	14	13	12	11	10	9	8	7	6	5	4	3
生存率（%）	99	97	88	83	83	83	79	77	77	75	50	50	16

表 15－3　损伤评分对预后的判断

损伤评分	16	15	14	13	12	11	10	9	8	7	6	5	4	3	2	1
生存率（%）	99	98	95	91	83	71	55	37	22	12	7	4	2	1	0	0

五、处理原则

（一）抢救致命伤

(1) 心肺复苏。对心搏呼吸停止的患者迅速实施心肺复苏。

(2) 其他需首先抢救的创伤包括：窒息、大出血、开放性气胸、休克、腹部内脏脱出、腹腔内大出血等。

（二）重症创伤的抢救

1. 处理呼吸道

清理口腔和咽喉部，有严重呼吸困难、呼吸道阻塞、氧分压低（低于 60 mmHg）者可行气管插管或气管切开术。

2. 维持循环功能

处理循环衰竭、心脏压塞以及大出血等。检查是否存在休克或休克前期表现。

3. 简单的神经系统评估与处理

迅速判断患者的反应能力、意识状态、瞳孔（大小、是否等大等圆以及对光发射等）、肌力和肌张力以及生理反射和病理反射等。根据当时状况，对脑疝等情况迅速给予相应处理。

4. 伴休克患者的处理

(1) 初步处理，且检查与治疗同时进行。

①建立两处以上通畅的静脉通路，其中一条用于检测中心静脉压。

②查血细胞比容、全血细胞计数、血型、交叉配血及电解质、肾功能、血气分析等。

③输液，在输血之前，应先输入 2 L 晶体液维持血容量。

(2) 进一步处理。

①处理颈椎或脊柱损伤，病情稳定后进行床旁 X 线摄影检查。

②血压稳定后，脱光患者衣服行全面体格检查。

③心电图检查，心电监护。

④留置导尿管，监测尿量。

⑤进一步寻找休克的原因。

⑥请有关外科专科会诊。

5. 不伴休克患者的处理

(1) 初步处理。

①查生命体征。

②建立畅通的静脉通路（≥16 号套针）。

③查全血细胞计数、血细胞比容、血型、交叉配血等。

④怀疑颈椎或脊柱损伤时，进行床旁 X 线摄影检查。

(2) 进一步处理。脱去患者衣物，行全面的体格检查。

(3) 进一步的实验室检查。

①尿常规、电解质、血糖、肾功能、动脉血气分析等。

②X 线检查。

③CT 检查等。

6. 必要的基本处理

必要的基本处理包括清创、包扎、止血、固定、搬运等。

7. 一般处理

如采取合适的体位，将头偏向一侧防误吸，给予吸氧、心电监护、开通静脉通路，意识不清者留置导尿管等。

第二节　颅脑损伤

一、概述

(一) 分类

1. 按受伤部位

(1) 头皮损伤。

(2) 颅骨损伤。

(3) 脑损伤。

2. 按损伤性质

(1) 开放性损伤（头皮、颅骨、硬脑膜三者都有裂开，脑组织与外界沟通）。

(2) 闭合性损伤（头皮、颅骨、硬脑膜三者中，至少有一项是完整的，脑与外界不沟通）。

3. 按伤情轻重

(1) 轻型（Ⅰ级），主要指单纯脑震荡，有或无颅骨骨折。

①昏迷在 30 分钟以内。

②有轻度头痛、头晕等症状。

③神经系统和脑脊液检查无明显改变。

(2) 中型（Ⅱ级），主要指轻度脑挫裂伤或颅内小血肿，有或无颅骨骨折及蛛网膜下腔出血。

①昏迷在 6 小时以内。

②有轻度的神经系统阳性体征。

③有轻度生命体征改变。

(3) 重型（Ⅲ级），主要指广泛颅骨骨折、广泛脑挫裂伤，脑干损伤或颅内血肿。

①昏迷在 6 小时以上，意识障碍逐渐加重或出现再昏迷。

②有明显的神经系统阳性体征。

③有明显生命体征改变。

4. 按 Glasgow 昏迷评分法

处于 13～15 分者定为轻度，8～12 分为中度，3～7 分为重度。

（二）临床资料收集

1. 受伤史

包括受伤时间、致伤因素、力量大小、着力点，患者受伤时、受伤后的情况以及伤后病情的演变等。

2. 体格检查

(1) 对生命体征、意识状况、精神以及面色等进行全面、准确的检查。

(2) 头部体格检查，全面检查，仔细触诊。

(3) 全身体格检查，发现可能的复合伤。

(4) 神经系统体格检查：

①高级神经活动，包括意识状态、精神活动、智能检查、语言和思维。

②脑膜刺激征。

③运动功能，包括肌力、肌张力、共济运动、体姿和步态。

④感觉功能，包括浅感觉、深感觉、皮质感觉、周围神经感觉等。

⑤反射，包括深、浅反射和病理反射。

⑥眼科学检查和脑干反射，包括瞳孔反射、眼球运动情况、眼底的检查，以及角膜反射、睫状体脊髓反射、脑干反射。

3. 辅助检查

(1) 实验室检查。入院患者应进行血、尿常规，血电解质，血渗透压，以及血糖、肾功能、血气分析等检查。

(2) 影像学检查。包括X线摄影、颅脑CT和MRI检查、脑血管造影等。其中颅脑CT对颅脑创伤的诊断具有较重要的意义。

(3) 腰椎穿刺。腰椎穿刺可判断颅内压、蛛网膜下腔出血、脑挫裂伤等。

(4) 其他。如脑超声检查、脑电图检查、放射性核素等。

(三) 急诊处理

(1) 保持正确的体位。

(2) 维持呼吸道通畅。

(3) 改善通气。

(4) 维持良好的循环，包括迅速的CPR，及时纠正休克。

(5) 其他。

①脑水肿的处理。

②癫痫的防治。发作时，可使用地西泮10 mg缓慢静脉注射，30分钟后可重复一次。患者为小儿，一次静脉用量为0.25～0.5 mg/kg，总量不超过10 mg。预防用药，以苯妥英钠为佳。

③预防感染，包括处理局部伤口和全身预防性应用抗生素。

④镇静止痛。

⑤体温紊乱，包括创伤后的体温过低和中枢性高热的处理。

⑥专科处理，当生命体征稳定后，尽早进行颅脑CT等影像学检查，确诊并定位后，进行进一步专科处理。

♥颅脑损伤是一种常见的损伤，其发病率占全身各部位创伤的9%～21%，其病死及伤残率处于第一位，常与身体其他部位的损伤复合存在。

二、脑震荡

(一) 临床表现

(1) 常见的症状是头部受伤后，即刻发生一过性的意识模糊或意识丧失，时间持续数秒至二三十分钟不等。

(2) 清醒后恢复正常，但对受伤时的情况及经过记忆不清。

(3) 可出现头痛、头晕及恶心、呕吐等。

(二) 辅助检查

(1) 颅骨平片无骨折。

(2) 腰穿测压在正常范围，脑脊液正常。

(3) 脑电图仅见低至高波幅快波，偶尔有弥散性δ波和θ波，多在1~2天内恢复。

(4) CT检查平扫及增强扫描均为阴性。

(三) 诊断

(1) 受伤史，伤后出现短暂意识障碍，近事遗忘。

（2）无神经系统阳性体征。

（3）CT 检查平扫及增强扫描均应为阴性。

（四）治疗

（1）一般卧床休息 5～7 天。

（2）脑震荡无须特殊治疗，必要时给予镇痛、镇静对症药物，减少外界刺激，做好解释工作，消除患者对脑震荡的畏惧心理，多数患者在 2 周内恢复正常，预后良好。

（3）对症治疗期间必须密切观察患者的意识状况、临床症状及生命体征，根据情况及时进行必要的检查。

三、头皮软组织损伤

（一）临床表现

（1）头皮损伤可分为头皮擦伤、挫伤、撕裂伤、撕脱伤、头皮血肿。头皮血肿按出现于头皮各层之间的关系分为皮下血肿、帽状腱膜下血肿、骨膜下血肿。

（2）皮下血肿。因皮下组织与皮肤层和帽状腱膜层之间的连接紧密，故在此层内的血肿不易扩散且范围较局限。血肿周围软组织肿胀，触之有凹陷感，易与凹陷性骨折混淆，有时需头颅 X 线摄影检查才能明确。

（3）帽状腱膜下血肿。由该层内小动脉或导血管破裂引起。帽状腱膜下层组织疏松，血肿易于扩展甚至蔓延至整个帽状腱膜下层，出血血量可多达数百毫升。

（4）骨膜下血肿。多见于钝器损伤时颅骨发生变形或骨折所致。如婴幼儿乒乓球样凹陷性骨折和成人颅骨线形骨折后常并发此类血肿。由于骨膜在颅缝处附着牢固，故血肿范围常不超过颅缝。在婴幼儿，陈旧性血肿的外围与骨膜可钙化或骨化，乃至形成含有陈旧血的骨囊肿。

（二）辅助检查

CT 检查可见头皮损伤。

（三）诊断

（1）头部外伤史。

（2）头皮擦伤、挫伤、裂伤、撕脱伤、头皮血肿。

（3）CT 检查可见头皮软组织肿胀损伤。

（四）治疗

（1）急救时可加压包扎止血。尽早清创，除去伤口内异物，止血注意有无颅骨骨折，对有头皮组织缺损者进行皮下松解术或转移皮瓣修复等。对伤后 2～3 日以上的伤口，也宜清创，缝合，并加以引流。

（2）一般较小的头皮血肿无须特殊处理，经过 1～2 周多能自行吸收。较大的血肿常需穿刺抽吸压迫包扎，经一次或几次治疗可愈。穿刺治疗无效、血肿不消或继续增大时，可切开清除血肿并止血。对合并颅骨骨折的骨膜下血肿，要注意并发颅内血肿的可能。凡已经感染的血肿均需切开引流。

（3）肌内注射 TAT，抗炎治疗 1～2 周。

四、颅骨骨折

（一）诊断要点

（1）头皮肿胀，自觉疼痛，并有压痛，头皮擦伤、挫伤、撕裂伤、撕脱伤、头皮血肿。

（2）颅骨骨折按骨折部位分为颅盖与颅底骨折；按骨折形态分为线形与凹陷性骨折；按骨折与外界是否相通，分为开放性与闭合性骨折。

（3）闭合性颅盖骨折的表面，常出现头皮挫伤和头皮血肿；凹陷性骨折多发生于额部及顶部。

（4）开放性颅盖骨折，受伤局部头皮呈全层裂开，硬脑膜有破裂。

（5）颅底骨折。

①颅前窝骨折：前额部皮肤有挫伤和肿胀，口鼻出血，脑脊液鼻漏，颅内积气，“熊猫眼”征，嗅觉丧失，视力减退或丧失。

②颅中窝骨折：颞部软组织肿胀，损伤面神经和听神经，出现周围性面瘫，听力丧失，眩晕或平衡障碍等，耳出血和脑脊液耳漏。

③颅后窝骨折：枕下或乳突部出现皮下瘀血，声音嘶哑，呼吸困难。

（二）辅助检查

（1）X 线检查可以确定有无骨折和骨折类型。

（2）CT 检查可显示骨折缝隙的大小、走行方向，同时可显示与骨折有关的血肿。

（三）治疗

（1）颅盖部线形骨折。颅盖部单纯线形骨折无须手术治疗，应平密观察是否有颅内迟发性血肿的发生，有颅内血肿者按血肿处理。

（2）凹陷性骨折的手术指征：骨折片下陷压迫脑中央区附近或其他重要功能区，或有相应的神经功能障碍者；骨折片下陷超过 1 cm 或因大块骨片下陷引起颅内压增高者；骨折片尖锐刺入脑内或有颅内血肿者。

（3）对于小儿的颅骨骨折，为避免影响脑的发育，应积极采用手术复位。对新生儿的颅骨骨折应尽可能采用非手术复位方法，最简单适用的方法是应用胎头吸引器复位。只有当胎头吸引器复位失败或有颅内血肿或头皮下有脑脊液潴留时，采用手术复位。

（4）开放性凹陷性骨折治疗。必须彻底清创，0.9%氯化钠注射液反复冲洗伤口，清除血块与异物，显露骨折处，摘除碎骨片，与骨膜相连的骨片应尽量保留。骨折片陷入超过 2 cm 者，多有硬脑膜破裂。可根据颅内有无血肿及脑组织挫裂伤的程度决定是否扩大骨窗，清除血肿及破碎的脑组织，缝合修补硬脑膜。

（5）颅底骨折。

①伴有脑脊液耳、鼻漏者，应保持局部清洁，禁止堵塞鼻孔、外耳道，禁止进行腰穿及用力擤鼻。

②应用大剂量抗生素预防感染。

③1 个月以上不愈者，开颅修补硬脑膜裂孔。

④伴有脑神经损伤者，可注射维生素 B_1、维生素 B_6 及维生素 B_{12} 和糖皮质激素、血管扩张剂，也可进行理疗针灸。

⑤视神经受骨片或血肿压迫者，应及时进行视神经减压术，但对外伤后即刻失明的患者多无效果。

⑥对伤后出现致命性大量鼻出血的患者，需立即气管插管，排除气道内积血，使呼吸通畅，随即填塞鼻腔，压迫伤侧颈总动脉并迅速输液、输血，必要时进行手术以抢救患者生命。

⑦颅后窝骨折伴延髓受压损伤的患者，应尽早切开气管，用呼吸机辅助呼吸，进行颅骨牵引，必要时进行枕肌下减压术。

五、脑挫裂伤

（一）临床表现与诊断

（1）意识障碍是脑挫裂伤最突出的临床表现之一，患者伤后多立即昏迷，持续时间超过 30 min，长期昏迷者多有广泛脑皮质损害或脑干损伤存在。

（2）生命体征改变，脉搏洪大有力，脉率变缓，呼吸加深变慢，体温升高，若持续高热则多伴有下丘脑损伤。

（3）头痛、呕吐、视乳头水肿。

（4）局灶症状及神经系统体征，依损伤的部位和程度而不同，可出现相应的瘫痪、失语、瞳孔变化、视野缺损、感觉障碍，以及局灶性癫痫等征象，脑挫裂伤早期没有神经系统阳性体征者若在观察过程中出现新的定位体征时即应考虑到颅内发生继发性损害的可能，应及时进行检查。

（5）颅内压增高与脑疝，表现为意识障碍加重，血压升高，心律减慢，瞳孔不等大并出现锥体束征。

（6）脑膜刺激征。由于蛛网膜下腔出血，患者常有脑膜刺激征象。

（7）精神障碍等。

（二）辅助检查

（1）腰椎穿刺。腰椎穿刺出血性脑脊液可凭此与脑震荡区别，同时能够测定颅内压，对有明显颅内高压的患者应忌腰椎穿刺检查以免促发脑疝，腰椎穿刺仅用于无明显颅内高压的脑挫裂伤及蛛网膜下腔出血的住院患者。

（2）头部 X 线摄影。可发现颅骨骨折。

（3）CT 检查，脑挫裂伤区可见点片状高密度区或高密度与低密度互相混杂，同时脑室受压变形。

（4）MRI 检查 MR1 极少用于急性脑挫裂伤患者，但 MRI 对小的出血灶、早期脑水肿、脑神经及颅后窝结构显示较清楚。

（三）治疗

1. 非手术治疗

（1）严密观察病情变化。观察患者生命体征、意识、瞳孔、肢体活动，重症患者留 ICU 观察，监测包括颅内压在内的各项指标，对颅内压增高、生命体征改变者及时复查 CT 排除颅内继发性改变。

（2）保持呼吸道通畅。及时清理呼吸道内的分泌物，昏迷时间长、合并颌面骨折、胸部外伤呼吸不畅者，应尽早进行气管切开，必要时进行呼吸机辅助呼吸。

(3) 对症处理高热、躁动、癫痫发作、尿潴留等，防治肺部、泌尿系统感染，治疗上消化道出血。

(4) 防治脑水肿及降低颅内压。

①卧床。如无明显休克，患者头部应抬高，以利静脉回流及减轻头部水肿。

②严格控制液体出入量。达到液体出入量基本平衡，以免过分脱水导致不良后果，另外，每天液体入量应在 24 h 内匀速输入。

③脱水利尿治疗。目前常用渗透性脱水药和利尿药两类。渗透性脱水药有甘露醇、甘油果糖、人体白蛋白等。利尿药有呋塞米、氢氯噻嗪（双氢克尿噻）、氨苯喋啶、乙酰唑胺等。

20%甘露醇：是最常用的脱水药物，成人每次 0.25～1 g/kg，每 4～12 小时 1 次，紧急时可行快速静脉推注，作用在给药后 15～30 min 出现，效果维持 90 min～6 h。

甘油果糖：静脉注射 250～500 mL，每 8～12 小时 1 次。

人体白蛋白：为胶体脱水药，不仅可发挥脱水效能，且可补充蛋白质，白蛋白常用量为 10 g，2 次/天，静脉滴注。

呋塞米：脑水肿伴心功能不全或肺水肿的患者更为适用，成人剂量 20～40 mg，静脉给药，用药期间要注意电解质变化。

乙酰唑胺：能抑制碳酸酐酶的活性，减少肾小管内氢、钠离子交换，使大量钠离子排出，起到利尿的作用，另外，乙酰唑胺尚有抑制脉络丛分泌的作用，从而降低颅内压，成人每次 0.25～0.5 g，3 次/天。

♥脱水需注意以下几点：没有排除颅内血肿（尤其是硬脑膜外血肿）前不宜于伤后立即给予脱水药物，因脑体积缩小后，有助于颅内出血；一旦出现脑疝时，为了争取抢救时间防止脑干受压过重发生不可逆性损害，则可在术前快速注入甘露醇等脱水药；休克严重、肾功能不全者用药应慎重。

(5) 改善微循环。严重脑挫裂伤患者微循环瘀滞、微血栓形成导致脑缺血缺氧，可采取血液稀释疗法低分子右旋糖酐静脉滴注。可应用尼莫地平防治脑血管痉挛，改善微循环，预防外伤性脑梗死。

(6) 腰椎穿刺，外伤性 SAH 患者。脑膜刺激征症状明显者可反复行腰椎穿刺，有助于改善脑脊液循环、促进脑脊液吸收、减轻症状。

(7) 亚低温疗法。包括全身降温和头部局部降温，通常为 32～35 ℃，维持 2～14 天，使用适当剂量的骨骼肌松弛药和镇静药可须防寒战。临床常用的骨骼肌松弛药和镇静药为阿曲库铵、地西泮和冬眠宁。常用剂量：静脉注射阿曲库铵 25 mg 或地西泮 10～20 mg；500 mL0.9%氯化钠注射液＋阿曲库铵 200～400 mg＋冬眠宁 100 mg 静脉滴注，20～40 mL/h，婴幼儿及高龄患者循环功能明显紊乱者不宜进行亚低温疗法。

(8) 肾上腺皮质激素。常用药物为地塞米松、甲泼尼龙，常规用药为甲泼尼龙 40 mg，1～4 次/天；地塞米松 5～10 mg，2～4 次/天，静脉注射。

(9) 其他药物治疗。主要有以下药物：三磷腺苷（ATP）、辅酶 A（CoA）、细胞色素 C、镁制剂、大剂量维生素 C（200 mg/kg）、尼莫地平（nimotop）、脑活素、胞磷胆碱、神经节苷脂、纳洛酮、吡拉西坦等。

(10) 对症治疗。包括控制癫痫发作，制止躁动，抗癫痫药物如苯妥英钠、苯巴比妥钠、丙戊酸钠、地西泮等，口服或注射；极度躁动时可适当用冬眠药物。有精神症状时，可用奋乃静、三氟拉嗪等。整个治疗中尚须用抗生素或磺胺类药预防和治疗感染。

(11) 康复治疗，可进行理疗、针灸、高压氧治疗。

2. 手术治疗

脑挫裂伤伴有继发性损害引起颅内高压甚至脑疝形成时应时行手术。手术指征包括：

(1) 脑挫裂伤伴有颅内血肿 30 mL 以上，CT 检查结果显示占位效应明显，中线结构移位大于 1 cm。

(2) 非手术治疗效果欠佳时或颅内压监护压力超过 4.0 kPa（30 mmHg）时施行开颅手术清除血肿。

(3) 对脑挫裂伤严重，降低颅内压处理无效，颅内压达到 5.33 kPa（40 mmHg）时，应开颅清除坏死组织行内外减压术。

六、颅内血肿

颅内血肿是脑损伤中最常见、最严重的继发性病变。外伤性颅内血肿形成会引起颅内压增高导致脑疝。早期及时处理，可在很大程度上改善预后。按血肿的来源和部位可分为硬脑膜外血肿、硬脑膜下血肿及脑内血肿。按血肿引起颅内压增高或早期脑疝症状所需时间，将其分为三型：72 小时以内者为急性型，3 日以后到 3 周以内为亚急性型，超过 3 周为慢性型。

七、硬脑膜外血肿

（一）临床表现与诊断

(1) 有外伤史，局部有伤痕或头皮血肿，有软组织肿胀、皮下瘀血。

(2) 意识障碍。意识障碍的类型可有以下三种：

①当原发性脑损伤很轻（脑震荡或轻度脑挫裂伤），最初的昏迷时间很短，而血肿的形成又不是太迅速时，患者在最初的昏迷与脑疝引起的昏迷之间有一段意识清楚期，大多为数小时或稍长，超过 24 小时者甚少，称为“中间清醒期”。

②如果原发性脑损伤较重或血肿形成较迅速，则见不到中间清醒期，患者可有“意识好转期”，未及清醒却又加重，也可表现为持续进行性加重的意识障碍。

③少数血肿是在无原发性脑损伤或脑挫裂伤甚为局限的情况下发生的，早期无意识障碍，只在血肿引起脑疝时才出现意识障碍。

♥大多数伤员在进入脑疝昏迷之前，已先有头痛、呕吐、烦躁不安或淡漠、嗜睡、定向不准、遗尿等表现，此时已足以提示脑疝发生。

(3) 瞳孔改变。小脑幕切迹疝早期患侧动眼神经因被牵扯受到刺激，患侧瞳孔可先缩小，对光反应迟钝；随着动眼神经和中脑受压，该侧瞳孔旋即表现为进行性扩大、对光反应消失、睑下垂，此时对侧瞳孔亦随之扩大。

♥应区别于单纯前颅窝骨折所致的原发性动眼神经损伤，其瞳孔散大在受伤当时已出现，无进行性恶化表现。视神经受损侧瞳孔散大，有间接对光反应存在。

(4) 锥体束征。早期出现的一侧肢体肌力减退，如无进行性加重表现，可能是脑挫裂伤的局灶体征；如果是稍晚出现或早期出现而有进行性加重，则应考虑为血肿引起的脑疝或血肿压迫运动区所致。去皮质强直为脑疝晚期表现。

(5) 生命体征。常为进行性的血压升高、心率减慢和体温升高。由于颞区的血肿大都先经历小脑幕切迹疝，然后合并枕骨大孔疝，故严重的呼吸循环障碍常在经过一段时间的意识障碍和瞳孔改变后才发生；额区或枕区的血肿则可不经历小脑幕切迹疝而直接发生枕骨大孔疝，可表现为一旦有了意识障碍，瞳孔变化和呼吸骤停几乎是同时发生的。

(6) 头部 CT 检查。颅骨内板与脑表面之间有双凸镜形或弓形密度增高影，有助于确诊硬脑膜外血肿。

（二）治疗要点

(1) 手术治疗。急性硬脑膜外血肿原则上一经确诊应立即手术。可根据 CT 检查结果采用骨瓣或骨窗开颅，清除血肿，妥善止血，悬吊硬脑膜，探查硬脑膜下并止血。

(2) 非手术治疗。凡伤后无明显意识障碍，病情稳定，CT 检查结果显示血肿量小于 30 mL，中线结构移位小于 1 cm 者，可在密切观察病情的前提下，采用非手术治疗。

八、硬脑膜下血肿

（一）临床表现与诊断

(1) 病情一般较重，表现为意识障碍进行性加深，无中间清醒期或意识好转期。

(2) 颅内压增高与脑疝的其他征象也多在 1～3 天内进行性加重。

(3) 脑挫裂伤相对较轻，血肿形成速度较慢，则患者可有意识好转期存在。少数不伴有脑挫裂伤的单纯性硬脑膜下血肿，其意识障碍过程可与硬脑膜外血肿相似，患者有中间清醒期，唯因其为桥静脉出血，中间清醒期可较长。

(4) CT 检查。颅骨内板与脑表面之间出现高密度、等密度或混合密度的新月形或半月形影，可有助于确诊。

（二）治疗要点

治疗原则与硬脑膜外血肿相仿，但硬脑膜外血肿多见于受力部位，而硬脑膜下血肿即可见于着力部位，也可见于对冲部位。

九、慢性硬脑膜下血肿

（一）临床表现与诊断

(1) 慢性颅内压增高症状：如头痛、恶心、呕吐和视乳头水肿等。

(2) 血肿压迫所致的局灶症状和体征：如轻偏瘫、失语和局限性癫痫等。

(3) 脑萎缩、脑供血不全症状：如智力障碍、精神失常和记忆力减退等。

(4) CT 检查，如发现颅骨内板下低密度的新月形、半月形或双凸镜形影像，可有助于确诊。

♥本病易误诊为神经症、老年性痴呆、高血压脑病、脑血管意外或颅内肿瘤等。中老年人，不论有无头部外伤史，如有上述临床表现时，应想到本病可能。

（二）治疗要点

慢性硬脑膜下血肿患者凡有明显症状者，即应行手术治疗，且首选钻孔置管冲洗引流术，用 0.9%氯化钠注射液反复冲洗直至流出液清亮为止。补液、勿脱水，引流 2～3 天，多可治愈，有分隔者因难于引流需开颅手术。

十、脑内血肿

出血均来自脑挫裂伤灶，浅部血肿位于伤灶附近，深部血肿多见于老年人，血肿位于白质深部。

（一）临床表现与诊断

（1）以进行性意识障碍加重为主，与急性硬脑膜下血肿甚相似。

（2）其意识障碍过程受原发性脑损伤程度和血肿形成的速度影响，由凹陷性骨折所致者，可能有中间清醒期。

（3）CT 检查。在脑挫裂伤灶附近或脑深部白质内见到圆形或不规则高密度血肿影，有助于确诊。

（二）治疗要点

脑内血肿的治疗原则与硬脑膜下血肿相同，采用骨瓣开颅，清除硬脑膜下血肿和明显挫碎糜烂的脑组织。少数脑深部血肿，如颅内压增高显著，病情进行性加重，也应考虑手术，根据具体情况选择开颅或钻孔引流术。

十一、脑室内出血与血肿

（一）临床表现与诊断

（1）病情常较复杂严重，除了有原发性脑损伤、脑水肿及颅内其他血肿引起的临床表现外，脑室内血肿可堵塞脑脊液循环通路发生脑积水，引起急性颅内压增高，使意识障碍更加严重。

（2）脑室受血液刺激可引起患者出现高热等反应。

（3）一般缺乏局灶症状或体征。

（4）CT 检查，脑室扩大，脑室内有高密度凝血块影或血液与脑脊液混合的中等密度影，有助于确诊。

（二）治疗要点

出血量较多或有脑积水颅内压增高时可进行脑室外引流术。

十二、迟发性外伤性颅内血肿

迟发性外伤性颅内血肿指伤后首次 CT 检查时无血肿，而在以后的 CT 检查中发现了血肿，或在原无血肿的部位发现了新的血肿，此种现象可见于各种外伤性颅内血肿。

（一）临床表现与诊断

（1）为伤后经历了一段病情稳定期后，出现进行性意识障碍加重等颅内压增高的表现。

（2）确诊须依靠多次 CT 检查结果的对比。迟发性血肿常见于伤后 24 小时内，而 6 小时内的发生率较高，14 小时后较少。

（二）治疗要点

治疗原则与脑挫裂伤、脑内血肿相似。

十三、开放性脑损伤

（一）临床表现与诊断

头皮、颅骨、硬脑膜三者都有开裂，脑组织与外界沟通。

（二）治疗要点

（1）原则上须尽早进行清创缝合术，使之成为闭合性脑损伤。

（2）清创缝合应争取在伤后 6 小时内进行。在应用抗生素的前提下，72 小时内尚可行清创缝合。

（3）术前须仔细检查伤口，分析颅骨检查片，充分了解骨折、碎骨片及异物分布情况，骨折与大静脉窦的关系、脑挫裂伤及颅内血肿等。

（4）火器伤者还需了解伤道方向、范围及其内的血肿、异物等情况。清创由浅而深，逐层进行，彻底清除碎骨片、头发等异物，吸出脑内或伤道内的凝血块及碎裂的脑组织，彻底止血。

（5）碎骨片最易引起感染而形成外伤性脑脓肿，故必须彻底清除。

（6）为避免增加脑损伤，对位置较深或分散存在的金属异物可暂不取出。

（7）如无明显颅内溶血，也无明显脑水肿或感染征象存在. 应争取缝合或修复硬脑膜，以减少颅内感染和癫痫的发生率。

（8）硬脑膜外可置放引流。其他的手术治疗原则同闭合性脑损伤。

十四、亚低温脑保护治疗

（一）作用

冬眠低温疗法或亚低温疗法有利于降低脑的新陈代谢率，减少脑组织的氧耗量，防止脑水肿的发生与发展，对降低颅内压亦起到一定作用

（二）适应证

（1）原发性或继发性脑干损伤者。

（2）下丘脑等脑中线结构损伤合并中枢性高热者。

（3）严重广泛脑挫裂伤、脑水肿明显，但无手术指征者。

（4）颅内血肿手术清除后，仍有严重脑水肿者。

（三）禁忌证

（1）脑疝晚期，脑干功能已完全衰竭者。

（2）颅内血肿观察期，不能排除须手术治疗者。

（3）严重合并伤和休克尚未纠正者。

（4）原有严重心肺功能不全者。

（四）操作步骤

（1）气管切开，置入带气囊的插管。

（2）ICU 监测颅内压、中心静脉压、脑血流速度、肛温、心电图、血氧饱和度和生命体征（包括血压、呼吸、心率、脉搏等）。

（3）将患者裸放于冰毯上，双侧颈部、腋下、腹股沟区放置冰袋降温。

（4）静脉滴注肌松冬眠合剂（0.9%氯化钠注射液 500 mL 内加入阿曲库铵 400 mg、氯丙嗪 100 mg、异丙嗪 100 mg），根据患者体温、心率、血压和肌张力等调节滴速。诱导降温时约 40 mL/h，亚低温维持时约 10 mL/h。

（5）患者自动呼吸停止后，用呼吸机维持呼吸。

（6）逐步将患者体温降至 32～34 ℃，平稳维持，体温下限不低于 30 ℃。

（7）降温期间加强呼吸道管理，防止肺部感染等并发症。每天定时检查血糖、血电解质、凝血功能和血气分析。

（8）降温时间一般为 1 周左右，颅内压降至正常并稳定后，可开始复温。

（9）复温采用自然复温法，撤除骨骼肌松弛剂和冰毯后，患者自主呼吸恢复，体温逐步回升，复温速度以 4～6 小时回升 1 ℃为宜。

（10）待患者体温正常、生命体征稳定后，可转入普通监护病房进行常规治疗。

第三节　胸部创伤

一、肋骨骨折

（一）病因

（1）暴力直接作用于肋骨，可使肋骨向内弯曲折断，前后挤压暴力使肋骨腋段向外弯曲。

（2）第 1～3 肋骨粗且有锁骨、肩胛骨保护，不易发生骨折。第 4～7 肋骨骨折说明致伤暴力巨大，常合并锁骨、肩胛骨骨折和颈部、腋部血管、神经损伤。第 8～10 肋骨前端的肋软骨形成肋弓与胸骨相连折，应警惕腹内器官和膈损伤。第 11～12 肋骨的前端游离，弹性较大而不易骨折。

（二）分类

（1）闭合性单处肋骨骨折。

（2）闭合性多根、多处肋骨骨折。

（3）开放性肋骨骨折。

（三）临床表现

（1）肋骨骨折断端可刺激肋间神经产生局部疼痛，在患者深呼吸、咳嗽或转动体位时加剧。

（2）胸痛使呼吸变浅、咳嗽无力，呼吸道分泌物增多、储留，易致肺不张和肺部感染。

（3）胸壁可有畸形，局部明显压痛。挤压胸部疼痛加重，甚至产生骨摩擦音，此点可与软组织挫伤相鉴别。

（4）骨折断端向内移位可刺破胸膜、肋间血管和肺组织，产生血胸、气胸、皮下气肿或咯血。

（5）伤后晚期骨折断端移位发生的损伤可能造成迟发性血胸或血气胸。

（6）连枷胸的反常呼吸运动可使伤侧肺受到塌陷胸壁的压迫，呼吸时两侧胸腔压力的不均衡造成纵隔扑动，影响肺通气，导致体内缺氧和二氧化碳诸留，严重时可发生呼吸和循环衰竭。

（四）诊断

肋骨骨折有明显的压痛点，常并有程度不同的皮下气肿，一般易于诊断，不需X线检查。但X线检查不仅可以证实诊断，还可查明有无气胸和血胸，是一重要的诊断手段。另一方面，如骨折无移位，特别是发生在骨、软骨交接处，X线检查可能阴性，不能因此而否定肋骨骨折的存在。

（五）治疗

1. 急诊处理

处理原则是镇痛、清理呼吸道分泌物、固定胸廓和防治并发症。鼓励患者咳嗽、排痰，早期下床活动，以减少呼吸系统的并发症。

2. 外科治疗

（1）休息。伤后使患者充分休息。

（2）药物。包括应用镇痛药物、抗生素等。

（3）固定。固定胸部的方法因肋骨骨折损伤的严重程度与范围不同而异。

（4）手术。适用于开放性肋骨骨折。

二、血胸

（一）病因

（1）胸膜腔积血称为血胸，可与气胸同时存在。胸腔积血主要来源于心脏、胸内大血管及其分支、胸壁、肺组织、膈和心包血管出血。血胸发生后不但因血容量丢失影响循环功能，还可压迫肺，减少呼吸面积。血胸推移纵隔，使健侧肺也受压，并影响腔静脉血回流。当胸腔内迅速积聚大量血液，超过肺、心包和膈运动所起的去纤维蛋白作用时，胸腔内积血发生凝固，形成凝固性血胸，凝血块机化后形成纤维板，限制肺与胸廓活动；损害呼吸功能。血液是良好的培养基，经伤口或肺破裂口侵入的细菌，会在积血中迅速繁殖，引起感染性血胸，终致脓胸。

（2）持续大量出血所致胸膜腔积血称为进行性血胸。

（3）发生延迟出现的胸腔内积血称为迟发性血胸。

（二）临床表现

（1）血胸的临床表现与出血量、出血速度和个人体质有关。伤员会出现不同程度的面色苍白、脉搏细速、血压下降和末梢血管充盈不良等低血容量性休克表现；并有呼吸急促、肋间隙饱满、气管向健侧移位、伤侧叩诊浊音和呼吸音减低等胸腔积液的体征和胸部X线表现。胸膜腔穿刺抽出血液可明确诊断。

（2）具备以下征象则提示存在进行性血胸：

①持续脉搏加快、血压降低，或虽经补充血容量、输血但血压仍不稳定。

②闭式胸膜腔引流量每小时超过200 mL，持续3小时。

③血红蛋白量、红细胞计数和血细胞比容进行性降低，引流胸腔积血的血红蛋白量和红细胞计数与外周血相接近，且迅速凝固。

（3）具备以下情况应考虑感染性血胸：

①患者有畏寒、高热等感染的全身表现。

②抽出胸腔积血 1 mL，加入 5 mL 蒸馏水，无感染呈淡红透明状，出现混浊或絮状物提示感染。

③胸腔积血无感染时红细胞、白细胞计数比例应与外周血相似。

④积血涂片和细菌培养发现致病菌有助于诊断。

（三）治疗

（1）非进行性血胸根据积血量多少，采用胸膜腔穿刺或闭式胸膜腔引流术治疗，及时排出积血，促使肺膨胀，改善呼吸功能，并使用抗生素预防感染。闭式胸膜腔引流术的指征应放宽，血胸持续存在会增加发生凝固性或感染性血胸的可能性。

（2）进行性血胸应及时进行开胸探查术。凝固性血胸应待伤员情况稳定后尽早手术，清除血块，并剥除胸膜表面血凝块机化而形成的包膜；开胸术可提早到伤后 2～3 天，更为积极地开胸引流则无益，但明显推迟手术时间可能使清除肺表面纤维蛋白膜变得困难，从而使简单手术复杂化。

三、肺挫裂伤

（一）病因

肺挫伤大多数发生于钝性伤患者，常伴有骨性胸廓严重损伤，如连枷胸；也可能由爆炸产生的高压气浪或水波浪冲击胸壁、撞击肺组织所致，称为肺爆震伤。肺挫伤会引起肺细胞和血管损伤，出血进入肺实质，更重要的是挫伤后炎症反应促使炎性细胞沉积和炎性介质释放，肺毛细血管通透性增加，并使血管内液体渗出到血管外间隙，聚集到肺泡和肺间质，引起通气血流失衡和低氧血症。

（二）临床表现

临床表现为呼吸困难、咯血、血性泡沫痰及肺部啰音。X 线表现为胸壁损伤部位深面肺的斑片状渗出区，严重时可广泛散在分布。创伤初期 X 线表现不明显，而伤后 48 小时变得明显。

（三）治疗

肺挫伤本身并无特殊治疗，可预防性应用抗生素。肺挫伤最主要的危险是发展成为急性肺损伤，甚至急性呼吸窘迫综合征。急性呼吸窘迫综合征病死率高达 40%～50%。近年来，提倡采用保护性机械通气的策略治疗该综合征，可使患者的病死率下降。

四、心脏损伤

（一）病因

心脏损伤大多为由胸前区撞击、挤压、高处坠落、冲击、锐器、刃器或火器等导致。

（二）分类

心脏损伤分为钝性心脏损伤（最常见的是心肌挫伤）与穿透性心脏损。

（三）临床表现与治疗

（1）轻度心肌挫伤患者可能无明显症状，中、重度挫伤可能出现胸痛、心悸、气促甚至心绞痛等症状。治疗主要为休息、严密监护、吸氧、镇痛等。临床特殊治疗主要针对可能致死的并发症，如心律失常和心力衰竭。这些严重并发症一般在伤后早期出现，但也有迟发者。心肌挫伤后是否会发生严重并发症常难以预测，如果在急诊室发现患者的血流动力学不稳定和心电图有异常，应将患者转入ICU监护治疗。

（2）穿透性心脏损伤的病理、生理及临床表现取决于心包、心脏损伤程度和心包引流情况。心包与心脏裂口较小，心包裂口易被血凝块阻塞而引流不畅，出血滞留于心包腔导致心脏压塞。临床表现为静脉压升高，心音遥远、心搏微弱，脉压小、动脉压降低的deck三联征。对已有心脏压塞或失血性休克者应立即施行急诊开胸手术。在气管插管、全身麻醉下，经前外侧开胸切口入胸，切开心包缓解压塞，控制出血，迅速补充血容量。

第四节　腹部外伤

一、概述

（一）分类

（1）以腹腔是否与外界相通分为开放性腹部外伤和闭合性腹部外伤两类。

（2）以损伤器官不同，又分为实质性器官损伤和空腔性器官官损伤，前者如肝、脾、胰和肾等，后者为胃、十二指肠、小肠、结肠和膀胱等。

（3）严重者常合并两个以上器官的损伤，为复合性损伤。

（二）病因

（1）钝性伤，多为实质性器官损伤，如脾、肝、肾。

（2）正面挤压伤，多为脊柱附近固定器官损伤，如十二指肠、胰腺、胃窦、主动脉。

（3）锐器刺伤等。

（三）体格检查要点

（1）观察生命体征：意识、脉搏、呼吸、血压、体温。

（2）视：腹部瘀斑、擦伤可提示损伤器官部位；面色苍白、出冷汗提示出血量大，可能合并休克。

（3）触：全腹压痛和反跳痛，腹肌紧张范围。

（4）叩：腹胀、肺肝浊音界消失提示空腔性器官损伤；移动性浊音提示腹腔内积血或膀胱损伤。

（5）听：肠鸣音消失提示腹膜炎或腹膜后血肿存在。

（四）急救原则

（1）分清主次和轻重缓急（先救治致命伤，后治疗一般伤）。首先处理危及生命的情况，包括窒息、心搏骤停、张力性气胸、大出血、休克等。有人总结急救应按V（保持呼吸道畅通）、I（输液输血）、P（心功能监测）、C（控制出血）的顺序进行。

①发现创伤性呼吸、心搏骤停，应立即进行有效的心肺复苏。

②清理呼吸道分泌物、异物、血凝块，必要时采取环甲膜穿刺、气管切开等措施。

③通气改善后仍有呼吸窘迫或低血压者，应注意检查张力性气胸、血胸、心脏压塞等情况。

（2）一般治疗。

①记录接诊时患者的脉搏、血压、体温情况。

②中凹卧位，头胸抬高，下肢抬高。

③保持呼吸道通畅，吸氧。

④禁食。

⑤心电、血氧、血压监测。

⑥应用广谱抗生素，预防可能存在的腹腔感染。

⑦急诊手术准备，包括胃肠减压，留置导尿管，配血，备皮。

（3）严密观察病情的动态变化。对于昏迷、骨盆骨折伴血肿、脊柱骨折伴截瘫等暂时不能明确内脏损伤情况的患者尤为重要。

①每 15～30 min 测脉搏、呼吸和血压。

②每 30 min 检查腹部体征。

③每 60 min 测定红细胞、血红蛋白和血细胞比容。

④重复进行诊断性腹膜腔穿刺术或灌洗术。

（4）快速建立静脉输液通道 2～3 条，优先选择上肢或深静脉置管。

（5）迅速扩容（原则同低血容量性休克的急救处理）。

（6）诊断性腹膜腔穿刺术。

①操作要点：选用 9 号穿刺针，在脐和髂前上棘连线的中、外 1/3 交界处或经脐水平线与腋前线相交处缓缓刺向腹腔，刺穿腹膜时，可有落空感，边退针边抽吸。如抽不到液体，可变换针头方向、改变体位再次抽吸。一般腹腔内有 200 mL 液体以上，腹膜腔穿刺即可呈阳性，抽到液体后，观察其性状或进行常规和生化检查，以推断哪类器官受损。

②禁忌证：腹部手术瘢痕部位；膀胱充盈未行导尿术者；腹腔局限性炎性反应，疑有内脏粘连者；腹胀明显，极度鼓胀者。

（五）诊断性腹膜腔灌洗术

（1）操作要点：在脐下和耻骨连线中点处用套管针行腹膜腔穿刺，再把一多孔塑料管向盆腔方向插入 20～30 mm，针尾或管尾接输液器缓慢注入 500 mL 温热无菌的 0.9%氯化钠注射液，然后放低输液瓶（袋），利用虹吸作用使灌洗液缓慢回流瓶（袋）中，肉眼观察，并送检灌洗液。

（2）禁忌证同腹膜腔穿刺术。

（六）实验室检查

（1）血、尿、大便三大常规。

（2）生化检查：肝肾功能、心肌标志物、血尿淀粉酶。

（3）影像学检查：X 线检查、B 超检查、腹部 CT 或 MRI 检查。

（4）其他检查：心电图检查。

（七）手术探查指征

（1）开放性腹部外伤。

（2）持续剧烈腹痛和腹膜刺激征进行性加重或范围扩大者。

（3）肠鸣音消失或出现明显腹胀者，叩诊有移动性浊音或肝浊音界消失。

（4）全身情况进一步恶化，难以用其他合并伤解释的休克患者。

（5）腹膜腔穿刺抽出不凝血、胃肠内容物、胆汁、气体者。

（6）X 线检查显示膈下有游离气体或片状致密影者，此项检查应在腹膜腔穿刺和腹膜腔灌洗之前进行。

（7）B 超、CT 或 MRI 检查显示腹腔有实质性器官损伤和积液者。

（8）积极抗休克，情况不见好转，血压不稳定，血红细胞、血红蛋白进行性下降者。

（八）手术目的与要求

手术目的：迅速控制出血，修补损伤器官及减轻腹腔污染。

手术要求：抢救生命第一，保全器官第二。选择手术方式力求简单、安全，切口要大，暴露充分，仔细探查，快速止血，手术时间尽量短。

（九）体会

（1）三不原则：不随意搬动、不用镇痛剂、禁食。

（2）利器穿透伤，出入口虽不在腹部，但伤道可通向腹腔导致腹内脏器损伤。创口的大小并不意味着损伤的轻重，细小的高速投射物及刺伤也可引起致命性内脏损伤。

（3）开展微创手术的医院可采用腹腔镜探查，发现肝、脾浅表破裂或范围小的全层破裂，可以即时在镜下进行止血修补，无须另行开腹手术。

二、开放性腹部损伤

（一）现场处理

（1）急救原则同前。

（2）询问伤者或目击者致伤物形状及长短。

（3）伤道探查。先用血管钳轻轻试探，消毒周围组织后，戴无菌手套，适当扩创，用手指轻轻伸入探查，了解伤道深度与方向、是否进入腹腔。

（4）对季肋区刺伤，常合并胸腹联合伤和膈损伤，常规进行诊断性腹穿、胸部 X 线摄影检查，有条件者尽量进行胸、腹部 CT 检查。

（5）如有器官或组织自伤口突出，可用无菌纱布或消毒碗覆盖保护，以防止其继续脱出，切勿强行回纳，以免加重腹腔污染。待术前消毒处理后再行回纳。

（二）保守治疗

保守治疗适用于全身情况良好，腹软，压痛局限于伤口附近，伤口清创后无明显血液溢出、无空腔性器官内容物流出者。

（1）严密观察生命体征及腹部体征变化。

（2）禁食、禁用镇痛剂。

（3）少量血腹、气腹、部分小肠或网膜脱出并非绝对的手术指征。

（4）常规输液抗休克，并可用广谱抗生素预防感染。

（三）剖腹探查指征

（1）严重的或难以纠正的失血性休克。

（2）腹痛加剧，出现广泛腹肌紧张、肠鸣音消失等腹膜炎体征。

（3）伤口内持续溢血或有空腔性器官液体（如胆汁、食物、粪便、尿液等）溢出者。

（4）呕血、便血或严重血尿者。

（5）B 超、CT 检查结果显示中量以上腹膜腔积液、积血。

（6）出现膈疝。

三、腹部损伤为主的多发伤

（一）原则

（1）“损伤控制技术”的运用。这是近年来颇受重视的一种外科治疗新理念，在抢救危重患者过程中把止血、控制污染和稳定机体内环境作为首要目标。包括：用最简单的方法控制出血和污染；复苏（包括纠正低体温、凝血障碍和酸中毒，呼吸支持）；在患者病情条件允许下进行腹部确定性手术。

（2）术前生命支持。最初的 60 min 是决定伤员生死的关键时间，遵循边诊断边抢救的原则。术前尽可能改善全身情况，纠正休克、维持血流动力学及内环境稳定，出血患者的休克往往无法完全纠正，抗休克同时应积极手术治疗。

（3）首先重点解决出血性损伤，如心脏大血管损伤，肝、脾、肾破裂，颅内血肿以及四肢大出血。手术治疗应遵循危及生命在先、导致休克主要原因在先的原则，优先剖腹、优先开颅、优先开胸，根据各部位病情的轻重缓急安排手术顺序，如两处伤均危及生命，应多科室共同分组进行手术，非危及生命的损伤经简单处理病情稳定后再行二期手术。手术方法应简勿繁。

（4）防止漏诊漏治，采取抗感染、止血、预防并发症及营养支持等综合治疗措施，同时兼顾其他器官损伤的治疗，防止发生多器官功能衰竭。

①心力衰竭：计算出入量，监测中心静脉压，积极治疗心脏基础病。

②呼吸衰竭：保持呼吸道通畅，氧疗，积极处理胸部创伤，行血气分析，必要时进行气管切开或呼吸机辅助呼吸，应用平喘药物二羟丙茶碱（喘定）0.5 g 静脉滴注，每天 2 次，药物雾化吸入（庆大霉素 8 万 U＋地塞米松 5 mg＋氨溴索 15 mg）。

③肾衰竭：纠正低血压，维持良好的血流灌注，适当碱化尿液。

④应激性溃疡：给予奥美拉唑 40 mg 静脉滴注，肠功能恢复后可给予早期肠内营养。

⑤抗感染：尽量选用广谱抗生素加用抗厌氧菌药（头孢曲松＋甲硝唑或氨曲南＋克林霉素＋甲硝唑组合）。

⑥营养支持：加强胃肠外营养，保持负氮平衡。

（二）腹部并头部损伤

（1）体格检查应观察：意识、双侧瞳孔、有无头部软组织挫裂伤或头皮下血肿；耳、鼻、口腔有无血性溢液等。意识清楚的患者应在抢救期间应密切观察其意识、瞳孔、生命体征、神经系统定位体征变化，对出现频繁呕吐、昏迷、瞳孔一侧散大、对侧进行性偏瘫、脉搏变慢、呼吸深慢等而怀疑并发颅脑损伤的患者应争取尽早做头部 CT 检查。如患者入院时昏迷，病史不清，腹部体征无法查出，应常规做腹穿。

（2）腹腔实质性器官破裂大出血，合并颅内血肿、脑组织受压移位，如患者能耐受，应在抗休克、剖腹探查的同时，开颅清除血肿和（或）进行减压术。如腹部损伤为空腔性器官破裂，经抗休克后血压平稳，可先进行开颅手术，再进行剖腹探查术。加强脑保护，给予脱水治疗，同时以亚低温（32～35 ℃）及冬眠疗法降低脑组织代谢，减轻继发性损伤。

（三）腹部并胸部损伤

（1）对于闭合性胸部损伤，应观察患者有无发绀、呼吸困难、反常呼吸、胸部塌陷、胸部压痛、骨摩擦感，胸部叩鼓音或叩实音，呼吸音有无减弱、消失等。疑似患者常规做胸穿。

（2）先解除呼吸道阻塞，对于开放性气胸、多发肋骨骨折、张力性气胸、血气胸，应立即封闭伤口、固定胸壁，行胸膜腔穿刺及胸膜腔闭式引流，然后剖腹探查。闭式引流术中血性液大于 200 mL/h 或有大量气体溢出，可同时开胸探查。

（3）根据具体情况决定先剖胸还是先剖腹。如果考虑腹部损伤为空腔性器官破裂，而胸部有严重的出血或血气胸，则应先进行剖胸术；如腹部损伤为实质性器官破裂大出血，胸部损伤相对较轻，则应先进行剖腹术；如胸腹部损伤都很重，可进行胸腹联合切口，同时进行剖胸、腹进行探查。

（四）腹部并四肢损伤

（1）多表现为四肢软组织挫裂伤、骨折及血管损伤。注意由于患者卧床时间长，容易遗漏关节韧带损伤。

（2）除血管损伤需要紧急处理外均可待腹部损伤处理完毕后进行。

（五）腹部并脊柱、骨盆损伤

（1）可依据局部疼痛、瘀血、压痛和叩痛，骨盆挤压试验阳性和 X 线检查结果做出诊断。腹部并脊柱、骨盆损伤常可造成严重的腹膜后血肿，腹穿可阳性（多为稍淡血性液体），造成腹腔内脏损伤的假象。

（2）脊柱、骨盆损伤一般无须紧急手术，但应给予可靠的固定，待腹部损伤处理完毕后进行。对于严重骨盆骨折并腹膜后血肿，如经输血、补液等积极抗休克治疗无好转，可进行经股动脉选择性单侧髂内动脉及分支介入治疗。

四、小儿腹部损伤

（一）临床特点

（1）小儿腹壁薄弱，胸廓柔软，肝脾相对较大，突出于肋弓下，易于出现严重损伤，且腹膜刺激征不明显。

（2）循环血容量相对少，对失血耐受性差，病情发展快，休克出现早，难以纠正。

（3）常不能提供明确病史，或其他部位损伤掩盖腹部症状；体格检查不配合，常处于烦躁哭闹状态，难以评估腹腔内情况。

（4）大网膜发育不完善，腹腔感染不易局限，易发生弥漫性腹膜炎及脓毒症。

（二）治疗要点

（1）绝对卧床，禁食。

（2）迅速建立静脉通路，早期扩容抗休克，

（3）入 ICU，监测血压、心率、血氧饱和度、腹部体征变化。

（4）常规诊断性腹膜腔穿刺，可反复进行。

（5）动态监测血常规，反复进行 B 超或 CT 检查。

（6）进行全面的体格检查，勿疏漏其他部位损伤，如头颅、脊柱、关节等。

（7）做好中转手术准备，包括凝血、生化、乙肝、HIV，心电图检查，备血、备皮。

（8）肝、脾、肾实质性器官损伤，生命体征稳定、无腹膜炎体征者可保守治疗。

（9）手术治疗力求简单、迅速、有效，在挽救生命的基础上最大限度保全器官功能。

（10）可使用儿童外伤评分系统（PTS）决定治疗方案。

五、各器官损伤

（一）脾损伤

1．诊断

（1）左下胸（或上腹部）钝性伤或高空坠落伤史。

（2）左上腹或全腹持续性疼痛。

（3）低血压、失血性休克表现。

（4）腹部压痛、反跳痛，腹肌紧张，移动性浊音阳性，肠鸣音减弱或消失。

（5）诊断性腹穿抽出血。

（6）多合并左侧肋骨骨折。

（7）诊断性腹膜腔穿刺或腹膜腔灌洗，抽出不凝血性液体。

（8）B超和CT检查对于分级和选择治疗方案十分重要。

2．分级

第6届全国脾外伤学术会议（2000年，天津）制定的脾损伤程度分级标准如下：

Ⅰ级：脾被膜下破裂或被膜及实质轻度损伤，手术所见脾裂伤长度≤5.0 cm，深度≤1.0 cm。

Ⅱ级：脾裂伤总长度＞5.0 cm，深度＞1.0 cm，但未累及脾门，或脾段血管受损。

Ⅲ级：脾破裂伤及脾门或脾部分离断，或脾叶血管受损。

Ⅳ级：脾广泛破裂或脾蒂、脾动静脉主干受损。

3．急救要点

（1）纠正休克。

（2）根据血流动力学变化和影像学分级制订治疗方案。

（3）非手术治疗。适用于Ⅰ、Ⅱ级脾浅表裂伤或包膜下血肿，年龄小于60岁，生命体征稳定，未合并其他严重损伤者。

①禁食。

②ICU监护，绝对卧床2周，避免用力咳痰或排便。

③输液扩容，贫血者输血。

④应用止血药物。

⑤合理应用抗生素。

⑥动态监测血常规和床旁B超检查。

⑦术前准备应提前做好。

（4）手术治疗。多采用脾切除术。当前保脾手术日益受到重视，包括脾部分切除术、脾修补＋脾动脉结扎术、脾切除＋自体脾移植术、选择性脾动脉栓塞等。

♥延迟性脾破属于外伤性脾破裂的一种特殊类型，占脾外伤的14％～20％。它是由脾中央型破裂和包膜下破裂发展而成的真性破裂，是腹部外伤后CT检查正常者经过至少48 h潜伏期后，出现脾破裂出血症状及体征。特点：①凡伤后无明显先兆症状，突然出现剧烈腹痛并发急性内出血而出现休克者，或在腹部外伤后两次腹痛间有缓解期；②出现左肩牵涉痛，脾区有持续性叩击痛或左上腹出现固定浊音区，左上腹进行性增大的包块时，应怀疑延迟性脾破裂；③强化 CT 检查可有阳性发现；④对于左上腹部外伤，疑有内脏破裂者应在 2 周内观察腹痛演变过程，定期检测血压和红细胞计数。

（二）肝损伤

1. 诊断要点

（1）右下胸（或上腹部）钝性伤、高空坠落伤、刺伤或枪弹伤史。

（2）右上腹或全腹持续性痛。

（3）低血压、失血性休克表现。

（4）腹部压痛反跳痛、腹肌紧张，移动性浊音阳性。

（5）诊断性腹穿为不凝血性液体。

（6）可合并右侧肋骨骨折。

（7）肝功能检查，丙氨酸转氨酶（谷丙转氨酶）明显升高（若为正常，可基本排除肝损伤）。

（8）B 超、CT 或强化 CT 检查。

2. 分级

美国创伤外科学会（AAST）将肝损伤分为 6 级

Ⅰ级：被膜下血肿＜10％肝表面积；被膜撕裂，实质裂伤深度＜2 cm。

Ⅱ级：被膜下血肿，10％～50％肝表面积；实质内血肿直径＜10 cm；实质裂伤深度在1～3 cm，长度＜10 cm。

Ⅲ级：被膜下血肿＞ 50％肝表面积或继续扩大；被膜下或实质内血肿破裂；实质内血肿直径＞ 10 cm 或仍在扩大；裂伤深度＞3 cm。

Ⅳ级：实质破裂累及 25％～75％的肝叶或单一肝叶内有 1～3 个肝段受累。

Ⅴ级：实质破裂超过 75％的肝叶或单一肝叶超过 3 个肝段受累；近肝静脉损伤，即肝后下腔静脉/肝静脉主支。

Ⅵ级：肝撕脱伤。

3. 急救要点

（1）纠正休克。

（2）非手术治疗。适用于程度分级在 3 级内的肝浅表裂伤或包膜下或实质内小血肿，腹腔积液少于 500 mL，无腹膜炎体征，生命体征稳定，脉率小于 10 次/分，收缩压高于 90 mmHg，不合并空腔性器官或其他严重损伤者。

①ICU 监护，吸氧，绝对卧床 2 周，避免用力咯痰或排便，每小时观察一次腹部体征变化。

②禁饮禁食，胃肠减压。

③输液扩容，纠正贫血。

④应用广谱抗生素。

⑤应用止血药物。

⑥应用抑酸剂。

⑦动态监测血常规、肝功能（注意丙氨酸转氨酶），动态床旁 B 超检查。

⑧术前准备应提前做好。

（3）手术治疗。据肝破裂的类型、患者病情的严重程度选择合理的手术方式，包括肝破裂修补术、肝实质清创缝合术、规则或不规则肝叶切除术、选择性肝动脉结扎术、肝周填塞纱条止血术。

（4）合并伤致死率高达50%，因此应注意合并伤的处理。

（三）胰腺损伤

1. 诊断要点

（1）多为上腹部正面挤压伤（如方向盘挤压伤）、刺伤或枪弹伤。

（2）上腹或全腹持续性疼痛，进行性腹胀和腰背部疼痛。

（3）上腹部压痛反跳痛、腹肌紧张，移动性浊音阳性。

（4）诊断性腹穿可抽出少量血性液体，穿刺液中胰淀粉酶含量升高，血、尿淀粉酶升高。

（5）CT 检查最有价值，表现为胰腺实质不均匀或断裂、血肿，腹腔内或腹膜后积液，脾静脉与胰体间有液体分隔，左肾前筋膜增厚，腹膜后血肿等。

（6）磁共振胰胆管造影（MRCP）和经内镜逆行胰胆管造影（ERCP）可准确判断胰管损伤。

2. 分级

美国创伤外科学会（AAST）将胰腺损伤分为5级。

Ⅰ级：小血肿、浅表裂伤，无大胰管损伤。

Ⅱ级：较大血肿、较深裂伤，无大胰管损伤。

Ⅲ级：胰腺远侧断裂伤，有大胰管损伤。

Ⅳ级：胰腺近侧断裂伤或累及壶腹部，有大胰管损伤。

Ⅴ级：胰头严重损毁，有大胰管损伤。

3. 急救要点

（1）对怀疑胰腺损伤的患者，原则上均应行剖腹探查术。

（2）一般治疗，如卧床，禁食、胃肠减压。

（3）保守治疗仅限于无主胰管损伤的轻度挫伤（Ⅰ、Ⅱ级）；可应用广谱抗生素和抑制胰酶的药物；并可应用抑酸剂。

（4）手术治疗。原则：①控制出血；②清除失活的胰腺组织；③保留较多的胰腺功能；④充分有效地进行胰周引流。手术方式：损伤部位修补引流、胰体尾切除、胰腺远端与空肠 Roux－en－Y 吻合术、十二指肠憩室化手术、胰十二指肠切除术等。

（四）肾损伤

1. 诊断要点

（1）腰部或季肋区外伤或锐器伤。

（2）明显血尿，但与损伤程度不成比例。

（3）患侧腰腹部疼痛，渗入腹腔可出现全腹疼痛或腹膜炎。

（4）尿外渗时可出现腰腹部包块，感染后可有发热。

（5）严重肾裂伤或肾蒂裂伤，可出现失血性休克。

（6）尿常规检出大量红细胞。

（7）B 超和 CT 检查可清楚显示损伤部位与程度。

（8）排泄性尿路造影，可确定损伤程度和范围，并可了解健侧肾功能。

2. 急救要点

（1）B超、CT、血常规检查明确损伤程度。

（2）绝对卧床1个月，观察血尿情况。

（3）ICU监测血压、心率、体温变化及腹部体征。

（4）防治休克，维持电解质平衡，保持足够尿量。

（5）早期应用抗生素预防感染。

（6）可应用止血药物。

（7）镇静止痛（吗啡5～10 mg肌内注射）。

（8）手术治疗。指征：①开放性肾损伤；②经积极治疗病情无改善，患者生命体征不稳定，考虑内出血；③血尿持续加重；④腰腹部包块明显增大；⑤合并其他腹腔器官损伤。方式：肾周围引流术、肾修补术、肾部分切除术、肾切除术。

（五）胃和小肠损伤

1. 诊断要点

（1）多为上腹或中腹部正面挤压伤、刺伤或枪弹伤。

（2）早期出现腹膜炎体征。

（3）胃破裂可有腹腔游离气体出现，小肠破裂早期只有少部分会出现。

（4）有时小肠破口较小被堵塞或肠系膜损伤缺血，在3～4天后或患者恢复进食后出现腹膜炎体征。

（5）消化道造影。胃管注入/口服水溶性造影剂（如泛影葡胺）可见造影剂从破裂处溢出。

（6）CT检查显示肠系膜损伤时，应考虑合并小肠破裂。

2. 急救要点

（1）禁饮食，胃肠减压。

（2）无气腹不能排除小肠破裂可能，注意观察患者体温和恢复进食后的腹部体征变化。

（3）早期应用广谱抗生素。

（4）以手术治疗为主，包括胃肠破裂修补术、肠切除肠吻合术。

（六）十二指肠损伤

1. 诊断要点

（1）多为上腹部正面挤压伤（如方向盘撞击伤）、刺伤或枪弹伤。

（2）右中上腹或右腰背部持续性疼痛、腹胀，进行性加重；可伴恶心、呕吐，呕吐物呈血性。

（3）早期体征不明显，无明显腹膜刺激征，上腹部局限性压痛、反跳痛，明显腹胀，肠鸣音减弱或消失；早期腹穿常为阴性。

（4）影像学检查尤为重要，进行腹部X线摄影或CT检查，表现为右肾及腰大肌间隙积气、腰大肌影模糊。

（5）上消化道造影。胃管注入水溶性造影剂（如泛影葡胺）可见十二指肠扩张，造影剂以中断或从断裂处溢出。

(6) B超检查可发现十二指肠周围积气、积液、血肿，并可观察有无肝胆胰合并伤。

2. 分类分级

按损伤程度分：十二指肠浆膜撕裂、挫伤、壁内血肿、穿孔、破裂、断裂等。

美国创伤外科学会（AAST）将十二指肠损伤分为5级。

Ⅰ级：血肿局限于一段或无穿孔的肠壁部分撕裂。

Ⅱ级：血肿大于一段或全层撕裂小于1/2周径。

Ⅲ级：全层撕裂，第2段1/2～3/4周径，第1、3、4段大于1/2周径。

Ⅳ级：撕裂第2段大于3/4周径，累及壶腹或胆总管下段。

Ⅴ级：十二指肠胰头损毁，十二指肠完全失去血液供应。

3. 急救要点

(1) 绝对卧床，禁食，胃肠减压。

(2) ICU监测血压、心率、体温变化及腹部体征。

(3) 抑酸。

(4) 抑制胰酶。

(5) 胃肠外营养治疗。

(6) 单纯无梗阻十二指肠壁内血肿可先进行以上非手术治疗。

(7) 手术治疗，包括单纯修补术、十二指肠、空肠Roux－en－Y吻合术、十二指肠憩室化手术、胰十二指肠切除术、十二指肠造瘘引流术。

（七）结肠及腹膜内直肠损伤

1. 诊断要点

(1) 多见于开放性腹部损伤或医源性损伤。

(2) 早期症状不明显，逐渐出现腹痛、腹胀，可迅速出现细菌性腹膜炎及中毒症状。

(3) 诊断性腹膜腔穿刺抽出脓液，有臭味，涂片可查到细菌。

(4) 腹部X线摄影可见腹腔游离气体；结肠“裸区”破裂可见腹膜后气体影像或一侧腰大肌影消失。

2. 急救要点

怀疑或确诊结肠损伤一般均应行剖腹探查，手术方式包括：一期修补术，一期切除吻合术、结肠造瘘术。

（八）腹膜外直肠损伤

1. 诊断要点

(1) 多见于骨盆骨折、会阴部或臀部的锐器伤。

(2) 可引起严重的直肠周围间隙感染，而无腹膜炎。

(3) 肛门排出鲜血，周围开放伤口内或尿道内有粪便排出。

(4) 直肠指征尤为重要，可发现直肠内有出血，有时可发现破裂口。

(5) CT检查常可帮助确诊。

2. 急救要点

(1) 禁食，放置导尿管。

(2) 早期足量应用广谱抗生素和抗厌氧菌抗生素。

(3) 注射破伤风抗毒素。

(4) 手术治疗。原则上应行乙状结肠造瘘，直肠周围间隙彻底冲洗和充分引流。

(九) 膀胱损伤

1. 诊断要点

(1) 下腹挤压撞击伤或锐器伤。

(2) 挫伤仅有下腹痛和终末血尿。

(3) 膀胱破裂出现下腹持续腹痛，压痛反跳痛，可放射至会阴部。

(4) 排尿困难或仅有少量血尿。

(5) 开放性损伤可有体表伤口漏尿。

(6) 尿意强烈却不能排尿，直肠指征有明显压痛和前壁饱满感，提示腹膜外膀胱破裂。

(7) 全腹膜炎，有移动性浊音，诊断性腹膜腔穿刺抽出血性尿液，提示腹腔内膀胱破裂。

(8) 导尿试验是最常用的诊断方法。从尿管注入 300～500 mL 等渗盐水，稍等后抽出，抽出量相差注入量明显，提示膀胱破裂。

(9) 膀胱造影可发现小的破口。

2. 急救要点

(1) 积极输液、输血，抗休克治疗。

(2) 早期应用抗生素。可用头孢唑林钠或环丙沙星防止感染；尿管冲洗液中也可加入适量抗生素（如 1/1000 呋喃西林、庆大霉素），以防止感染。

(3) 挫伤或轻微尿外渗可以给予三腔 Foly 氏导尿管导尿 10～14 天，多饮水，保持尿量。

(4) 手术治疗。可采用膀胱裂口缝合修补，膀胱造瘘，耻骨后充分引流。

(十) 腹膜后血肿

1. 诊断要点

(1) 腹部撞击挤压伤。

(2) 最多见于骨盆骨折与腰椎骨折。

(3) 患者均有不同程度腹痛、腰背痛、腹胀，肠鸣音消失或减弱，部分患者有血尿。

(4) 血肿巨大或有血液渗入腹腔者也可出现失血性休克、下腹部腹膜刺激征（腹肌紧张、反跳痛）。

(5) 腹膜腔穿刺抽出颜色较淡的血性液体，多提示血液来自腹膜后且血肿未破。

(6) X 线摄影可发现气腹、腰大肌影消失，空腔性器官移位、骨盆骨折。

(7) CT 为首选检查，尤对胰、脾、肾等实质性器官损伤所致的腹膜后血肿更为准确。

(8) 血管造影可发现血管损伤，同时可介入栓塞止血。

2. 分类

(1) 根据血肿动态观察结果，腹膜后血肿可分为：

①稳定型：常见于一般腹膜后挫伤。

②扩张型：腹膜后有挫裂伤或血管损伤。

③搏动型：属于腹膜后的动态损伤。

(2) 根据血肿所在部位，腹膜后血肿可分为：

①中央型：血肿位于中部，上达横膈，下至骨盆上缘，侧方至腰肌内缘，常合并有十二指肠、胰腺、脊柱、下腔静脉、腹主动脉损伤等。

②肋腹型：血肿位于腰肌和直肠的侧方，髂嵴上方和膈下方，多见于肾损伤。

③盆腔型：血肿局限于盆腔内，前方不超过膀胱顶，后方不超过骶骨岬，侧方不超过髂嵴，多累及直肠、膀胱、后尿道、髂血管。

④混合区：血肿广泛，包括上述两种以上。

3. 急救要点

应根据受伤部位、范围、血流动力学变化、有无合并伤和临床表现做出决定。

(1) 一般治疗。

①绝对卧床，禁食，胃肠减压。

②腹部及骨盆包扎腹带，以增加腹压、稳定骨盆。

③ICU 监测血压、中心静脉压、心率、体温变化及腹部体征。

④多点反复诊断性腹膜腔穿刺，重复性 B 超、CT 检查，监测血常规变化。

⑤经上肢静脉输液，维持心脑血流灌注，不经下肢静脉补液，防止液体由损伤部位、静脉漏入腹腔。

⑥快速输血、输液，积极抗休克，维持电解质平衡。

⑦早期应用抗生素预防感染。

⑧止血。

⑨抑酸。

⑩腹胀明显，排除其他器官损伤，可用新斯的明 0.5 mg 做足三里封闭。

(2) 保守治疗指征。

①经输液、输血后病情稳定且逐步好转者。

②单纯骨盆骨折合并腹膜后血肿而无其他合并伤。

③超声检查或 CT 检查证实单纯肾脏挫伤、胸腰椎骨折者。

④腹穿仅抽出少许淡血性液体，无血流动力学改变且排除了腹内脏器损伤者。

(3) 手术探查指征。

①有明显的失血性休克或腹膜炎体征者。

②证实有腹腔内脏器损伤或血管损伤。

③有穿透伤所致的腹膜后血肿。

④非手术治疗后生命体征不稳定或进一步恶化者。

⑤明显呕血、血尿、便血者。

⑥血肿为扩张型或搏动型。

(十一) 尿道损伤

1. 前尿道损伤

(1) 临床表现。

①尿道出血。尿道出血为前尿道损伤最常见的症状。损伤后即有鲜血自尿道口滴出或溢出。

②局部血肿及瘀斑。尿道骑跨伤可引起会阴部血肿及瘀斑，引起阴囊及会阴部肿胀。

③疼痛。局部常有疼痛及压痛，也常见排尿痛，并向阴茎头及会阴部放射。

④排尿困难。严重尿道损伤致尿道破裂或断裂时，可引起排尿困难或尿潴留。疼痛所致括约肌痉挛也可引起排尿困难。

⑤尿外渗。尿道断裂后，尿液可从裂口处渗入周围组织，尤其是频繁排尿时。如不及时处理，可发生广泛皮肤及皮下组织坏死、感染，甚至引发脓毒症。

（2）治疗。

①紧急处理。尿道球海绵体严重出血可致休克，应进行抗休克治疗，宜尽早施行手术。

②尿道挫伤症状较轻、尿道造影无造影剂外溢、尿道连续性完好时，无须特殊治疗，可止血、止痛，用抗生素预防感染，必要时留置导尿管引流尿液1周。

③尿道破裂时，如导尿管能插入，可留置导尿管引流2周左右；如导尿失败，可能为尿道部分破裂，应立即行清创、止血，用可吸收缝线缝合尿道裂口，留置导尿管2～3周，拔管后进行排尿期膀胱尿道造影，排除尿外渗情况。

④尿道断裂。球部远端和阴茎部的尿道完全断裂，会阴、阴茎、阴囊形成大血肿，应立即行尿道端端吻合，留置导尿管2～3周。

2. 后尿道损伤

（1）临床表现。

①休克。骨盆骨折所致后尿道损伤，一般病情较严重，常因合并大出血而发生失血性休克。

②血尿和尿道出血。如患者能排尿，常有肉眼血尿；多数患者尿道口可见流血。

③疼痛。下腹部痛，局部肌紧张，伴压痛；如出血和尿外渗加重，可出现腹胀及肠鸣音减弱。

④排尿障碍。尿道撕裂或断裂后，尿道的连续性中断或尿道被血块堵塞，常引起排尿困难和尿潴留。

⑤尿外渗及血肿尿。尿生殖隔断裂时可出现会阴、阴囊部血肿及尿外渗。

（2）治疗。

①全身治疗。骨折患者需平卧，勿随意搬动，以免加重损伤；迅速输液、输血对抗休克，对威胁生命的合并伤（如血气胸、颅脑损伤、腹腔内脏损伤等）应优先处理。

②一般处理。对于损伤轻、后尿道破口小或部分破裂的患者可试插导尿管，如顺利进入膀胱，可留置导尿管引流2周左右，待拔管时行排尿期膀胱尿道造影；如试插导尿管失败，膀胱胀满而未能立即手术，可做耻骨上穿刺，吸出膀胱内尿液。

③局部治疗。后尿道损伤是否试插导尿管治疗一直存在分歧。有人认为，疑有尿道破裂时不宜插入导尿管。对于尿道不完全破裂者，应先进行耻骨上膀胱造影；2周后再进行顺行膀胱造影，无尿外渗则夹管排尿；3周后，当损伤的尿道完全上皮化后再拔管。但也有人认为，轻巧地插管并不会导致尿道损伤加重，对于后尿道破口小或部分破裂的患者可试插导尿管，如顺利插入，可留置导尿管2周左右，进行排尿期尿道造影后再拔管排尿。学界对后尿道损伤的外科处理方式也有严重分歧。有人认为后尿道损伤后应尽早恢复尿道

连续性，避免尿道两断端远离，并形成瘢痕、假道，因此主张早期进行尿道复位术。但另有人认为，骨盆挤压伤病情严重，常有失血性休克，尿道复位术切开血肿后易发生难以控制的出血，留置导尿管可并发损伤部位感染，且阴茎勃起功能障碍和尿失禁的发生率高。因此主张早期只做高位膀胱造影。

（十二）外阴部损伤

1. 阴茎损伤

（1）临床表现。主要有挫伤、裂伤、刺伤、切伤及贯通伤，也可见皮肤剥脱、绞窄、脱位和破裂等。

（2）治疗。

①阴茎由于血液循环丰富，愈合力较强，因此在伤后初期行外科处理时，应尽可能保留尚有生机的组织，更要尽量保存海绵体。

②对阴茎单纯皮肤伤，清创后可做初期缝合。如阴茎皮肤缺损较大，而阴囊皮肤完整，可利用阴囊带蒂皮瓣进行修补。

③海绵体断裂时应彻底止血，在清除无生机的组织后将肌膜缝合。如缝合后可能造成屈曲畸形，不要勉强缝合，仅做皮肤定位缝合即可。

④外伤后阴茎皮肤缺损无法修复时，可在清创后将阴茎埋藏于用阴囊壁做成的隧道内，露出阴茎头，过 3～4 周后再进行整形手术，以减少畸形。

⑤阴茎损伤常同时有尿道损伤，在处理时必须先插入导尿管，防止尿液浸湿敷料和伤口引起感染。

⑥阴茎损伤后应给予己烯雌酚，以减少阴茎勃起和海绵体出血。

2. 阴囊损伤

（1）临床表现。可分为挫伤、枪伤、刺伤、裂伤或撕脱伤等。

（2）治疗。

①单纯的闭合性损伤，常可采用休息、抬高、冷敷得到消除。

②如血肿不断增大应及时切开减压引流，以免产生大片阴囊坏死。

③阴囊皮肤收缩性大，血液运行良好，如缺损较大，对无明显感染的病例，可在初期外科处理后进行早期疏松对位缝合，但必须彻底止血，并于低位用橡皮条引流，防止术后出现阴囊血肿。

3. 阴囊内容物睾丸及其附件的损伤

（1）临床表现。可分为开放性损伤与闭合性损伤两种，均可继发睾丸萎缩。

（2）治疗。

①处理睾丸损伤时首先应解除疼痛，纠正原发性休克，控制出血。

②清创术必须遵循最保守的原则，只有在精索动脉断裂或损伤严重而睾丸粉碎到无法保留时，方允许切除。睾丸部分损伤时可清除坏死的失去活力的组织，彻底止血，并将睾丸白膜缝合，开放鞘膜囊回置阴囊内，并做低位引流。如阴囊广泛损伤缺损，不能容纳睾丸，可将睾丸埋藏于会阴部或大腿内侧皮下，留待后期处理。如早期创面污染较轻，条件允许时也可采用在大腿内侧带蒂皮瓣包藏方法。睾丸损伤在早期能施行自体睾丸再植手术的机会是很少的。

第五节　骨科创伤急症

一、概述

（一）常见的骨科损伤

（1）皮肤损伤，包括皮肤裂伤、挫伤等。

（2）肌肉损伤。

（3）血管损伤，如动、静脉的部分损伤和断裂。

（4）神经损伤，包括脊髓损伤和肢体周围神经的损伤。

（5）肌腱损伤，有一条、多条损伤或肌腱部分和完全断裂。

（6）骨骼与关节损伤，可分开放性和闭合性等。

（二）常见并发症

（1）休克，以失血性休克为主，其次是疼痛等引起的神经性休克。

（2）呼吸衰竭，多由高位颈椎损伤引起。

（3）肢体功能障碍或丧失，脊髓损伤引起的肢体瘫痪和其他相关器官功能障碍，如尿失禁等；肢体离断性损伤引起的肢体或部分肢体的缺少等。

（4）挤压综合征。

（5）骨筋膜室综合征。

（6）脂肪栓塞综合征。

（7）合并颅脑、胸部、腹部等器官的损伤时，可出现心搏呼吸停止、昏迷等严重并发症。

（三）诊断

（1）病史：了解受患者伤情况及伤后的病情变化以及处理情况。

（2）体格检查：包括生命体征、全身体格检查和神经系统检查（如运动、感觉神经、脊髓反射等）。

（3）辅助检查：实验室检查和必要的影像学检查等。

（四）处理原则

1. 急救处理

急救的目的是抢救生命，优先解除危及生命的情况，然后再进行后续处理，也就是“先保生命，后保肢体”原则。

（1）复苏和通气。心搏呼吸骤停者需争分夺秒进行心肺复苏；颌面有移位的组织应立即复位和包扎；开放性气胸用厚层敷料封闭伤口，张力性气胸用粗针头做胸膜腔穿刺排气减压或闭式引流；伤后有反常呼吸者用棉垫加压包扎或牵引固定；吸氧，气管切开或气管插管接呼吸机辅助呼吸。

（2）有效止血和维持循环功能。对外出血可视情况应用加压包扎、填塞压迫、止血带或抗休克裤；内脏损伤出血应手术处理。输液、输血及应用心血管药物，以改善心功能，维持循环血量。

（3）伤口处理，保护外露组织。

（4）骨折固定，避免加重损伤。

（5）安全搬运。

2. 一般处理

（1）局部制动和科学的体位。伤处制动，可以止痛，防止继发损伤；伤员所取体位应视伤情需要，可取便于呼吸、利于引流，或促进肢体消肿的体位。

（2）处理软组织损伤。局部冷敷，减少组织渗血；12～24 小时后热敷，理疗；应用活血化瘀药物。

（3）防治感染。有开放性损伤者，清创缝合手术后应使用抗生素。常规应用破伤风抗毒素。

（4）注意营养支持，给予高蛋白质、高维生素、高热量的饮食，不能进食者给予静脉营养。

（5）注意体液平衡，重视水、电解质和酸碱的平衡。

（6）对症处理各种不适。

（7）清创缝合术。

♥体会：清创必须从难从严，绝不从简从易；缝合时勿留无效腔，避免张力过大。

3. 专科处理

各系统器官的损伤，应根据各自损伤情况，完善相应的辅助检查，做相应的保守或手术处理。

二、骨折

（一）闭合性骨折

（1）诊断要点。

①外伤史。

②畸形。

③反常活动。

④骨摩擦音或骨摩擦感。

⑤影像学检查发现骨折线，可以确定诊断。

（2）治疗要点。

急救的目的在于用简单而有效的方法挽救生命，保护患肢，使患者能被安全而迅速地运送到附近医院，以便获得妥善的治疗。

①一般治疗。首先抢救生命，抗休克，输液、输血，保持呼吸道畅通。

②创口包扎。用绷带压迫包扎，大血管出血时可用止血带，骨折端如戳出创口并已感染，不应立即复位。

③妥善固定。先矫正畸形，然后固定，可用夹板等。

④迅速运输。

（二）开放性骨折

（1）诊断要点。开放性骨折分三度：

①第一度：皮肤被自内向外的骨折端刺破，肌肉、皮下组织及皮肤的损伤均较轻微。

②第二度：皮肤被自外向内割裂或挤压破碎，皮下组织与肌肉有中度损伤。

③第三度：广泛的皮肤、皮下组织和肌肉严重挫灭伤，常合并血管神经的损伤。

（2）急救原则。

①止血。用清洁的布单或无菌纱布加压包扎。大血管活动性出血可用止血带，必须定时松开止血带，以免造成肢体坏死。

②包扎。用无菌纱布棉垫包扎，外露骨端，暂不复位，更不宜进行伤口的缝合，以免污染深部组织或增加感染机会。

③固定。患肢以夹板或木板超过骨折部位上下各一个关节固定。

④转运。迅速而安全地转运，有条件时给予静脉输液，不常规使用止痛剂；应用广谱抗生素。

（3）治疗。

①尽早彻底清创，清创时必须切除污染、无生机的肌肉及其他失去活力的组织。清创时不能有姑息和侥幸心理，不能惧怕彻底清创使创口扩大，随意保留无生机的组织。

②骨折复位后使用内固定的条件：

6～8 小时以内的新鲜创口，彻底清创后，骨折端可加内固定；

8～12 小时内创口污染不严重，彻底清创后仍可用内固定；

12～24 小时的创口不应植入内固定物；

超过 24 小时的创口，一般不应行清创术；应在感染控制后行二期处理。

（三）骨折常见并发症及处理

1. 失血性休克

失血性休克见休克篇相关内容。

2. 脂肪栓塞综合征

（1）临床表现。

①呼吸系统。广泛性肺脂肪栓塞综合征的临床表现是呼吸困难综合征；肺部 X 线检查可见“暴风雪”影像。

②神经系统。脑脂肪栓多属弥漫性，临床表现为意识障碍，可伴有呕吐、尿失禁、抽搐及自主神经功能紊乱。

③循环系统。脉搏突然增快是脂栓征的常见表现。

④出血点。出血点是脂栓征的特征性表现，多见于肩项、胸腋部。

⑤发热。发热是脂栓征的常见症状之一。

⑥肾的脂栓可在尿内检到脂肪滴。

（2）诊断要点。

①主要标准：皮下出血；呼吸系统 X 线检查结果；无颅脑外伤的神经症状。

②次要标准：动脉血氧分压低于 8.0 kPa；血红蛋白下降。

③参考标准：心动过速，脉数，高热，血小板突然下降，尿中有脂肪滴及少尿、血沉快、血清脂肪酶上升，血中游离脂肪滴。

（3）治疗。

①以对症治疗为主，保护重要器官，纠正缺氧和酸中毒，防止各种并发症。

②预防：积极有效地防治创伤性休克；骨折患者在搬运或复位过程中，强调有效的制

动和轻柔的操作，做到确实的固定；应用抑肽酶。

3．骨筋膜室综合征

（1）临床表现

①疼痛。伤后肢体持续剧烈疼痛，且进行性加剧。

②肢体肿胀、压痛及肌肉被动牵拉痛。

（2）诊断要点。

①患肢受挤压伤后肿胀、剧痛。

②筋膜间隙触诊张力高，有明显压痛。

③肌肉活动障碍。

④筋膜间隙内的肌肉有被动牵拉疼痛。

⑤通过间隙内的神经干功能障碍。

（3）治疗。筋膜充分切开减压是唯一有效的治疗方法。

4．挤压综合征

（1）临床表现。

①局部表现：伤后肢体压痕、肿胀、皮下瘀血、皮肤张力高、有张力疱。

②全身性反应：休克；肌红蛋白尿；高血钾症；酸中毒及氮质血症，尿相对密度低于1.018是重要指标；其他实验室检查，如GOT、CPK。

（2）诊断。

①详细的病史采集。

②细致的体格检查和伤肢检查。

③尿常规、相对密度及潜血检查。

（3）治疗和预防。

①现场急救：力争早期解除外部重物压力，以减少本征的发生；伤肢制动；伤肢应暴露在凉爽的空气中，或冷敷患肢；伤肢不应抬高、按摩或热敷；如受挤压的伤肢有出血，应止血，避免“加压绷带”，更不应该应用止血带（大血管断裂除外）。

②早期预防：受压超过45～60 min的患者一律饮用碱性饮料，不能进食者用5%碳酸氢钠150 mL静脉滴入；纠正血容量，防治休克。

③伤肢早期切开减张，必要时截肢。

④治疗肾衰竭。

三、常见关节脱位

（一）肩关节脱位

（1）诊断。

①病史：伤后肩关节疼痛，弹性固定，主动活动丧失。

②体格检查：方肩畸形，关节盂空虚，Duga征阳性。

③辅助检查：肩关节正位及穿胸侧位X线摄影有助于确诊。

（2）治疗。

①保守复位。麻醉后手法复位，常用足蹬法（施术者足掌置患者腋窝，双手握住腕部向下牵引，同时足蹬推腋部，持续1～2分钟，伤肢外旋、内收，出现弹跳感，表示复位完

成）。

②闭合复位失败，切开复位。

（二）肩锁关节脱位

（1）诊断。

①病史：伤后肩外侧疼痛，外展受限。

②体格检查：锁骨外端肿胀、压痛、翘起。

③辅助检查：肩关节正位 X 线摄影有助于确诊。

（2）治疗。

①保守治疗。老年人或喙锁韧带未断裂者可患肢悬吊制动 2～3 周。

②手术治疗。喙锁韧带断裂者可手术切开复位内固定及韧带修复术；陈旧脱位伴有疼痛者，可进行锁骨外端切除或喙突移位至锁骨固定术。

（三）肘关节脱位

肘关节脱位非常常见，分前、后及侧方脱位，以后脱位最为常见。

（1）诊断（后脱位）。

①病史：伤后肘部肿痛，弹性固定，活动受限。

②体格检查：肘关节半伸直位，肘后饱满畸形，肘后三点关系紊乱。

③辅助检查：肘部正侧位 X 线摄影有助于确诊。

（2）治疗。

一般均可施行闭合复位：麻醉后助手分别在上臂及腕部牵引，施术者双手握肘部，两拇指在肘后向前推挤尺骨鹰嘴，其余手指从肘前向后推压肱骨下端，逐渐屈肘即可复位。肘功能位固定 3 周。

（四）桡骨头半脱位

桡骨头半脱位是婴幼儿的一种常见损伤，又称牵拉肘。

（1）诊断。

①病史：上肢牵拉后，患儿哭闹，患肢减少活动。

②体格检查：肘部处于近似伸直、前臂轻度旋前位，肘关节被动屈伸及前臂旋转活动时，疼痛加剧。

③辅助检查：X 线摄影无异常发现。

（2）治疗。

排除肘部其他损伤，应试行复位。施术者一只手握肱骨下段，一只手握前臂，牵引并同时旋转前臂迅速施力使前臂旋后，此时可感到肘部有一弹响。随即疼痛消失，患肢活动自如。患肢屈肘制动 2 周。

（五）髋关节脱位

1. 髋关节后脱位

（1）诊断。

①病史：伤后髋部疼痛，活动受限。

②体格检查：髋关节处于屈曲、内收、内旋畸形，下肢短缩，大粗隆位于 Nelaton 线后上方。

③辅助检查：髋关节 X 线片有助于确诊。

♥应注意是否合并坐骨神经损伤。

（2）治疗。

①闭合复位。提拉法：腰麻或全麻后，让患者仰卧在地板上，助手按压髂部固定骨盆，术者站于患侧，一只手握踝，用对侧前臂套住腘窝，屈髋屈膝 90°，利用双手做杠杆，沿股骨长轴牵引。一般可感到一弹跳感（声），说明已复位。证实复位后进行患肢持续皮牵引3～4周。

②闭合复位失败者切开复位。

2. 髋关节前脱位

（1）诊断。

①病史；伤后髋部疼痛，活动受限。

②体格检查：髋处于外旋外展畸形，大粗隆位于 Nelaton 线前。

③辅助检查：髋关节 X 线摄影有助于确诊。

（2）治疗。

同髋关节后关节脱位。

3. 中心性髋脱位

（1）诊断。

①病史：伤后髋部疼痛，活动受限。

②体格检查：髋部肿胀，活动障碍，骨盆挤压分离试验呈阳性，肢体轴向叩击痛。

③辅助检查：髋关节 X 线摄影、CT 检查。

（2）治疗。

以非手术治疗为主。进行患肢骨牵引 10 周。牵引过程中早期活动髋部以期用股骨头模造出适宜的髋臼。

四、韧带损伤

（一）膝关节韧带损伤

膝关节韧带损伤患者，临床多见。因普通膝关节 X 线摄影多无明显异常征象，急诊患者容易出现漏诊，处理不当，易导致膝关节后期不稳，膝关节功能不良。

（1）诊断。

①病史：伤后膝关节疼痛，活动受限。

②体格检查：膝关节肿胀，局部压痛，侧方应力试验呈阳性，抽屉试验呈阳性。

③辅助检查：膝关节应力 X 线摄影，膝关节 MRI 检查有助于确诊。

（2）治疗。

①保守治疗。韧带的不完全断裂及韧带止点撕脱性骨折移位不著者，可进行长腿石膏固定于屈膝 300 位 4～6 周。如使用可控支具可在伤后 3 周开始，在 300～600 活动，其间尽早锻炼股四头肌和腘绳肌。

②手术治疗。建议进行膝关节镜检术。对于韧带断裂、膝关节急性不稳定者，进行韧带修复或重建手术。

（二）手指肌腱损伤

在急诊就诊患者中，手指肌腱损伤较为常见，多为锐器切割伤，其中不乏酒后玻璃划伤患者。体格检查不仔细容易漏诊，应引起接诊医师重视。

（1）诊断。

①病史：刀具或玻璃损伤手后，患者出现疼痛，出血，活动受限。

②体格检查：手指裂伤口、手指指间关节、掌指关节屈伸障碍（无力或力弱）。

♥检查伤者时，要特别注意手指末梢的血液循环及皮肤感觉情况，是否合并血管、神经损伤。

（2）治疗。

凡高度怀疑存在肌腱损伤的患者，均应在（臂丛神经阻滞或全身）麻醉下，应用气囊止血带，清创探查，明确伤情，吻合修复肌腱、血管、神经，并进行外固定。

五、脊髓损伤

（一）分类

（1）脊髓震荡：也称脊髓休克，神经细胞及纤维未受损伤。临床表现为损伤部位以下运动、感觉及内脏麻痹。在伤后数小时即有恢复现象，一般数日至 2～3 周完全或大部恢复。

（2）脊髓损伤：发生于第 11 胸椎以上的骨折脱位。临床表现为损伤平面以下躯干肢体的感觉、运动和反射完全消失，大小便失去控制；肌肉呈松弛性瘫痪，尿潴留；脊髓休克期过后，损伤部位以下肌肉呈痉挛性麻痹，腱反射亢进，锥体末征阳性；感觉无恢复；膀胱演变为反射性膀胱。

（3）马尾神经损伤：第一腰椎以下的损伤属于马尾神经损伤。临床表现为损伤平面以下的感觉、运动和反射完全消失；肌肉呈松弛性瘫痪。

（4）脊髓与马尾神经混合损伤。

（二）治疗要点

目前对脊髓损伤尚未有治愈性的治疗方法。

（1）脊髓损伤的治疗原则。

①早期治疗。美国 ASIA 规定，甲泼尼龙（甲强龙）的应用必须在 8 小时内，3 小时内最好，可持续 24～48 小时。瑞士 Brodman 主张 6 小时内脊髓减压。

②整复脊柱骨折脱位。最好在 24～48 小时进行手术复位、加压、内固定。

③综合治疗脊髓损伤。应用药物和其他手段抑制继发性损伤和促进神经再生。

④预防及治疗并发症。在整个治疗和康复过程中，重视并发症的预防及治疗，可以提高患者生存质量。

⑤功能重建及康复。进行功能重建和康复训练可以提高生活自理能力，减少依赖性。

（2）脊髓损伤的药物治疗。

①类固醇药物。类固醇药物通过多种机制阻止脊髓继发性损伤的发生，是目前被明确肯定疗效的药物。

甲泼尼龙（MP）是目前脊髓损伤治疗的常规药物。用法：伤后 8 小时内在心电监护下以 30 mg/kg 大剂量 15 分钟内静脉快速冲击；配置浓度为 25 mg/mL 的注射用水，间隔

45 分钟后，以 5.4 mg/(kg·h) 滴入，维持 24 小时，超过 8 小时无效；3 小时内应用 MP 维持 24 小时，8 小时内应用 MP 维持 48 小时。

新合成的非糖皮质激素药物 21－氨基类固醇（U－74006 F），它没有糖皮质激素的其他副作用，且疗效满意。用法：U－74006 F 静脉内每 6 小时使用 2.5 mg/kg 大剂量冲击，并维持 48 小时。

②脱水剂、利尿剂及抗渗出药物。

③神经节苷脂和神经生长因子应用。

④东莨菪碱。应用方法：0.3 mg 肌内注射，每 3～4 小时 1 次，达到东莨菪碱化；维持 3 天，伤后尽早应用。

⑤其他药物。如阿片受体拮抗剂、钙拮抗剂等。

(3) 高压氧治疗，尽早应用。

(4) 手术治疗。

第十六章　急腹症

第一节　概述

一、诊断步骤

（一）识别并处理威胁生命的危重急腹症

见第一章危重病的识别。

（二）区分外科急腹症和内科急腹症

（1）外科急腹症。

①一般起病急骤，多无明显前驱症状。

②腹痛程度往往剧烈。

③腹痛部位从模糊逐渐变为明确，从局限变为弥漫。

④腹部有明显压痛、反跳痛和肌紧张，肠鸣音高调亢进或减弱消失。

⑤腹膜腔穿刺液可为血性或脓性。

⑥发热、黄疸及全身中毒等症状和体征随腹痛加剧而出现，特别在患者出现腹痛之后。

⑦常常需要手术治疗。

（2）内科急腹症。

①多为渐进性发展，常伴有前驱症状。

②腹痛的程度较轻。

③无明显的定位体征，腹肌不紧张，无固定而局限的压痛点，肠鸣音正常或活跃。

④发热、气促、胸痛等全身中毒症状常常都先于腹痛出现。

⑤此类急腹症多以药物治疗为主的。

（三）明确急腹症病因类型

（1）炎症性急腹症：腹痛＋发热＋腹膜炎，如急性阑尾炎、急性胆道感染、急性胰腺炎等。

①起病慢，腹痛由轻到重，随着感染的发展进行性加重。

②体温升高及白细胞计数和中性粒细胞升高等一系列炎症反应。

③其腹痛是持续性的，痛点多发生在病变部位。

④出现明显的腹膜刺激征。

⑤腹膜腔穿刺或灌洗可抽出炎性渗出液，如急性阑尾炎、急性胆囊炎等。

⑥生化、血常规、尿常规、淀粉酶等实验室检查及腹部B超、CT等影像学检查有助于确诊。

(2) 梗阻性急腹症：阵发性绞痛+呕吐+排泄障碍，如各种结石疼痛、肠梗阻等。

①起病急骤、变化快。

②腹痛剧烈，呈阵发性绞痛，但随病情的加重合并炎症或血运障碍时，常呈持续性腹痛伴阵发性加重，如单纯性肠梗阻、胆管和泌尿系结石等。

③一般无腹膜刺激征。

④胃肠梗阻可出现逆流性呕吐，患者停止排气排便，可见胃型及蠕动波等。

⑤腹部影像学检查（如B超、腹部X线检查）可帮助确诊。

(3) 穿孔性急腹症：突发性持续性腹痛+明显腹膜刺激征+气腹，如胃、十二指肠穿孔等。

①穿孔前一般已有症状。

②穿孔时突然腹痛剧烈，呈持续性。

③病变部位有局限性压痛、反跳痛和肌紧张，迅速扩散至全腹，短期内出现弥漫性腹膜炎和全身炎症反应，呈“板状腹”。

④X线常见膈下游离气体。

⑤可有腹部移动性浊音。

⑥严重者出现中毒性休克，如胃及十二指肠溃疡穿孔、胆囊穿孔、肿瘤性肠穿孔等。

⑦腹部X线摄影等影像学检查有助于确诊。

(4) 出血性急腹症：腹痛+出血，如胆道出血、肝脾破裂出血、异位妊娠出血等。

①常有外因作用，表现为突然发病。

②腹痛较轻呈持续性。

③腹膜刺激征较轻，腹肌轻度紧张，压痛不明显。

④可出现移动性浊音。

⑤红细胞计数、血红蛋白下降，严重者出现失血性休克。

⑥腹穿抽出不凝血液。

⑦腹部影像学检查（如B超、CT检查等）有助于确诊。

(5) 缺血性急腹症：持续腹痛+缺血坏死后的腹膜刺激征。

①表现为突发性腹部疼痛。

②腹痛呈持续性，阵发性加剧，无明显缓解期。

③剧烈腹痛，而腹部体征轻微，甚至没有阳性体征，如肠系膜血管栓塞。

④绞窄后出现压痛与反跳痛等明显急性腹膜炎体征。

⑤重者出现中毒性休克，如绞窄性肠梗阻、肠扭转、卵巢囊肿蒂扭转等。

⑥心脏听诊可有心房纤颤或心脏杂音等。

⑦选择性动脉造影和彩色多普勒超声检查有助于确诊。

(6) 功能性及全身性疾病所致的急腹症。

①常有精神因素或全身性疾病史。

②腹痛常无明确定位，呈间歇性、一过性或不规则性。

③腹痛虽严重，但体征轻、腹软、无固定压痛和反跳痛。

④往往可自行缓解，很少持续2小时以上，如肠痉挛等。

（四）确定病变器官

（1）一般情况下根据腹痛起始和最明显的部位，往往可做出病变所在器官的初步判断。

（2）全腹痛常见于：胃、十二指肠溃疡穿孔，阑尾穿孔、胆囊穿孔、急性胰腺炎、肠梗阻、肠系膜血栓、腹主动脉瘤破裂。

（3）右上腹痛常见于肝、胆疾病，十二指肠溃疡、右肾病变。

（4）左上腹痛常见于胰腺、脾、左肾结石或肾盂肾炎、左侧基底部大叶性肺炎等。

（5）脐周疼痛常见于肠炎、肠道蛔虫、早期机械性肠梗阻、早期急性阑尾炎等。

（6）右下腹痛常见于急性阑尾炎、右侧嵌顿腹股沟疝、右侧卵巢疾病、异位妊娠破裂、痛经等。

（7）左下腹痛常见于乙状结肠扭转、左侧嵌顿腹股沟疝、左侧卵巢疾病、异位妊娠(宫外孕)、痛经等。

（五）辅助检查在急腹症诊断中的作用

（1）三大常规。

①血常规可了解是否有贫血、感染、出血性疾病等。

②血尿或脓尿是输尿管结石或泌尿系统感染的证据。

③大便常规测定及潜血检查对鉴别肠炎、痢疾、绞窄性肠梗阻等能提供有价值的资料。

（2）生化检查。

①血清淀粉酶、钙、磷和乳酸脱氢酶测定对急性胰腺炎诊断有价值。

②血清胆红素升高对诊断胆道梗阻性疾病有意义。

（3）腹部影像学检查。

①腹部立位 X 线摄影可判断腹腔内有无积气、结石，可排除肺炎或胸膜炎引起的腹痛。膈下发现游离气体是诊断消化道穿孔的有力证据。肠管扩张，出现气液平面提示肠梗阻的存在。

②B 超检查具有快速、无创、价廉等优点，但易受肠道气体干扰，对于急性胆囊炎、胆囊结石、胆道梗阻、腹膜腔积液的诊断有很好的价值，对于异位妊娠，B 超不但可以显示异位胎儿的位置，还能估计妊娠的时期。

③CT 能清楚显示肝、脾破裂的程度及具体位置，同时也能显示有无腹膜腔积血及出血量的多少，对于急性胰腺炎的诊断，可清楚地显示胰周炎性积液、胰腺肿大程度及胰管扩张等形态学改变。CTA、CTV（CT 血管造影）可确定肠系膜血管栓塞等缺血性病变。

（4）心电图检查或心肌酶谱有助于诊断异位性心绞痛或心肌梗死。

（5）内镜检查对上消化道出血、高位梗阻或结肠梗阻很有意义，对于可疑消化道穿孔属于禁忌。

（6）泛影葡胺肠道造影。造影剂不会滞留于消化道或引起组织反应，吸收及排泄速度快，适用于肠梗阻的患者，对怀疑胃肠穿孔或出血的患者也可以应用，可以显示出血及较细小穿孔的部位。

（7）诊断性腹腔镜：对于应用诊断性腹膜腔穿刺、超声或 CT 等检查后仍不能明确诊断的，生命体征稳定、无气腹禁忌的患者，不但能明显提高确诊率，而且也可以在镜下采取相应的治疗，使患者避免不必要的剖腹术。

（六）腹膜腔穿刺

腹膜腔穿刺对于急腹症诊断不明确而腹腔内有积液者的诊断有重要意义，根据穿刺抽出物的性状、镜检结果，可为诊断提供直接依据。对于渗出量较少，穿刺取材有困难时，可采用腹膜腔冲洗的方法以获得足够量的标本以协助诊断。

（1）穿刺液为脓性，急性阑尾穿孔的可能性较大。

（2）稀薄的血性穿刺液提示绞窄性肠梗阻或出血性胰腺炎。

（3）穿刺液为米汤样，提示胃、十二指肠穿孔、外伤性肠破裂。

（4）穿刺液完全为血性，且不凝固，提示肝、脾等实质性器官破裂。

（七）急腹症诊断注意事项

当一个急腹症的患者来到急诊室，首先要通过患者的意识、精神、面色、体位等总体的状况以及生命体征来初步评估其病情，如是影响生命的危重急腹症，应立即进行心肺复苏或针对生命体征采取支持治疗。对生命体征相对稳定的患者应注意以下问题。

（1）全面收集病史。

①腹痛的发作方式：短时间内突发的急性腹痛病情一般较重，如溃疡急性穿孔、肠系膜血管栓塞、腹膜腔积血等，一般需立即手术探查。

②腹痛的性质：持续性、钝性腹痛是炎症性急腹症最常见的表现形式；而阵发性腹痛常代表平滑肌的强烈收缩，多见于如单纯性肠梗阻、泌尿系统结石、胆管蛔虫等梗阻性急腹症；剧烈的持续腹痛伴有阵发性加重可发生于绞窄性肠梗阻等。

③腹痛的部位：可确定病变的器官，但要注意解剖变异的存在，有无放射痛和转移痛。右肩背部放射痛常提示肝胆系统病变；腰背部放射痛常是腹膜后器官病变，如胰腺炎、十二指肠后壁穿孔；会阴部放射痛常是输尿管结石梗阻的表现；转移性腹痛常被认为是阑尾炎的“特有”表现。

④腹痛的伴随症状：休克多为感染中毒性休克或失血性休克，如化脓性胆管炎、坏死性胰腺炎、绞窄性肠梗阻、肝脾破裂等均可导致休克；肛门停止排气、排便在肠梗阻诊断上有意义；腹泻常是肠胃炎的主要表现，对外科急腹症诊断意义不大；发热在感染性急腹症中很常见，常于外科急腹症后出现；黄疸多见于肝、胆道、胰腺炎症，若伴高热、寒战，则应考虑肝脓肿或化脓性胆管炎；血尿常见于泌尿系结石、结核或肿瘤。

⑤既往史、个人及家族史、外伤史、近期用药情况。可了解既往有无类似发作，如何缓解。女性应注意寻问月经史，警惕未婚女性隐瞒性生活史，导致异位妊娠的漏诊。如有溃疡病史，此次突然发作有刀割样剧痛，应考虑溃疡穿孔。老年人如有冠心病或糖尿病时，要注意腹痛是否为心肌梗死所致。

（2）细致的体格检查。认真按步骤进行体格检查：对急腹症患者进行体格检查，应先观察患者一般情况、生命体征及体位，判断病情的轻重缓急，对危重患者应立即采取积极救治，避免在诊疗过程中患者意外死亡。之后，按照视、触、叩、听的顺序进行全面的体格检查。

（3）特别注意症状、体征严重不符的急腹症，表现为腹痛剧烈但腹部体征相对轻微，需要排除危重型外科急腹症，如腹主动脉夹层撕裂、肠系膜动脉栓塞、腹内疝致绞窄性肠梗阻等。

（4）动态观察病情。急腹症有个从量变到质变的渐进的过程，在疾病早期患者虽然出现了临床症状，但由于机体代偿，往往缺乏阳性体征。对此类患者，应强调留诊观察：

①监测血压、脉搏、体温变化。

②反复检查腹痛是否加重，腹部有无压痛、反跳痛，肠鸣音是否亢进或消失。

③白细胞计数是否增加等。

④重复B超、CT检查。

⑤请相关科室会诊。

⑥直到明确诊断为止。

⑦观察期间一律禁食。

（5）特殊患者。

①老年患者常存在基础疾病，急腹症可能是其基础疾病的腹部表现。老年患者因器官功能退化、迟钝，外科急腹症症状轻、腹膜刺激征不明显，体温、白细胞不高或正常。

②幼儿因器官发育不健全，往往较早出现明显的全身性反应，如高热、白细胞升高等。

（6）排除心肌梗死、主动脉夹层等其他系统急症引起的腹痛

二、治疗措施

三禁止原则：禁止使用吗啡类强镇痛剂、禁食、禁服泻药。

（一）保守治疗

（1）非手术治疗指征。

①疼痛逐渐减轻，或腹痛在3日以上未见恶化。

②腹膜炎初期，腹膜刺激征不显著且压痛局限者，如单纯性阑尾炎，胃、十二指肠小穿孔。

③急性腹膜炎病因尚未明确，病情较轻。

④原发性腹膜炎或盆腔感染引起的腹膜炎。

⑤老年体弱，病情危重，且有严重心、肝、肾等重要器官的内科疾病不能忍受手术者。

⑥患者和家属不愿接受手术者。

（2）治疗措施。

①体位：无休克者采取半卧位，以利于吸收引流和改善呼吸、循环功能。

②禁食：腹胀、考虑消化道梗阻或穿孔等时给予胃肠减压。

③补液：禁食患者补液量60 mL/(kg·d)，发热、胃肠减压、脱水患者适当增加，晶体液为主，血压低、心率快等循环容量不足时可应用胶体液，如羟乙基淀粉、血浆等。

④补充电解质：氯化钾3～4 g/d，氯化钠4.5 g/d，根据电解质检查结果调整。

⑤纠正酸碱平衡紊乱：发热、严重腹泻、休克患者常合并代谢性酸中毒，给予5%碳酸氢钠100～250 mL，再根据血气分析结果调整。

⑥对症处理：阵发性痉挛腹痛可给予山莨菪碱10 mg肌内注射，呕吐剧烈可应用甲氧氯普胺（胃复安）10 mg肌内注射，发热38.5 ℃以上直肠给予吲哚美辛栓剂。

⑦营养支持：给予足够的热量，禁食2天以上患者给予全胃肠外营养（TPN），维持每天热量在1800 kcal以上：20%脂肪乳剂250～500 mL（500～1000 kcal）、10%复方氨基

酸 500 mL（200 kcal）、10％葡萄糖 1000～1500 mL（400～600 kcal）。

⑧合理应用抗生素。

（二）手术治疗

（1）剖腹探查指征。

①剧烈腹痛伴有休克，经抗休克治疗无明显好转（如出血、感染中毒性休克）。

②持续腹痛且呈进行性加重，伴有局限性或弥漫性腹膜炎表现。

③疑有穿孔、肠坏死或活动性内出血等。

④腹痛伴有腹内包块者，如肠套叠、蛔虫性梗阻、绞窄性肠梗阻、卵巢囊肿蒂扭转等。

⑤腹痛持续 12 小时以上，经保守治疗不见好转反而加重，其他资料考虑外科急腹症可能性大者。

（2）术前处理。

①抗休克治疗。

②交叉配血。

③胃肠减压、备皮。

④评估手术和麻醉风险，相关科室会诊。

⑤病情交代，签字。

（三）手术原则

保全生命的基础上最大限度地保全器官组织的功能。

（四）治疗方法

切除病灶、解除梗阻、修补穿孔、止血、清除坏死组织、充分引流等。

第二节　急腹症各论

一、炎症性疾病

（一）急性胃肠炎

（1）诊断要点。

①有进食被污染食物史。

②潜伏期短，突然发病。

③恶心、呕吐、腹痛、腹泻，多为水样便，常为先吐后泻。

④上腹及左下腹压痛，肠鸣音亢进。

⑤大便常规可查见白细胞和/或脓细胞。

（2）治疗要点。

①禁食或流质饮食，必要时洗胃治疗。

②静脉输液，补充丢失电解质，有条件可口服补液盐。

③腹痛可给 10 mg 的山莨菪碱（654－2）或阿托品 0.5 mg 肌内注射，呕吐给予甲氧氯普胺（胃复安）10 mg 肌内注射。

④腹泻可用蒙脱石散剂，尽量不应用洛哌丁胺（易蒙停），除非腹泻严重，大便常规

正常。

⑤抗生素应用。经验用药为诺氟沙星、氧氟沙星、环丙沙星口服或静脉滴注，头孢曲松、头孢哌酮静脉滴注。

（二）急性阑尾炎

(1) 诊断要点。

①转移性右下腹痛：开始为上腹或脐周疼痛，逐渐转移固定于右下腹，有时认为转移性腹痛是阑尾炎的特征。

②体温升高（与腹部体征程度相符），右下腹压痛，反跳痛。有时压痛时同时伴有上腹痛或全腹痛。

③腰大肌试验、结肠充气试验、闭孔内肌试验可初步判断阑尾位置。

④辅助检查：血常规示白细胞升高或中性粒细胞比例升高。

⑤尿常规排除右输尿管结石。

⑥腹部立位X线摄影排除上消化道穿孔、肠梗阻等。

⑦腹部超声检查，判断有无阑尾周围炎或脓肿形成，排除输尿管结石，女性患者可排除附件疾病。

(2) 治疗要点。

①诊断明确者，建议手术治疗。

②对于手术风险较大者（高龄、妊娠期、合并较严重内科疾病等），要向患者或其家属详细交代病情；如不同意手术，应充分告知风险，给予加强抗炎保守治疗。

③对于有明确手术禁忌证者，给予抗生素保守治疗，局部热敷理疗。

④对于阑尾周围脓肿形成者，先给予抗感染治疗；如病情不能控制，进行脓肿引流手术，或进行超声引导下脓肿穿刺置管引流手术；必要时进行二期阑尾切除手术。

♥特殊类型：

老年人阑尾炎：症状及体征较轻，易延误治疗造成穿孔，常常合并基础疾病，治疗风险增大。

小儿阑尾炎：发热等中毒症状明显，腹痛演变过程询问困难，炎症不易局限，较早出现穿孔和弥漫性腹膜炎。

妊娠期阑尾炎：阑尾位置被抬高并压向后方，体征不典型，但炎症易于扩散至全腹，应尽早手术。

（三）急性梗阻性化脓性胆管炎

1. 诊断要点

(1) 突发右上腹持续性钝痛，可放射至右肩背部，局部压痛，或有腹肌紧张，肝区叩击痛明显。

(2) 寒战高热，可达39～40 ℃。

(3) 高热后出现巩膜和皮肤黄疸。

(4) 烦躁不安，脉搏细速，低血压，出现休克。

(5) 精神症状：神情淡漠、嗜睡或意识不清等。

(前三项称Charcot三联征；前五项称Reynolds五联征)

(6) 多数有胆系结石及感染史。

(7) 血常规中白细胞及中性粒细胞明显升高。

(8) 最有意义的检查是B超、腹部CT。B超、CT均可显示肝内外胆管扩张，肝外胆管上段直径>5 mm，肝外胆管中下段直径>10 mm；发现结石阴影。

2. 治疗要点

(1) 急救处理。出现感染性休克等情况时，应进行相应抗休克等急救处理。

(2) 一般处理。

①禁食，胃肠减压。

②吸氧，心电血氧、血压监测。

③完善实验室检查（血常规、凝血、生化、血气分析、电解质、血尿淀粉酶检查，血培养，心电图）。

④积极抗休克。

⑤纠正电解质、酸碱平衡紊乱，治疗低钾血症（24 h内可分次给予氯化钾5～6 g，同时给予门冬氨酸钾镁20～50 mL静脉滴注；入院常规给予5%碳酸氢钠100～200 mL）。

⑥联合应用广谱抗生素（三代头孢菌素类加甲硝唑或替硝唑）。

⑦应用糖皮质激素（地塞米松20 mg静脉注射或甲泼尼松龙40～80 mg静脉注射）。

⑧补充维生素。

⑨抑酸。

⑩进行急诊胆道减压引流手术（胆总管切开取石，T管引流；经内镜或经皮肝穿刺胆管引流术；胆囊造口术仅在难于显露胆总管时采用）。

♥该症患者多为老年人，常合并其他基础疾病，注意评估手术风险，重视围手术期处理，应组织多科会诊。

（四）急性胆囊炎

(1) 诊断要点。

①多有胆囊结石病史，油腻饮食常为诱因。

②右上腹绞痛或钝痛，一般为持续性，可向右肩部放射。

③可伴有恶心、呕吐、发热。

④右上腹压痛，可有局限腹肌紧张，Murphy征阳性，有时可触及肿大的胆囊，少数可伴有黄疸。

⑤血常规。白细胞、中性粒细胞均可升高，常规查血尿淀粉酶，排除合并胰腺炎。

⑥B超检查显示胆囊肿大，壁增厚、毛糙，部分可见结石影像等。

⑦老年患者应进行心电图检查，有时可出现心律失常或心肌缺血，称“胆心综合征”。

(2) 治疗要点。

①禁食。

②对症治疗：10 mg山莨菪碱肌内注射或静脉滴注；镇痛可用布桂嗪（强痛定），不推荐应用阿片类镇痛剂如吗啡等。

③补充液体、电解质、维生素。

④合理应用抗生素。

⑤内科治疗未见好转时应外科会诊。

⑥手术治疗。

手术指征：症状严重，有反复发作史，合并胆囊结石、胆囊化脓坏疽，有穿孔可能者。

手术方式：开腹或腹腔镜下胆囊切除，胆囊造瘘术，同时有胆总管扩张者，宜进行胆总管探查术。

（五）急性胰腺炎

1. 诊断要点

参考《中国急性胰腺炎诊治指南》，急性胰腺炎的诊断要点如下：

（1）暴饮暴食、饮酒，有胆系结石或炎症史。近年来高脂血症也成为常见诱因。

（2）持续剧烈上腹痛，可向后背部放射。

（3）恶心、呕吐、腹胀，重症或后期可有发热，部分出现黄疸。

（4）上腹正中带状压痛，肠鸣音减弱或消失。

（5）重症可出现反跳痛、腹肌紧张，腰腹部出现皮下瘀斑。

（6）血常规中白细胞升高。

（7）胰淀粉酶超过 500 U/dl（大于正常值上限的 3 倍）。血淀粉酶 2 h 后开始升高，24 h 达高峰，持续 3～4 天后下降。尿淀粉酶 24 h 开始升高，48 h 达高峰，可持续 1～2 周。

（8）血脂肪酶明显升高，超过 1.5 U，24～72 h 开始上升，持续 7～10 天。

（9）结合以上两项，诊断可靠性高，但注意轻型或极重型有时可以正常。

（10）腹膜腔穿刺液为混浊稀薄液体，淀粉酶大于血清正常值上限 3 倍。

（11）血红蛋白下降，血钙<1.75 mmol/L，提示预后不良，多为出血坏死型胰腺炎。

（12）B 超、CT 检查可见胰腺肿大，胰周组织水肿。

（13）合并呼吸、泌尿、循环系统及凝血功能障碍，全身炎症反应综合征、脓毒症，有其一者均为重症。

（14）最有意义的检查为血、尿淀粉酶，腹部 CT 检查。

2. 鉴别要点

（1）消化道穿孔：X 线透视可见膈下游离气体。

（2）心肌梗死：有冠心病史，心电图异常加心肌酶学升高。

3. 治疗要点

（1）急救措施。对重症胰腺炎出现循环、呼吸以及其他器官衰竭时，应进行相应急救处理。

（2）一般处理。

①禁食，胃肠减压。

②血、尿常规及淀粉酶检查，肝（肾）功、电解质、血糖、血气分析、心肌酶检查。

③吸氧，必要时心电血氧监护。

④补液量考虑到生理需要量和腹膜后、腹腔渗液量，注意胶体液补充，如血浆、白蛋白，注意补充电解质和维生素。

⑤镇痛可用布桂嗪（强痛定）或盐酸哌替啶，不推荐用阿片类镇痛药，如吗啡等；山莨菪碱 10 mg 肌内注射每天 2 次，有时会加重腹胀。

⑥质子泵抑制剂：奥美拉唑 40 mg 静脉滴注，每 12 小时 1 次。

⑦胰酶抑制剂：奥曲肽 0.1～0.2 mg 持续静脉滴注，每 8 小时 1 次。

⑧改善微循环：复方丹参 250 mL 静脉滴注，每天 1 次。

⑨营养支持：早期应全胃肠外营养。

⑩腹胀明显者：生大黄 15 g 胃管注入，一天两次；腹部皮硝外敷。

⑪抗生素应用。

⑫重症病例，应与外科会诊。

(13) 手术治疗：胆源性合并结石者，重症患者在充分保守治疗 72 h 后病情未见稳定或者进一步恶化，胰腺坏死并感染者，需手术治疗。手术方式：切开胰腺被膜，清除坏死组织，充分引流，有指征者进行胆道引流。

（六）急性出血性坏死性肠炎

(1) 诊断要点。

①多见于青少年。

②多有不洁饮食史。

③发病急，脐周或中上腹痛，阵发性，可进展为全腹持续性。

④恶心、呕吐、腹泻，腥臭血便，多无里急后重。

⑤全身出现中毒症状，腹膜炎、肠梗阻出现提示肠管坏死。

⑥可有腹部膨隆、上腹部及脐周压痛，腹膜炎时可有腹肌紧张、压痛、反跳痛。

⑦大便常规呈潜血阳性，镜检可见大量红细胞。

(2) 治疗要点。

①保守为主，禁饮食，胃肠减压。

②补液［儿童 80～100 mL/(kg·d)，成人 2500～3000 mL/d］。

③应用抗生素（三代头孢菌素或三代喹诺酮类＋甲硝唑或替硝唑）。

④中毒症状明显，可短期使用皮质激素。

⑤手术适应证：肠坏死或穿孔、难以控制的反复出血、肠梗阻内科无效反而加重者。

（七）肠系膜淋巴结炎

(1) 诊断要点。

①多见于 7 岁以下的小儿，易与急性阑尾炎相混淆。

②好发于冬春季节，常与急性上呼吸道感染并发，或继发于肠道炎症之后。

③可有发热、呕吐，有时伴腹泻或便秘。

④腹痛以右下腹痛常见，呈阵发性、痉挛性痛，腹部压痛不固定，反跳痛及腹肌紧张少见。

⑤最有意义的检查为 B 超检查。B 超检查显示肠系膜淋巴结肿大。

(2) 治疗要点。

①禁食。

②常规补液，注意维持电解质平衡。

③抗生素及抗病毒治疗。

④治疗后症状不见好转者，或可疑急性阑尾炎时，宜手术探查。

（八）克罗恩病（Crohn 病）

(1) 诊断要点。

①起病缓，病程长。

②腹痛多位于右下腹或脐周，间歇发作，多为痉挛性，常伴肠鸣。

③腹泻较常见，大便为糊状，大便潜血呈阳性，少见血便。

④常有低热，少数以发热为主要症状。

⑤部分右下腹和脐周可触及包块，可发生肠梗阻。

⑥可伴有关节炎、结节性红斑、口腔溃疡等免疫性疾病的症状。

⑦钡餐检查显示回肠末端管肠腔狭窄、管壁僵硬、黏膜皱襞消失，有时见瘘管形成。

⑧最有意义的检查为纤维结肠镜。纤维结肠镜：回肠病变节段性分布，病变之间黏膜外观正常；见纵行或匍行性溃疡，溃疡周围黏膜正常或增生，呈鹅卵石样改变，肠腔狭窄。

(2) 治疗要点。

①调节饮食：高营养低渣饮食，补充各种维生素。

②腹痛腹泻可应用解痉止泻剂：山莨菪碱 5 mg 每天 3 次，蒙脱石散剂 3 g 每天 3 次。

③皮质激素：甲泼尼松龙 20 mg 静脉注射每 8 小时 1 次，柳氮磺吡啶 500～1000 mg 口服每天 3 次/每天 4 次。

④可口服甲硝唑。

⑤手术治疗。手术指征：并发肠梗阻、出血、穿孔、脓肿形成；内/外瘘长期不愈合；不能排除肿瘤、结核者。手术方式：肠切除吻合、短路旷置术。应注意该病术后复发率高，多位于吻合口附近。

二、梗阻性急腹

(一) 肠梗阻

1. 诊断要点

四大临床表现：痛、吐、胀、停。

(1) 腹痛呈阵发性，绞痛，疼痛间歇时间越短，梗阻位置越高，绞榨时变为持续性伴阵发性加剧。

(2) 呕吐：梗阻位置越高出现越早，越频繁，低位梗阻呕吐物有粪臭味。

(3) 腹胀：低位梗阻明显，可见胃肠型。

(4) 肛门停止排便、排气，高位梗阻早期仍可少量排便。

(5) 全腹散在压痛，或触及压痛包块；单纯性肠梗阻一般腹软。

(6) 听诊可闻及高调的肠鸣音或气过水声，同时伴有腹痛加剧，麻痹性和绞窄性肠梗阻肠鸣音减弱或消失。

(7) 最有意义的检查为腹部放射学检查。腹部平片或 X 线透视检查最为常用，诊断率高，可见肠管胀气，多个气液平面。

(8) 超声检查可发现部分小肠梗阻的病因（肠套叠、肠扭转、肠道肿瘤、腹膜后肿瘤等）。

(9) CT 检查：一般认为小肠内径≥2.5 cm 提示存在肠梗阻，小肠扩张。CT 仿真内镜：更易于观察肠壁增厚、水肿及肠壁肠腔内外肿块，以估计肠梗阻严重程度和做出病因诊断。

（10）磁共振水平成像适用于肠道肿瘤引起的肠梗阻，可以显示增厚的肠壁和梗阻性肿块。

2. 治疗要点

（1）非手术治疗。

①禁食，胃肠减压；定时监测血压、脉搏、体温变化。

②适当应用抗生素：如喹诺酮类加用甲硝唑等抗厌氧菌药物。

③常规补液，根据呕吐情况和生化血气分析结果纠正电解质和酸碱平衡紊乱。

④肥皂水或0.9%氯化钠注射液500 mL灌肠，每天2～3次。注意可疑绞榨时应禁用。

⑤抑酸。

⑥其他治疗。

（2）手术治疗。

①对各种类型的绞榨性肠梗阻、肿瘤、先天性肠道畸形等所致的肠梗阻和非手术治疗无效的应手术治疗。

②手术原则：在最短的时间内，以最简单的方法解除或恢复肠道通畅。

③手术方法：包括梗阻解除术、肠切除术、肠短路吻合术、肠造瘘术等。

♥新生儿以肠道先天畸形为多；2岁内小儿多为肠套叠；老年人以便秘、肿瘤、乙状结肠扭转为最常见原因；青壮年常见粘连性肠梗阻；既往有过手术史首先考虑粘连性肠梗阻；腰部外伤骨折、腹部手术后常为麻痹性肠梗阻。

（二）肠扭转

（1）诊断要点。

①发病急，症状重，进展快，容易发生休克。

②好发部位：小肠（青年）、乙状结肠（老年）。

③小肠扭转：突发剧烈腹部绞痛，多位于脐周围；可放射至腰背部，腹部平片可有空回肠换位、香蕉征等。

④乙状结肠扭转：有便秘习惯，低位梗阻腹胀明显，低压灌肠不易插入或灌入，X线检查可见马蹄状充气肠袢，立位见两个气液平面，钡剂灌肠见鸟嘴形狭窄部位。

（2）治疗要点。及时手术复位是关键。

（三）肠套叠

（1）诊断要点。

①2岁以内小儿最常见。

②突发剧烈腹痛，阵发性发作。

③果酱样血便。

④腹部腊肠形肿块，常在脐右上方，稍可活动。

⑤空气或钡剂灌肠可见受阻，呈杯口状、弹簧状阴影。

⑥成人常与息肉、肿瘤、憩室相关，多为不完全性梗阻；少有便血。

（2）重点鉴别疾病。

急性细菌性痢疾（菌痢）：急性腹泻，伴有发热、腹痛、里急后重、排黏液脓血便，粪便常规查见大量脓细胞、红细胞与巨噬细胞，细菌培养分离到志贺菌属细菌（痢疾杆菌）。

（3）治疗要点。

①空气灌肠适用于小儿回盲型或结肠型早期肠套叠。清洁灌肠后在X线下经肛管封闭注气，确诊后加压至80 mmHg，结合局部揉按，直至套叠复位。禁忌：发病超过48小时；有腹膜炎或可疑穿孔；不排除肠炎、菌痢者。

②手术指征：套叠不能复位，病期超过48小时，疑有肠坏死，灌肠复位后有腹膜炎体征，全身情况恶化。

③手术采用复位、切除吻合、外置造口等。

（四）嵌顿性腹外疝

（1）诊断要点。

①多有可复性疝病史，过多活动、腹压升高是主要诱因。

②检查腹股沟区见疝块，疝块明显疼痛，平卧手推不能还纳。

（2）治疗要点。

①手法复位，主要针对发病在3～4小时内，局部压痛不明显，无腹膜刺激征者。

②急诊手术治疗，手术关键在于正确判断疝内容物的活力。

（五）肾及输尿管结石

（1）诊断要点。

①突发腰部或上腹部阵发性绞痛，可放射至腹股沟、会阴部。

②腹肌柔软，肾区叩击痛。

③有肉眼或镜下血尿。

④B超能直接显示结石声影，或通过肾盂积水和输尿管扩张发现尿路梗阻。

⑤排泄性尿路造影可了解肾的结构和功能，发现充盈缺损，提示结石可能。

⑥X线检查和CT检查也可发现结石，但部分结石可以不显影。

⑦最有意义的检查是尿常规、B超。

（2）治疗要点。

①解痉止痛。山莨菪碱10 mg肌内注射；阿托品0.5 mg肌内注射，黄体酮20 mg肌内注射；盐酸哌替啶50～100 mg肌内注射。以盐酸哌替啶止痛效果最好。

②大量饮水，同时增加颠簸运动，如下楼梯。

③适当应用抗生素。

④金钱草等排石中药治疗。

以上保守治疗适用于结石直径小于0.8 cm。

⑤体外冲击波碎石，适用于肾、输尿管上段结石。

⑥经皮肾镜或输尿管镜取石或碎石术。

⑦切开取石手术适用于较大结石（直径在2.0 cm以上，输尿管结石直径在1.5 cm以上）。

三、缺血性急腹症

（一）肠系膜上静脉血栓形成

（1）诊断要点。

①多继发于腹腔感染，肝硬化，门脉高压、高凝状态和腹部外伤等。

②早期症状不特异，常见腹痛、恶心、呕吐、腹泻、便血。

③晚期腹痛或腰痛剧烈，程度与腹部体征不相对称。

④诊断性腹膜腔穿刺抽出血性腹水。

⑤血 D-二聚体增高明显，血尿淀粉酶有时升高。

⑥腹部 X 线检查显示不同程度的肠梗阻。

⑦彩超可发现门静脉内血栓或肠系膜静脉内血流消失或减少，腹膜腔积液，肠壁及肠系膜增厚。

⑧CT 增强扫描是首选方法，表现为小肠肠壁增厚（>3 mm）、僵硬，肠腔狭窄，肠系膜静脉增粗，其内有低密度的血栓影。

⑨选择性肠系膜上动脉造影可发现肠系膜上静脉及门静脉显影延迟，不规则显影，甚至不显影。

（2）治疗要点。

①禁食、胃肠减压、吸氧。

②补液、足量广谱抗生素。

③抗凝。早期普通肝素持续泵入，监测 APTT 维持在 40 s 左右。对于病程超过 1 周者，以抗凝治疗为主，主张用低分子量肝素 4000 U 皮下注射，q12 h。

④溶栓。经肠系膜上动脉、门静脉或是外周静脉应用溶栓药物，如尿激酶等。

⑤低分子右旋糖酐 500 mL、复方丹参注射液 250 mL 静脉滴注，改善微循环。

⑥密切观察腹痛及腹部体征变化，监测血常规、凝血、生化、电解质、血气分析指标。

⑦心内科、血管外科会诊。

⑧手术治疗：临床发现腹痛持续加剧、呕血、黑便或腹膜炎体征者，应尽早进行剖腹探查术。手术方式：适当的肠切除吻合术及肠系膜静脉血栓切除术；对坏死肠管及其系膜行彻底切除，一般尽量距坏死部位 10～20 cm 以上。

（二）急性肠系膜上动脉栓塞

（1）诊断要点。

①多有心房颤动、心肌梗死等器质性心脏病。

②剧烈而难以局限的上腹或脐周痛，镇痛剂常无效。

③胃肠排空症状，如恶心、呕吐、腹泻，可出现呕血、黑便。

④体征常不明显却出现脉搏细速、血压下降等休克表现。

⑤短时间出现腹胀、全腹压痛、腹肌紧张、肠鸣音消失。

⑥腹膜腔穿刺可抽出少量暗红性液体。

⑦肠系膜上动脉造影可显示造影剂突然中断，出现充盈缺损。

⑧最有意义检查为增强 CT。增强 CT 扫描可显示肠系膜动脉阻塞。

（2）治疗要点。

①禁食、胃肠减压。

②吸氧，血压、心电血氧监测。

③监测血常规、凝血、生化、电解质、血气分析指标。

④补液、足量广谱抗生素。

⑤抗凝。出血倾向者禁用，常适用于缺血恢复期10天后或术后预防再栓塞。

⑥溶栓。经肠系膜上动脉应用溶栓药物（如尿激酶等），但有出血倾向者禁用。

⑦低分子右旋糖酐500 mL、复方丹参注射液250 mL静脉滴注，改善微循环。

⑧继续治疗心脏原发病。

⑨早期诊断、早期手术是关键。手术方式包括肠系膜上动脉切开取栓术、适当的肠切除吻合术、血管重建术。

（三）非阻塞性肠系膜缺血

（1）诊断要点。

①高龄患者多见。

②慢性起病，反复发生的剧烈腹痛、呕吐和腹泻，常在饭后加剧。

③广泛压痛、腹肌紧张提示肠壁坏死。

④最有意义的检查为选择性肠系膜上动脉造影。选择性肠系膜上动脉造影显示动脉无主干阻塞，分支普遍性狭窄，血流缓慢。

（2）治疗要点。

①积极治疗基础病。

②改善心功能，补充血容量，纠正低血压。

③吸氧、胃肠减压。

④扩张血管，解除痉挛（经肠系膜上动脉注入罂粟碱30 mg/h、前列腺素E等）。

⑤出现肠坏死、肠穿孔是手术指征。

第十七章　妇产科急症

第一节　异位妊娠

受精卵种植发育在子宫体腔以外的地方，称为异位妊娠（ectopic pregnancy），又称宫外孕。根据受精卵种植的部位，异位妊娠分为输卵管妊娠、宫颈妊娠、卵巢妊娠、腹腔妊娠。95%～98%的异位妊娠发生在输卵管。

一、病因

（1）输卵管炎症。

（2）输卵管手术。

（3）放置宫内节育器。

（4）输卵管发育不良或功能异常。

（5）受精卵游走。

（6）其他。

二、临床表现

（1）症状。

①停经。

②腹痛。

③阴道流血。

④晕厥与休克。

⑤腹部包块。

（2）体征。

①一般情况下有贫血及休克表现，体温一般不超过 38 ℃。

②腹部检查，有压痛及反跳痛，出血多时有移动性浊音。

③盆腔检查，输卵管妊娠破裂时阴道后穹窿饱满，触痛，宫颈举痛或摇摆痛明显。子宫稍大而软，出血多时有漂浮感。

三、辅助检查

（1）HCG 测定。

（2）超声诊断。

（3）阴道后穹隆穿刺。

(4) 腹腔镜检查。

(5) 子宫内膜病理学检查。

四、诊断

(1) 输卵管妊娠未破裂时临床表现不明显，诊断往往需要采用辅助检查方能确诊。

(2) 输卵管妊娠破裂后，临床表现明显，诊断多无困难；若有困难时应严密观察患者病情变化，阴道流血淋漓不断、腹痛加剧、盆腔包块增大及血红蛋白逐渐下降等有助于确诊。

五、治疗

(1) 手术治疗

①输卵管切除术。

②保守性手术。手术方式有输卵管线形造口术、输卵管部分切除+端端吻合术、输卵管妊娠产物挤出术。

③腹腔镜手术。腹腔镜手术是近年来治疗异位妊娠的主要方法。术式有输卵管造口术、输卵管切开缝合术、输卵管妊娠产物吸出术。

(2) 非手术治疗。

①期待治疗。期待治疗指对异位妊娠者不予特殊处理。期待疗法的适应证：无临床症状或临床症状轻微；异位妊娠包块直径<3 cm；血 HCG<200 mU/mL，并持续下降。

②中医治疗。根据《中医辨证论治》，主方为丹参、赤芍、桃仁，随症加减。

③化学药物治疗。适用于早期异位妊娠、有生育要求的年轻患者。应用化学药物治疗的条件：输卵管妊娠包块直径<3 cm；输卵管妊娠未破裂或流产；无明显内出血；血 HCG<2000 U/L。全身用药常用甲氨蝶呤（MTX），用药方法：MTX 肌内注射，剂量为 0.4 mg/(kg·d)，5 天 1 个疗程；MTX 口服，剂量为 0.4 mg/(kg·d)，5 天 1 个疗程；MTX 单次肌内注射，50 mg/m^2，用药后 4～7 天 HCG 下降<15%或继续升高，第 7 天给予第二次肌内注射（50 mg/m^2）；MTX 腹腔镜下局部注射，10～25 mg 溶于 2～4 mL0.9%氯化钠注射液。其他最常用的药物是米非司酮 25 mg，每天 2 次，连续服用 3 天。

第二节　功能失调性子宫出血（功血）

一、无排卵型功能失调性子宫出血

（一）病因

本病的主要原因是促性腺激素或卵巢激素在释放或调节方面的暂时性变化。机体内部和外界许多因素，诸如精神过度紧张、恐惧、忧伤、环境和气候骤变以及全身性疾病，均可通过中枢神经系统影响下丘脑-垂体-卵巢轴的相互调节，营养不良、贫血及代谢紊乱也可影响激素的合成、转运，使其对靶器官的效应减弱或消失而导致月经失调。

（二）临床表现

(1) 临床上最常见的症状是子宫不规则出血，特点是月经周期紊乱，经期长短不一，出血量时多时少，甚至大量出血；也可表现为类似正常月经的周期性出血，但无排卵。

（2）出血期无下腹疼痛或其他不适，出血多或时间长者常伴贫血。

（3）妇科检查子宫大小在正常范围，出血时子宫较软。

（三）辅助检查

（1）诊断性刮宫。为排除子宫内膜病变和达到止血目的。

（2）子宫镜检查。

（3）基础体温测定。基础体温呈单相型，提示无排卵。

（4）宫颈黏液结晶检查。经前出现羊齿植物叶状结晶提示无排卵。

（5）阴道脱落细胞涂片检查。涂片一般表现为中、高度雌激素影响。

（6）激素测定。为确定有无排卵，可测定血清黄体酮或尿孕二醇。

（四）诊断

（1）详细询问病史，了解病程经过，如发病时间，目前流血情况，流血前有无停经史及以往治疗经过。

（2）体格检查，包括全身检查、妇科检查等，以排除全身性疾病及生殖系统的器质性病变。

（3）辅助检查。

（五）治疗

1. 一般治疗

加强营养，补充铁剂、维生素C和蛋白质，贫血严重者需输血。避免过度疲劳和剧烈运动，保证充分的休息。

2. 药物治疗

内分泌治疗极有效，但对不同年龄的对象应采取不同方法。青春期少女治疗以止血、调整周期、促使卵巢排卵为主；围绝经期妇女止血后以调整周期、减少经量为原则。

（1）止血。对大量出血患者，要求使用性激素治疗，6小时见效，24～48小时内出血基本停止，若96小时以上仍不止血，应考虑有器质性病变存在。

①孕激素：炔诺酮（妇康片）5～7.5 mg，口服，每6小时1次，一般用药4次后出血量明显减少或停止，改为8小时1次，每3日递减1/3的量，至维持量每天5 mg，持续用到血止后20日左右停药。

②雌激素：妊马雌酮1.25～2.5 mg，每6小时1次，血止后每3日递减1/3量，直至维持量1.25 mg/d；必要时可口服微粒化17β-雌二醇、妊马雌酮，或使用苯甲酸雌二醇肌内注射，不论应用何种雌激素，血止后2周开始加用孕激素，可用甲羟孕酮10 mg口服，每天一次，共10日停药。

③雄激素。

④联合用药：青春期功血患者采用孕激素占优势的口服避孕药1片，每6小时1次，血止后按上述方法递减至维持量，每天1片，共20日停药；围绝经期功血患者则用三合激素2 mL肌内注射，每12小时1次，血止后递减至每3日1次，共20日停药。

⑤抗前列腺素药物：前列腺素合成酶抑制剂如氟芬那酸200 mg，每天3次。

⑥其他止血药：卡巴克络、酚磺乙胺、氨基已酸、氨甲苯酸、氨甲环酸等。

(2) 调整月经周期。

①雌、孕激素序贯疗法：即人工周期，己烯雌酚 1 mg（或妊马雌酮 0.625 mg），于出血第 5 日起，每晚 1 次，连服 20 日，至服药第 11 日，每天加用黄体酮注射液 10 mg 肌内注射（或甲羟孕酮 8～10 mg 口服），两药同时用完。于出血第 5 日重复用药，一般连续使用 3 个周期。

②雌、孕激素合并应用：可用复方炔诺酮片（口服避孕药 1 号）全量或半量，于出血第 5 日起，每晚一片，连服 20 日，连用 3 个周期。

③后半周期疗法：于月经周期后半期服用甲羟孕酮 8～10 mg/d，连服 10 日以调节周期，共 3 个周期为 1 疗程。

(3) 促进排卵。适用于青春期功血患者及和育龄期功血尤其是不孕患者。

①氯米芬：于出血第 5 日起，每晚服 50 mg，连续 5 日，可重复用药，氯米芬剂量逐渐至 100～200 mg/d。

②绒毛膜促腺激性素：B 超监测卵泡发育接近成熟时，可大剂量肌内注射绒毛膜促性腺激素 5000～10000 U 以诱发排卵。

③尿促性素：出血干净后每天肌内注射尿促性素 1～2 支，直至卵泡发育成熟，停用尿促性素，加用 HCG 5000～10000 U，肌内注射。

④促性腺激素释放激素激动剂（GnRHa）。

3. 手术治疗

(1) 刮宫术。最常用，既能明确诊断，又能迅速止血。

(2) 子宫切除术。用以治疗功血，适用于患者年龄超过 40 岁，病理学诊断为子宫内膜复杂型增生过长，甚至已发生子宫内膜不典型增生时。

(3) 通过电凝或激光进行子宫内膜去除术。仅适用于年龄超过 40 岁的顽固性功血，或对施行子宫切除术有禁忌证者。

二、排卵型功能失调性子宫出血

排卵型较无排卵型功血少见，多发生于生育年龄妇女。患者虽有排卵功能，但黄体功能异常，常见有以下两种类型。

(一) 黄体功能不足

月经周期中有卵泡发育及排卵，但黄体期孕激素分泌不足或黄体过早衰退，导致子宫内膜分泌反应不良。

(1) 临床表现。一般表现为月经周期缩短、因此月经频发。有时月经周期虽在正常范围内，但卵泡期延长，黄体期缩短。

(2) 诊断。

①病史中常诉月经周期缩短，不孕或早孕时流产。

②妇科检查生殖器官在正常范围内。

③基础体温双相型，但排卵后体温上升缓慢，上升幅度偏低，升高时间仅维持 9～10 日即下降。子宫内膜显示分泌反应不良。

(3) 治疗。

①促进卵泡发育。首选药物是 CC，适用于黄体功能不足、卵泡期过长者。CC 疗效

不佳，尤其是不孕者，考虑用 HMG－HCG 疗法。黄体功能不足、催乳激素水平升高者，宜用溴隐亭治疗。

②黄体功能刺激疗法。通常应用 HCG 以促进及支持黄体功能。于基础体温上升后开始，隔日肌内注射 HCG 2000～3000 U，共 5 次。

③黄体功能替代疗法。自排卵后开始每天肌内注射黄体酮 10 mg，共 10～14 日。

（二）子宫内膜不规则脱落

在月经周期中，患者有排卵，黄体发育良好，但萎缩过程延长，导致子宫内膜不规则脱落。

（1）临床表现。表现为月经间隔时间正常，但经期延长，长达 9～10 日，且出血量多。

（2）治疗。

①孕激素。自下次月经前 10～14 日开始，每天口服甲羟孕酮 10 mg，有生育要求者肌内注射黄体酮或口服天然微粒化黄体酮。

②绒促性素。用法同黄体功能不足，HCG 有促进黄体功能的作用。

第三节　卵巢肿瘤蒂扭转

一、病因

（1）剧烈的体位变化或肠蠕动。

（2）与卵巢肿瘤的大小及蒂的长短有关。

（3）囊性畸胎瘤因瘤体重量不均也易发生扭转。

（4）卵巢扭转常由输卵管或系膜过长，先天性生殖器异常等所致。

二、临床表现

腹痛常突然发生，剧烈时伴恶心、呕吐，腹部检查时下腹一侧可有压痛、反跳痛或肌紧张。盆腔检查时可及包块，子宫与包块连接处压痛明显。

三、辅助检查

血常规及血沉以及妇科 B 超检查有助于诊断。

四、诊断

盆腔包块史、急骤发生腹痛、盆腔检查发现子宫与包块交界处压痛明显，易于确诊。

五、治疗

确诊者应立即手术切除患侧附件，个别情况下，肿瘤良性，扭转较轻，表面尚未变色也可保留患侧卵巢。

第四节　妊娠剧吐

一、病因

妊娠剧吐的病因至今未确定。目前多认为妊娠剧吐与血中 HCG 水平增高有关，但症状轻重不一定和 HCG 成正比。另外，本病可能与大脑皮质及皮质下中枢功能失调，致使下丘脑自主神经系统紊乱有关。

二、临床表现

(1) 多见于年轻初产妇，停经 40 天左右出现，逐渐加重，直至不能进食。

(2) 患者消瘦，疲乏，黏膜干燥，脉搏加快，体温轻度升高，尿量减少并出现酮体。

(3) 可出现黄疸。

(4) 眼底检查可有视网膜出血。

(5) 可出现意识模糊及昏睡。

三、辅助检查

(1) 尿 HCG 及血 HCG 检查。

(2) 妇科 B 超检查。

(3) 尿常规及血常规检查、血生化检查。

(4) 眼底检查。

四、诊断

根据病史、临床表现、妇科检查及相应的辅助检查可以明确诊断。

五、治疗

(1) 一般采用精神安慰治疗。

(2) 禁食，纠正水、电解质平衡；补液量 3000 mL 以上，维持尿量 1000 mL 以上，适当补充维生素、电解质，纠正酸中毒；2～3 天后，若患者症状改善可适量进食，调整补液量。

(3) 如出现以下情况须终止妊娠：①持续黄疸；②持续蛋白尿；③体温升高，持续在 38 ℃以上；④心率≥120 次/分；⑤伴发 Wernicke 脑病等。

第五节　黄体破裂

一、病因

(1) 卵巢黄体血管化时期容易破裂。

(2) 原有血液病，凝血机制障碍。

(3) 外伤、盆腔炎症、卵巢子宫充血等。

二、临床表现

(1) 症状。以生育年龄段的女性为多见，一般在月经周期第 20～27 天，突然出现下腹痛、恶心、呕吐、大小便频繁感，严重者出现休克症状。

(2) 体征。贫血貌，血压下降。下腹压痛，移动性浊音阳性。宫颈举痛，后穹隆饱满，触痛，子宫一侧可触及包块，触痛明显。

三、辅助检查

(1) 血常规。

(2) 血或尿 HCG 测定。

(3) 妇科 B 超检查。

(4) 后穹隆穿刺。

(5) 腹腔镜检查。

四、诊断

根据病史、症状、体征及辅助检查多能明确诊断。

五、治疗

(1) 保守治疗。主要是卧床休息和应用止血药物。

(2) 手术治疗。可进行卵巢楔形切除术。

第六节　其他妇产科急症

一、出血性输卵管炎

出血性输卵管炎是急性输卵管炎的一种特殊类型，近 30 年来该病发病率有逐年增高的趋势，此病常与其他急腹症混淆而误诊，发病率占妇产科急腹症的 3.0%～5.0%（个别报道占 7.3%）。统计数字表明，此症发病率占妇科急腹症的第 4 位。

（一）病因

出血性输卵管炎的致病因素不明确。可能与妇科手术或计划生育手术操作、妊娠、分娩或月经期有关，容易导致机体免疫失调，抵抗力下降，使潜藏在生殖器深部的致病微生物，如厌氧菌、病毒等引发输卵管黏膜炎，使血管通透性增高，导致间质层血管破裂出血。

（二）临床表现

(1) 症状。

①突然出现下腹痛，阴道不规则出血，有肛门憋坠感。

②可有停经史，患者有类似早孕反应的恶心、呕吐等，大多腹膜腔积血在 200 mL 以内。

③严重者可出现头晕、心悸、面色苍白甚至晕厥等症状。

（2）体征。

①可有发热、脉率加快、血压降低等生命体征的变化。

②还有腹膜刺激征的表现，如下腹压痛、反跳痛、肌紧张等，血量多时腹部查体可可有移动性浊音。

③妇科检查。阴道后穹窿饱满、触痛、宫颈举痛，附件区有压痛，可触及增粗的输卵管或肿块。

（三）辅助检查

（1）血常规。血红蛋白基本正常，但也有贫血者，白细胞及中性粒细胞升高。

（2）妊娠试验呈阴性。

（3）血 HCG 呈阴性。

（4）阴道后穹窿穿刺可抽出不凝的血性液体。

（5）B 超检查。

（6）腹腔镜检查。

（四）诊断

（1）病史。有妇科、计划生育手术操作、妊娠、分娩等诱发因素，特别是近期人工流产史，可能有月经异常史，但没有十分明确的停经史。

（2）症状及其体征。

（3）辅助检查。

（五）治疗

（1）应以保守治疗为主，给予广谱抗生素抗感染治疗，出血者予以止血药对症治疗。大多数可痊愈。

（2）出血量大且出现休克症状者，在抗感染治疗的同时，应进行剖腹探查手术。

二、子宫肌瘤变性

子宫肌瘤之所以会变性是因为子宫肌瘤的血液供给来自肌瘤包膜，它的血管壁缺乏外膜。因此，包膜或瘤蒂受压可引起肌瘤的血供障碍；较大的肌瘤中央常常缺乏血液来源。当肌瘤的血液供给发生障碍时，由于营养缺乏，肌瘤可发生各种继发变性，变性多从肌瘤中央开始。

（一）临床表现

（1）玻璃样变或透明变性。主要是肌瘤血液供给不足，水肿，液化，为玻璃样物质所替代。

（2）囊性变。多继玻璃样变后发生，玻璃样物质液化而形成囊腔，软如囊肿。

（3）红色变性。多在妊娠期发生，产后也可发生，主要为血管栓塞、组织坏死、出血溶血、血红蛋白渗入而将组织染成红色。此时患者会突然出现严重的腹痛，伴发热、恶心、呕吐，一般体温在 38 ℃左右。检查肌瘤体积增大，局部明显压痛，白细胞增多。孕期症状较非孕期严重。

（4）肌瘤恶性变。发生率为 0.13%～1.39%，主要为肉瘤变，此时子宫变软，生长快，常伴有不规则流血或月经过多。

（二）诊断

子宫肌瘤变性是多种多样的，但多数患者无明显自觉症状，因此定期普查是非常重要的。通过妇科检查，特别是B超检查，可以协助诊断。

（三）治疗

一般肌瘤变性应手术切除。

三、盆腔脓肿

女性盆腔脓肿是指内生殖器及其邻近组织的急性炎症进一步发展而形成的脓肿，包括输卵管积脓、卵巢积脓、输卵管卵巢脓肿以及由急性盆腔腹膜炎、急性盆腔结缔组织炎引起的脓肿。

（一）病因

（1）引发盆腔脓肿的病原体多为需氧菌、厌氧菌、淋病奈瑟菌（淋球菌）、衣原体、支原体等。近年来发现放线菌属（尤其是依氏放线菌属）是导致盆腔脓肿的常见病原体。

（2）盆腔脓肿常使急性输卵管炎治疗延迟或反复发作。

（3）应用宫内节育器。

（二）临床表现

（1）症状：高热，体温可达39～40 ℃，寒战，脉搏快速，腹痛剧烈，排尿或排便时腹痛加剧。

（2）下腹部压痛明显，下腹一侧或两侧可触及压痛的包块。

（3）妇科检查可有触痛及波动的盆腔肿块。脓肿位于子宫直肠陷窝时，后穹窿饱满，触痛明显。

（三）辅助检查

（1）血常规。白细胞及中性粒细胞显著增多，血沉加速。

（2）阴道后穹窿穿刺，如吸出脓液，诊断即可确立。

（3）超声检查。

（4）放射性同位素检查。

（5）CT检查。

（四）治疗

（1）抗生素治疗。选用的药物应对厌氧菌（尤其是脆弱拟杆菌）有效而且最好是广谱药。目前常用于治疗盆腔脓肿的药物是克林霉素、甲硝唑以及第三代头孢菌素，药物的应用一般仅限于治疗较早期的输卵管卵巢脓肿。

（2）手术治疗。

①切开引流：对位置已达盆底的脓肿，常采用后穹窿切开引流的方法予以治疗。

②手术切除脓肿：患者入院经48～72小时的抗生素治疗后即可进行手术。

第七节　妊娠期用药特点和注意事项

在整个孕期，孕妇在出现妊娠反应及疾病时常需应用药物，很多药物在治疗疾病的同时也会给孕妇及胎儿造成损害或带来潜在的危害。一般而言，只要在医师或执业药师的指导下，合理应用，很多药物对孕妇和胎儿是安全的。

一、妊娠期用药的分级

根据药物对胎儿的危险性，国际上通常采用美国 FDA 制定的标准（简称 FDA 分类）将药物分为 5 级（A、B、C、D、X）。

A 级：是最安全的一类，已证实此类药物对胎儿无不良影响。

B 级：动物试验未能证实对胎畜的危害性，对人类的危害性尚无研究报道，相对安全。多种临床用药属此类。

C 级：对动物及人类均无充分研究或对动物胎畜有不良影响，但无人类的有关报道。此类药物在妊娠期临床选用时最为困难，常用药中很多均属此类。

D 级：动物试验显示对胎畜肯定有危害的迹象，对人类胎儿也有较明确的危害，此类药物仅在威胁生命或严重疾病状态下，无其他安全性较好的药物可应用，且治疗孕妇疾病的效益明显地超过药物危害时选用。

X 级：已证实对孕妇及胎儿有危害，妊娠期禁用的药物。

我国的药品管理部门也正在要求药品制造商将在其所生产药品的标签上标明该药的危险级别，因此，孕妇在使用药物时也应对标签上所标注的安全级别给予关注。

二、各类主要药物及使用

（一）A 级类药物

很少，维生素属于此类药物。但维生素 A 在正常范围用量时是属 A 类药品，但当大剂量使用时（每天剂量 20000 IU），即可致畸而成为 D 类药品。绝大部分抗贫血药，治疗甲状腺疾病的药物如碘赛罗宁（甲碘安）、甲状腺干粉、复方甲状腺素等，妇产科常用于子痫和抑制宫缩保胎的硫酸镁，小檗碱等均属 A 类。

（二）B 级类药物

常用的抗生素绝大部分属此类，如所有的青霉素族及大多数的头孢菌素类药物（头孢噻肟及头孢唑肟因可透过胎盘屏障而禁用于孕妇，尤其在妊娠头 3 个月）、林可霉素、克林霉素、红霉素、呋喃妥因、克霉素、制霉菌素、两性霉素 B 均属此类。

甲硝唑、替硝唑，FDA 将它也归属于 B 类，但在妊娠早期（3 个月内）还是应该谨慎使用。

抗结核的乙胺丁醇，常用的解热镇痛药吲哚美辛（消炎痛）、双氯芬酸、布洛芬（芬必得）也属 B 类。需重视的是吲哚美辛有可能引起胎儿发生动脉导管狭窄或闭锁，以致胎儿死亡，故 32 周后不应再使用。磺胺嘧啶虽属 B 类，但在妊娠晚期，尤其是近临产期以不使用为好，以防新生儿发生高胆红素血症乃至胆红素脑病。

属 B 类的药物还有：地高辛、毛花苷 C、甲氯噻嗪、依他尼酸、氨苯蝶啶、异山梨醇、硫糖铝、西咪替丁、雷尼替丁、法莫替丁、尼扎替丁、甲氧氯普胺、茶苯海明（晕海宁）、多潘立酮、胰岛素、二甲双胍、尿激酶、氨甲环酸、氨甲苯酸、抑酞酶等。

（三）C 级类药物

此类药物较多。例如：喹诺酮类药物，大部分镇痛药、镇静催眠药、抗精神障碍药、肾上腺素能受体阻滞剂、抗病毒药，部分抗癫痫药和治疗免疫性神经肌肉疾病的药物，拟胆碱能药、抗胆碱能药、血管扩张药、肾上腺皮质激素类药物，钙拮抗剂等均属C类药物。

孕妇在使用C类药物时需谨慎，如有A或B类药物能替代的应选用替代药物，使用时必须严格控制使用剂量。

（四）D级类药物

此类药物有：去甲替林、阿米替林、锂制剂、地西泮（安定）、苯巴比妥、甲喹酮，抗癫痫药物苯虎胺、苯妥英钠、扑米酮、丙戊酸、三甲双酮、甲乙双酮、溴化物，血管紧张素转化酶抑制剂、胺碘酮、氢氯噻嗪（双克）、依他尼酸等。

（五）X级类药物

此类药物虽不多，却禁用于妊娠期。

麦角胺（引起子宫强直性收缩），高致畸率的艾司唑仑（舒乐安定）、夸西泮、替马西泮、三唑仑及易发生胎儿华发林综合征的抗凝血药中的香豆素衍化物、茴卯二酮、苯卯二酮等均属X类。

雌激素均属X类，已烯雌酚对胎儿有致癌作用。大剂量使用的维生素A，鸟苷、肌苷（次黄嘌呤核苷）类似物如抗病毒的利巴韦林（病毒唑）、抗肿瘤药物的甲氨蝶呤等亦属X类。须重视酒精制剂的使用，特别是孕妇饮酒，可影响胎儿的发育及致畸，孕妇必须禁酒。

氨基糖苷类药物如链霉素、庆大霉素、阿米卡星、妥布霉素等，不但有较高的致畸率和肾毒性，还能导致胎儿耳蜗神经损伤而出现先天性耳聋，因此，妊娠期应禁用。

三、妊娠期用药的基本原则

（1）没有一种药物对胎儿的发育是绝对安全的，孕期应尽量避免不必要的用药，特别是孕期的头3个月。

（2）必须使用药物治疗时，应选用对母体、胎儿无损害，而对孕妇所患疾病有效的药物，尽量选用已经临床验证的A、B类药物。孕期头3个月不应使用C、D类药物。

（3）能用一种药物治疗就避免联合用药，能用效果肯定的老药就避免使用对母体、胎儿影响不明的新药，能用小剂量药物就避免使用大剂量药物。

（4）一般情况下，整个孕期都不应使用D类药物。如病重或抢救等特殊情况下，使用C、D类药物，也应在权衡利弊后，确认利大于弊时方能使用。

（5）在必须使用C、D类药物时，应进行血药浓度监测，以减少药物的不良反应。

（6）很多中药及中成药在妊娠期是禁用或慎用的，对此必须予以重视。禁用的中药包括：巴豆、牵牛子、斑蝥、麝香、铅粉、商陆、芦荟、马钱子等。禁用或慎用的中成药包括：安宫牛黄丸、大活络丸、华佗再造丸、六味安消胶囊、麻仁润肠丸、牛黄解毒片、七厘胶囊、麝香保心丸、胃舒颗粒、益母草制剂、云南白药等。

（7）整个妊娠期中使用各种疫苗应十分小心，大部分活病毒疫苗对孕妇是禁用的。

第十八章　儿科急症

第一节　小儿急症特点、用药特点、计算方法

一、小儿急症特点

（1）起病急，变化快，病死率高，对小儿健康的危害很大。儿科急症不同于一般儿科疾病的处理，也不同于成人急诊，要求的是快速判断、紧急处理，一旦误诊、漏诊，延误治疗，可能会造成难以弥补的损失。因此，医务人员首先按照临床医疗实际出发，从儿科常见的急诊症状入手，迅速做出判断，进行急救处理，然后再行进一步的诊断及处理，这是符合儿科急诊临床医疗实践的一般程序的。

（2）儿科急诊病史、体格检查及检查特点。

①小儿的许多生理常数，如心率、呼吸、脉搏、血压等随年龄而异，在新生儿期属于正常范围的数值，在年长儿却是病理情况。

②小儿疾病的临床表现具有多样性，不同年龄阶段小儿患同一疾病表现可有所不同。例如婴儿营养不良性贫血伴发感染时，常可致肝、脾明显增大，即为雅克氏综合征，而该征却很少见于学龄期和青春期前儿童。

③小儿疾病的临床表现可与疾病的严重程度不相一致。婴幼儿神经系统发育及体温调节功能尚不完善，因此有些小儿上呼吸道感染可引致高热；但患儿其他方面的症状可较轻微，甚至精神、食欲尚好，嬉戏无常。另一方面，小儿高热易于引起惊厥，如有疏忽，可以导致不良后果。这在成人中较罕见。这种临床表现与疾病严重程度的不一致性，常会造成误诊，应予注意。

④小儿疾病的演变与转归也与成人不同。由于小儿的防御功能和免疫功能均不完善，故一旦发生感染，常易扩散，病情发展急剧。如新生儿皮肤疖肿可以导致脓毒症，婴幼儿上呼吸道感染易发展为肺炎，并常合并心力衰竭；婴儿猝死亦远较成人常见。但另一方面，小儿各器官处于生长发育阶段，细胞再生功能旺盛，组织创伤易于修复；疾病如经合理治疗，常可迅速痊愈，慢性病及后遗症相对少见。

二、用药特点

（一）儿科药物治疗的特点

（1）药物在组织内的分布因年龄而异，如巴比妥类、吗啡、四环素在幼儿脑内的浓度明显高于年长儿。

（2）小儿对反药应因年龄而异。吗啡对新生儿呼吸中枢的抑制作用明显高于年长儿，

麻黄碱使血压升高的作用在未成熟儿却低得多。

（3）肝脏解毒功能不足，特别是新生儿和早产儿，肝发育不成熟，对某些药物的代谢延长，药物的半衰期延长，增加了药物的血浓度和毒性作用。

（4）肾的排泄功能不足。新生儿、特别是未成熟儿的肾功能尚不成熟，药物及其分解产物在体内滞留的时间延长，增加了药物的毒副作用。

（5）先天遗传因素。要考虑家族中有遗传病史的患儿对某些药物的先天性异常反应，对家族中有药物过敏史者要慎用某些药物。

（二）药物选择

选择用药的主要依据是小儿年龄、病种和病情，同时要考虑小儿对药物的特殊反应和药物的远期影响。

（1）抗生素。小儿容易患感染性疾病，故常用抗生素等抗感染药物。儿科医生既要掌握抗生素的药理作用和用药指征，更要重视其不良反应。临床应用某些抗生素时必须注意其，如肾毒性、对造血功能的抑制作用等。

（2）肾上腺皮质激素。短疗程常用于过敏性疾病、重症感染性疾病等；长疗程则用于治疗肾病综合征、血液病、自身免疫性疾病等。哮喘、某些皮肤病则提倡局部用药。必须重视的其不良反应如下：

①短期大量使用可掩盖病情，故诊断未明确时一般不用。

②较长期使用可抑制骨骼生长，影响水、盐、蛋白质、脂肪代谢，也可引起血压增高和皮质醇增多症（库欣综合征）。

③长期使用除以上不良反应外，还可导致肾上腺皮质萎缩，可降低免疫力使病灶扩散。

④水痘患儿禁用激素，以防加重病情。

（3）退热药。一般使用对乙酰氨基酚和布洛芬，剂量不宜过大，可反复使用。

（4）镇静止惊药。在患儿高热、烦躁不安、剧咳不止等情况下可考虑给予镇静药。发生惊厥时可用苯巴比妥、水合氯醛、地西泮等镇静催眠药。婴儿不宜使用阿司匹林，以免发生 Reye 综合征。

（5）镇咳止喘药。婴幼儿一般不用镇咳药，多用祛痰药口服或雾化吸入，使分泌物稀释、易于咳出。哮喘病儿提倡局部吸入 β_2 受体激动剂类药物，也可用茶碱类，但新生儿、小婴儿慎用。

（6）止泻药与泻药。对腹泻患儿不主张用止泻药，除用口服补液疗法防治脱水和电解质紊乱外，可适当使用保护肠黏膜的药物，或辅以含双歧杆菌或乳酸杆菌的制剂以调节肠道的微生态环境。小儿便秘一般不用泻药，多采用调整饮食和松软大便的通便法。

（7）乳母用药。阿托品、苯巴比妥、水杨酸盐等药物可经母乳影响受乳婴儿，应慎用。

（8）新生儿、早产儿用药。幼小婴儿的肝、肾等代谢功能均不成熟，不少药物易引起毒副反应，如磺胺类药、维生素 K_3 可引起高胆红素血症，氯霉素引起“灰婴综合征”等，故应慎重。

（三）给药方法

根据年龄、疾病及病情选择给药途径、药物剂型和用药次数，以保证药效和尽量减少对病儿的不良影响。在选择给药途径时应尽量选用患儿和患儿家长可以接受的方式给药。

(1) 口服法。口服法是最常用的给药方法。幼儿用糖浆、水剂、颗粒等较合适，也可将药片捣碎后加糖水喂服，年长儿可用片剂或药丸。喂药时最好将小儿抱起，或使其头略抬高，以免呛咳时将药吐出。病情需要时可采用鼻饲给药。

(2) 注射法。注射法比口服法起效快，但对小儿刺激大，肌内注射次数过多还可造成臀肌挛缩、影响下肢功能，故非病情必须不宜采用。肌内注射部位多选择臀大肌外上方；静脉注射多在抢救时应用；静脉滴注应根据患者年龄大小、病情严重程度控制滴速。在抗生素应用时间较长时，提倡使用续贯疗法，以提高疗效和减少抗生素的不良反应。

(3) 外用药。外用药以软膏为多，也可用水剂、混悬剂、粉剂等。要防止小儿用手抓摸药物，误入眼、口引起意外。

(4) 其他方法。雾化吸入常用；灌肠法小儿采用不多，可用缓释栓剂；含剂、漱剂很少用于低龄儿，年长儿可采用。

三、计算方法

儿科用药剂量较成人更须准确。可按以下方法计算：

(1) 按体重计算是最常用、最基本的计算方法，可算出每天或每次的用量：每天(次) 剂量=病儿体重 (kg) ×每天 (次) 每千克体重所需药量。须连续应用数日的药，如抗生素、维生素等，都按每天剂量计算，再分 2～3 次服用；而临时对症用药如解热、镇静催眠药等，常按单次剂量计算。病儿体重应以实际测得值为准。年长儿按体重计算如已超过成人量则以成人量为上限。小儿体重计算公式：1～6 个月体重 (kg) =出生体重+月龄×0.7；7～12 个月体重(kg)=出生体重+6×0.7+(月龄−6)×0.4；2～12 岁儿童体重计算公式：体重 (kg) =年龄×2+8。

(2) 按体表面积计算。此法较按年龄、体重计算更为准确，因其与基础代谢、肾小球滤过率等生理活动的关系更为密切。小儿体表面积计算公式为：<30 kg 小儿的体表面积(m^2)=体重(kg)×0.035+0.1；>30 kg 小儿体表面积(m^2)=[体重(kg)−30]×0.02+1.05。

(3) 按年龄计算。剂量幅度大、不需要十分精确的药物，如营养类药物等可按年龄计算，比较简单易行。

(4) 从成人剂量折算小儿剂量。计算公式：成人剂量×小儿体重 (kg) /50，此法仅用于未提供小儿剂量的药物，所得剂量一般都偏小，故不常用。

采用上述任何方法计算的剂量，还必须与患儿具体情况相结合，才能得出比较确切的药物用量。例如：新生儿或小婴儿肾功能较差，一般药物剂量应偏小；但对新生儿耐受较强的药物如苯巴比妥，则可适当增大用量；重症患儿用药剂量宜比轻症患儿大；须通过血−脑脊液屏障发挥作用的药物，如治疗化脓性脑膜炎的磺胺类或青霉素类的剂量也应相应增大。用药目的不同，剂量也不同，如阿托品用于抢救中毒性休克时的剂量要比常规剂量大几倍到几十倍。

第二节 小儿急危重症的早期识别

一、新生儿危重病的识别

（1）哭声变化：哭声低微或呻吟，或尖声哭叫，或阵发性哭闹不安伴面色苍白。

（2）喂奶困难：吸吮无力，不吃奶或吃奶量此平时少一半。

（3）发热或体温不升：发热 38.5 ℃以上，或体温低于 35.5 ℃（经保温 1 小时仍未回升）。

（4）皮肤青紫、硬肿：青紫以鼻、唇、舌、咽等处较明显，硬肿以下肢、臀、面颊等处明显。

（5）惊厥（抽风）：双眼凝视，局部肌肉、四肢或全身抽搐。

（6）呼吸异常：吸气时明显胸凹陷伴呼气，发出吭吭呻吟，呼吸暂停，或呼吸次数增加（≥60 次/分）或减慢（＜20 次/分）。

（7）脐部渗血不止或便血（鲜红或暗色）。

（8）出生后 1 天内皮肤、黏膜发黄，或黄疸逐日加重，2 周后仍未消退。

（9）反复呕吐，前囟隆起，紧张。

（10）饮水困难或不能饮水，或进食后反复呕吐。

（11）嗜睡或睡眠难以唤醒或意识丧失。

（12）安静下呼吸频率加快（＜2 个月儿童呼吸频率≥60 次/分，2～12 个月儿童呼吸频率≥50 次/分，1～5 岁儿童呼吸频率≥40 次/分）伴有喉中喘鸣及吸气性胸凹陷。

（13）腹泻伴有明显口渴、尿少等脱水症状。

（14）持续数天高热不退。

（15）严重营养不良。

二、重症感染危重病的早期识别

（1）体温高或低，常伴有寒战。

（2）面色改变，苍白、发灰。

（3）呼吸、心率增加，在临床上常表现为难以解释的呼吸、心率增快而非原发病或药物因素导致。

（4）脑功能状态改变，烦躁不安，精神萎靡，嗜睡甚至昏迷。

（5）尿量小于 1 mL/(kg・h)。

（6）外周循环障碍，四肢厥冷，皮肤呈大理石样花纹。

（7）毛细血管再充盈时间大于 3 s。

（8）腹胀。多提示有应激性溃疡或麻痹性肠梗阻。

（9）多器官功能受损的表现。

（10）新生儿常表现为呼吸困难、嗜睡、拒乳、体温不升、黄疸、体重不增。

第三节　小儿心肺复苏时静脉通路的快速建立策略

小儿心肺复苏时及时建立血管通路是非常必要的，如果 90 s 内不能建立外周通路，建议放置髓内输液针。所有的救护车和手术室人员都应该会使用髓内输液针。有经验的医师应该能够建立更安全的中心通路，但是此操作可能会影响心搏骤停时胸外按压的有效程度。如果没有静脉通路或髓内输液针，多数急救药物可以通过气管给予，但是需要使用比静脉或髓内输液针更大的剂量。

一、静脉

静脉为首选给药通道，上腔静脉系统有开放的静脉通路时，可立即静脉注射药物，以中心静脉最佳。

二、气管

若已进行气管插管或气管切开，亦可立即行气管内给药。肾上腺素、阿托品、利多卡因、纳洛酮等均可气管内给药，但剂量应加大，肾上腺素气管内用药可为静脉用量的 10 倍，每次 0.1 mg/kg。药物稀释后容量增加能使更多药物进入远端气道，有利于吸收，以助提高血药浓度，气管内给药的总液量成人一般不应超过 10 mL，婴儿不超过 5 mL，液量过大将稀释肺泡表面活性物质，导致肺不张，离子化药物（氯化钙、碳酸氢钠）及油剂不可气管内给药，患儿若有肺部病变将影响药物吸收，也不宜使用气管给药的方式。

三、骨髓

操作方法：穿刺前酌情给予局部麻醉，一般用 16 或 18 号针或骨髓穿刺针，在胫骨粗隆内下方 1～1.5 cm 处垂直或呈 60°向下刺入胫骨干进入髓腔时可有空陷感，但在小婴儿和新生儿空陷感可缺，必须以注射器回抽观察到骨髓流出作为判断进入骨髓腔的依据，然后推注 10～15 mL0.9%氯化钠注射液以保证通道畅通，再接输液装置并调节速度。穿刺时应避开小儿骨骺板，否则会损伤骨骺细胞引起骨骼发育异常。经骨髓通道不仅可应用许多药物，还能用于快速输液、输血、采集标本。骨髓内给药除可用于心搏骤停的患儿外，任何威胁生命的疾病需要立即用药时均可使用该方法，直至建立有效的静脉通路。

四、心内注射

不得已时可采用心内注射治疗，但该方法必须停止胸外按压才能进行，否则将影响复苏效果，且可能引起气胸，损伤冠状动脉，导致心脏压塞。应注意，药物注入心脏形成病理兴奋灶易致心室颤动、心律失常等。

第四节　气管异物

一、病因

（1）小儿的咀嚼功能及喉反射功能不健全，较硬食物未经嚼碎而咽下，容易引发误吸。

（2）儿童喜欢将小玩具或食物含在口中，在突然惊吓、哭闹时，易将口含物吸入气管。

（3）重症或昏迷病儿由于吞咽反射减弱或消失，偶有将呕吐物、血液、食物、牙齿等呛入气管。

二、分类

（1）内源性异物较少见，如呼吸道炎症引发假膜、痂皮、血块、脓液、呕吐物等。

（2）外源性异物系经口吸入的各种物体。

三、临床表现

（1）气喘哮鸣：因空气经过异物阻塞处而产生，于张口呼吸时听得更清楚。

（2）气管拍击音：因异物随呼出气流撞击声门下而产生，以咳嗽时更为显著，异物固定不动时无此音。

（3）气管撞击感：发生原理同气管拍击音，触诊气管可有撞击感。

四、分期

（1）异物吸入期：患儿有剧烈咳嗽、憋气；异物较大或卡在声门时可发生窒息。

（2）安静期：异物吸入后可停留在支气管内某一处，此时可无症状或仅有轻咳；此期长短不一，与异物性质及感染程度有关。

（3）阻塞期：由于异物刺激和炎症反应，或已堵塞支气管，患儿可出现咳嗽，形成肺不张或肺气肿。

（4）炎症期：轻者有支气管炎、肺炎，重者有肺脓肿和脓胸。患者此期表现为发烧、咳嗽、胸痛、脓痰多、咯血和呼吸困难。

五、辅助检查

（1）X 线检查。

①透视检查为诊断气管、支气管植物性异物的主要方法，可反复观察纵隔、心脏和横膈等器官的运动情况。

气管异物：在透视下可表现出双侧肺透亮度增高，横膈位置低平；因气管有阻塞，呼气终了时肺变暗及横膈上升不明显，心影有反常大小。

支气管异物：在透视下可表现出阻塞性肺气肿、阻塞性肺不张。

②胸部 X 线摄影。必须同时拍摄患者吸气时及呼气时的照片，拍正位片和侧位片。胸部 X 线片可确定异物的部位、大小及形状；可发现呼吸道梗阻情况，如肺气肿、肺不张及纵隔移位等。

（2）CT 检查。通过三维重建的仿真支气管镜可以显示出异物所在的部位及大小，对于难以诊断的和形态特异的异物的手术具有指导意义。

（3）支气管镜检查。如疑有气管、支气管异物时，应做支气管镜检查。

六、诊断

(1) 病史。多数患者异物吸入史明确，症状典型，结合肺部听诊及X线检查，诊断多无困难。少数患者异物吸收史不明确，或伴有发热等症状，易被误诊为急性气管、支气管炎，哮喘性支气管炎或肺炎，应注意鉴别。

(2) 体征。肺部听诊时应注意两侧对照比较，异物引起的肺部病变多偏向一侧。气管内异物肺部可闻哮鸣音，有时于呼气末期或咳嗽时存在拍击声。诊断时还需注意患者病情轻重，并观察有无心力衰竭、纵隔气肿、皮下气肿等并发症。

(3) 辅助检查。如疑有气管、支气管异物时，应做支气管镜检查、X线摄影检查，必要时做螺旋CT检查。

七、治疗

呼吸道异物是危及生命的急症，应及时诊断，尽早取出，以保持呼吸道通畅，并防止发生因呼吸困难、缺氧而导致的心力衰竭。

(1) 气管异物可用“守株待兔”法于直接喉镜下钳取。以直接喉镜挑起会厌，暴露声门，用鳄口式异物钳伸入声门下区，上下张开钳口，于患者呼气或咳嗽时，在异物随气流上冲的瞬间，夹住异物。对于瓜子等较扁平的异物，出声门时应将夹有异物的钳口转位，使异物的最大横径与声门裂平行，以减少阻力，避免异物因受声带阻挡而脱落。如上述方法失败，可于支气管镜下钳取异物。

(2) 支气管异物可用直接法或间接法导入支气管镜，发现异物时，用钳子夹持后取出。

(3) 因异物导致心力衰竭时，应酌情使用强心药物，于心电监护下，及时取出异物。有严重气胸、纵隔气肿时，应及时引流。

(4) 对于硬管支气管镜下难以窥见的深部细小异物，可使用纤维支气管镜钳取。位于支气管深部的金属性异物，必要时可在X线监视下钳取。

(5) 呼吸道异物常引发继发感染，异物取出前后应根据病情给予抗生素辅以激素治疗，预防感染和水肿，注意支持及对症治疗，防止并发症。

第五节　热性惊厥

热性惊厥（febrile seizures，FS），系指在小儿脑发育的某一特定时期，由于发热而诱发的惊厥性疾患。临床特征是在发热性疾病的早期，体温骤升阶段发生惊厥，发作时体温多在38.5～39 ℃以上，患儿发作前后一般状况良好，除原发病表现外无其他异常。

一、临床表现

FS发生在热性疾病初期，体温骤然升高（大多39 ℃）时，70%以上与上呼吸道感染有关，其他伴发于出疹性疾病、中耳炎、下呼吸道感染或急性菌痢等疾病，但决不包括颅内感染和各种颅脑病变引起的急性惊厥。

(1) 单纯性FS（又称典型FS）。多数呈全身性强直－阵挛性发作，少数也可有其他发作形式，如肌阵挛、失神等，持续数秒至十分钟，可伴有发作后短暂嗜睡。发作后患儿除原发疾病表现外，一切恢复如常，不留任何神经系统体征。在一次发热疾病过程中，大多只有一次，个别有两次发作。

（2）复杂性 FS（CFS），其主要特征包括：

①一次惊厥发作持续 15 分钟以上。

②24 小时内反复发作多于 2 次。

③局灶性发作。

④反复频繁发作，累计发作总数 5 次以上。

二、辅助检查

多无特殊发现。如原发病为细菌感染或惊厥持续时间较长，则可见外周血白细胞计数升高及中性粒细胞比例增高或伴核左移。长时间惊厥可引起一过性脑脊液中蛋白质含量轻度升高。如临床表现不典型可选做脑电图、脑 CT、脑血管造影等检查或某些遗传代谢病的筛查等，以排除其他疾病。

三、诊断

单纯性与复杂性热性惊厥的鉴别要点：

（1）单纯性热性惊厥。

①发病率：在 FS 中约占 80%。

②惊厥发作形式：全身性发作。

③惊厥持续时间：短暂发作，大多在 5～10 分钟内。

④惊厥发作次数：一次热程中仅有 1 或 2 次发作。

⑤热性惊厥复发总次数：小于 4 次。

（2）复杂性热性惊厥。

①发病率：在 FS 中约占 20%。

②惊厥发作形式：局限性或不对称。

③惊厥持续时间：长时间发作，大于 15 分钟。

④惊厥发作次数：24 小时内反复多次发作。

⑤热性惊厥复发总次数：多于 5 次。

（3）若干因素使 FS 患儿发生癫痫的危险性增加，称为癫痫危险因素，主要包括：

①CFS。

②直系亲属中有癫痫病史。

③首次 FS 前已有神经系统发育延迟或异常体征。

（4）高热惊厥的诊断标准。

①好发于 4 个月～3 岁的婴幼儿，最后复发年龄不超过 5～6 岁。

②发热多在 38.5 ℃以上，惊厥发生于发热后不久。

③惊厥呈全身性抽搐伴意识丧失，抽搐时间短，发作后很快清醒，一般情况好。

④无中枢神经系统感染及其他脑损伤。

⑤常伴有呼吸、消化系统等急性感染。

⑥高热惊厥发作后两周，脑电图检查结果正常。

（5）高热惊厥持续状态。

①符合高热惊厥的诊断标准。

②反复连续惊厥，持续 30 min 以上，同时伴有意识障碍。

四、治疗

(1) 控制惊厥发作。

①地西泮（安定）：该药控制惊厥起效迅速，疗效肯定，应首选。

②苯巴比妥钠：该药起效较慢，一般用于惊厥控制后的维持治疗。

③如惊厥持续不止，或已持续 30 min 以上呈惊厥持续状态时，应选用：重复静脉注射地西泮 1 次，或氯硝西泮，或水合氯醛，或苯妥英钠。

(2) 降温。由于高热是本病的主要发病因素，故应采取有效措施积极降温。可酌情给予解热镇痛药物或物理降温。

(3) 其他治疗。

①疑有脑水肿时可静脉注射地塞米松或给予脱水剂，常用 20%甘露醇。

②疑有低血糖时可静脉补充葡萄糖。

③惊厥发作时应使患儿侧卧以免误吸，保持呼吸道通畅，必要时给予吸氧及吸痰。尽量减少对患儿的刺激。

④惊厥持续时间长，伴有代谢性酸中毒者，适量给予碱性液。

⑤积极寻找病因，进行针对性处理。

第六节 发热

发热是指致热原直接作用于体温调节中枢，使体温调节中枢功能紊乱，或各种原因引起机体产热过多、散热减少，导致体温升高超过正常范围的情形。

一、原因

（一）感染性发热

感染性发热是发热最常见的原因，可由细菌、病毒、真菌、支原体、寄生虫等感染所致。

（二）非感染性发热

(1) 结缔组织疾病与变态反应性疾病：如风湿热、类风湿病、系统性红斑狼疮等。

(2) 组织破坏或坏死：如白血病、淋巴瘤、各种恶性肿瘤、大面积烧伤等。

(3) 产热过多或散热过少：引起产热过多的有甲状腺功能亢进、惊厥持续、肾上腺皮质功能亢进等；引起散热过少的有大量失水、失血、先天性外胚层发育不良等。

(4) 体温调节中枢功能失常：如暑热症、颅脑损伤、颅内肿瘤等。

(5) 自主神经功能（植物神经功能）紊乱。

二、诊断要点

发热仅是一个症状学诊断，是许多疾病的重要症状之一。临床上容易做出诊断，但其病因诊断和鉴别诊断才是临床重点、难点。由于小儿发热的病因复杂，且有时无明显的特异性症状，往往需要一定时间的仔细观察，辅以必要的实验室检查以及特殊检查，然后根据检查结果并结合疾病发展经过，甚至试验性治疗，综合分析，才能最终明确诊断。

（一）感染性发热

（1）起病急，有或无寒战的发热。

（2）全身性及定位症状和体征。

（3）血常规：白细胞计数高于 1.2×10^9/L，或低于 0.5×10^9/L。

（4）四唑氮蓝试验（NBT）：如中性粒细胞还原 NBT 超过 20%，提示有细菌性感染，有助于与病毒感染及非感染性发热的鉴别（正常值<10%）；应用激素后可呈假阴性。

（5）C－反应蛋白（CRP）测定：阳性提示有细菌性感染及风湿热，阴性多为病毒感染。

（6）中性粒细胞碱性磷酸酶积分增高：正常值为 0～37，增高越多越有利于细菌性感染的诊断；应用激素后可使之升高或呈假阳性。

（二）非感染性发热

（1）热程长，超过 2 个月，热程越长，可能性越大。

（2）长期发热一般情况好，无明显中毒症状。

（3）贫血、无痛性多部位淋巴结肿大，肝脾肿大。

（4）辅助检查。要根据具体情况有选择地进行。如血常规、尿常规、病原体检查（直接涂片、培养、特异性抗原－抗体检查、分子生物学检测等）、X 线检查、B 超检查、CT 检查、MRI 检查、ECT 检查，组织活检（淋巴结、肝、皮肤黏膜）、骨髓穿刺等。

三、治疗

（1）降温。

①物理降温，包括冷湿敷、温水浴、酒精擦浴、冷盐水灌肠等。

②药物降温，包括对乙酰氨基酚（醋氨酚）、萘普生、阿司匹林等其他非类固醇类（非甾体类）抗炎药，这些药物起作用是靠在前脑丘对白细胞介素不相识反应中抑制前列腺素 E 的产生，要按时口服，不能让体温反复升高。

③中草药及针刺降温，如针刺曲池、合谷、十宣、大椎。

（2）对症治疗。镇静，补液，降颅内压，纠正酸中毒。

（3）病因治疗。包括抗细菌、抗病毒治疗，抗炎，抗肿瘤治疗。

（4）新生儿超高热的处理。

①降温：新生儿体表面积相对较大，皮肤毛细血管丰富，皮下脂肪薄容易散热，故不论何种原因引起的高热均可通过解开衣物来降温，至体温正常再适当包裹，防止着凉。

②增加进水量：高热时出汗多，呼吸加快，水分丢失增多；不及时补充水分，可引起脱水，血液浓缩加重发热，可静脉补给或口服白开水补充水分。

③皮肤降温：用温水擦前额、颈、腋窝等处；注意不宜用酒精擦浴，因新生儿体表面积大，皮肤角质层薄，易吸收酒精造成中毒，不用解热药，新生儿肝脏酶活力低，解毒能力差，易引起中毒。

（5）婴幼儿超高热的处理。

①物理降温：婴幼儿高热主张首先使用物理降温，其次才考虑药物降温，对 6 个月以

内的婴儿不主张药物降温。物理降温可以用头枕冰枕，颈部、腋窝敷冰袋，用热水擦浴，或者在避风房间内行热水浴，注意时间不能过长，一般 2～3 min 既可，洗后立即穿上宽松衣服，出汗后避免吹风受凉。

②药物降温：对 6 个月～2 岁婴幼儿可口服 WHO 推荐使用的小儿退热药小儿氨酚黄那敏颗粒（护彤）、布洛芬（美林）等。尽量少用安乃近，最好不用复方氨基比林等不良反应大的药物。服药的同时可加用针剂预防高热惊厥，可肌内注射苯巴比妥 5～10 mg/kg，或口服复方苯巴比妥片（1 岁以内 1/3 片，1～2 岁 1/2 片）。

③补充足量水分：少量多次喂白开水，或输液时适当增加液体量补充水分。

（6）小儿超高热的处理。

①物理降温：酒精擦浴，热水淋浴，枕冰枕，颈部、腋窝、腹股沟处放置冰袋，也可以用冰盐水 150～200 mL 灌肠。

②药物降温：可口服布洛芬、对乙酰氨基酚，肌内注射赖氨酸阿司匹林，无条件仍可以使用复方阿司匹林（APC）或安乃近；为预防高热惊厥可同时加用镇静剂苯巴比妥钠，对高热持续不退者可采用冬眠降温，但要注意患儿的基础疾病，注意观察患儿生命体征变化，基层医院条件所限应慎用。对水痘引起的高热禁止使用复方阿司匹林（易诱发瑞氏综合征）。

不论何年龄组的高热，在积极降温的同时，应迅速查明病因，进行对症治疗更为重要，反对将肾上腺皮质激素作为常规退热剂使用，以免掩盖症状，给诊断造成困难。

（7）应该注意的问题。

①要及时掌握物理降温时机。患者在发冷或寒战时，全身肌肉强烈收缩，体温逐渐上升，在这时做冷敷反而会使体温继续上升，待患儿寒战消失后再做物理降温效果更佳。

②超高热患儿应用解热剂，应避免使用氨基比林类，以免引起粒细胞减少或再生障碍性贫血。

③酒精擦浴时，禁止在胸部、腹部和足心擦拭，以免冷刺激反射引起冠状动脉收缩，发生意外。

第七节　重症肺炎

小儿，尤其是婴幼儿，由于全身器官和免疫系统发育不成熟，呼吸道黏膜分泌型 IgA 分泌不足，咳嗽、咳痰能力弱，吞咽反射较差易致反流等，使呼吸系统感染尤其是肺炎成为儿科的常见病和导致死亡的主要因素。小儿重症肺炎起病快、来势猛、并发症多、常累及全身，因抢救时间仓促易致诊治不当，常导致病情恶化，甚至死亡。

一、临床表现

（1）一般症状：起病多急骤，发热可高可低；重症者烦躁不安或精神萎靡；小儿常拒乳。

（2）呼吸系统表现：咳嗽、憋喘最为常见，常因咳嗽导致呕吐；呼吸增快、口唇发绀、三凹征；小婴儿可只在深吸气时闻及细湿啰音或捻发音；部分患儿可有融合病灶，出现叩诊浊音，闻及支气管呼吸音；如并发胸腔积液，则叩诊浊音或实音，呼吸音明显减低。

二、辅助检查

(1) 实验室检查。血常规中白细胞升高多为细菌感染，正常或减低可能为病毒感染；中性粒细胞碱性磷酸酶染色阳性率以及积分值增高提示细菌性感染。

(2) 病原学检查。气道分泌物培养可协助肺炎的病因鉴定，明确导致肺炎的病原可采取气管内吸引、纤维支气管镜或肺穿刺获取标本，但方法较复杂、操作难度大，口鼻咽部分泌物培养价值有限，故应结合临床实际合理选择。

(3) 血气分析、血乳酸盐和阴离子间隙（AG）测定。对重症肺炎有呼吸衰竭的患者，可以凭此了解缺氧与否和严重程度、电解质与酸碱平衡失调的类型和程度，有助于诊断治疗和判断预后。

(4) X线检查是判断肺炎的客观证据，X线片可有片状阴影或肺纹理改变。同时X线检查能够区别支气管肺炎或大叶性肺炎，对细菌性、病毒性或支原体肺炎有一定提示作用，也能帮助排除肺结核、肺囊肿、支气管异物等导致呼吸急促的疾病。

(5) 其他辅助检查。如CT、B超检查可进一步鉴别和确定有无脓气胸、肺脓肿、占位性病变、肺发育不良等。

三、诊断

（一）小儿肺炎诊断标准

典型的支气管肺炎一般有发热、咳嗽、气促或呼吸困难，肺部有固定的中小水泡音，可据此诊断。对于小于2个月的小婴儿，肺炎、脓毒症、脑膜炎的临床症状可伴有呼吸道症状或没有临床体征，这些严重的细菌感染的临床表现往往相同，所导致婴儿死亡速度及治疗抢救原则也基本相同，所以重点不是在于区别，而是在于积极的抢救治疗。

（二）重症肺炎的诊断标准

肺炎患儿出现并发症即为重症肺炎。

(1) 肺炎合并呼吸衰竭。

①轻症：呼吸困难，三凹征明显，呼吸加快，偶有呼吸节律改变，口唇发绀，轻度烦躁不安或精神萎靡。

②中症：呼吸困难，三凹症加重，呼吸浅快，节律不整，偶有呼吸暂停，口唇发绀明显，嗜睡和躁动，对针刺反应迟钝。

③重症：呼吸困难，三凹征明显或反而不明显，呼吸有浅快转为浅慢，节律紊乱，常出现下颌呼吸和呼吸暂停，呼吸音降低，口唇发绀加重，四肢末端发绀、发凉，昏睡或昏迷，甚至惊厥。

(2) 肺炎合并心力衰竭。

①呼吸频率：婴儿>60次/分，幼儿>50次/分，儿童>40次/分。

②心率：婴儿>160次/分，幼儿>140次/分，儿童>120次/分。

③心脏扩大。

④烦躁、哺喂困难、体重增加、尿少、多汗、皮肤青紫、阵发性呼吸困难，具备2项或以上。

具备以上4项加以下1项或以上2项加以下2项即可诊断心力衰竭：①肝进行性增大

（婴幼儿≥3 cm，儿童>1 cm），进行性增大伴触痛更有意义；②肺水肿；③奔马律。

（3）合并中毒性脑病的诊断依据。

①烦躁、嗜睡 8 小时以上、两眼上翻、凝视、斜视。

②球结膜水肿、前囟隆起，昏迷、昏睡、反复惊厥（缺钙、高热惊厥除外）。

③瞳孔改变，对光反射迟钝或消失。

④中枢性呼吸节律不整、紊乱或暂停。

⑤脑脊液检查除压力增高无其他改变。

第①②项出现则提示脑水肿，伴有其他 1 项以上即可确诊。

（4）合并胃肠功能障碍。特点是腹部严重膨胀，肠鸣音消失，口唇发绀，面色发灰，脉搏细弱不规则，呕吐物为咖啡样物，大便潜血。

（5）合并 DIC。

①在肺炎病程中有微循环障碍表现。

②有消化道、皮肤黏膜出血倾向。

③PLT 动态观察低于 10×10^9/L，大便隐血试验呈阳性。

④以下有 2 项异常者：凝血时间延长、凝血酶原时间延长、纤维蛋白原定量下降、凝血酶凝集时间延长、3P 试验呈阳性。

（6）合并呼吸窘迫综合征。

①急性肺炎病史。

②病情迅速恶化或一度好转又明显加重。

③正位 X 线检查显示在肺炎基础上双肺出现弥漫性浸润影。

④$PaO_2/FiO_2<26.7$。

⑤左心衰竭除外。

（7）肺炎合并微循环障碍。

①在肺炎病程中出现患儿面色及皮肤苍白、四肢发凉，严重者皮肤有花纹。

②足跟部皮肤毛细血管再充盈时间>3 s（应除去寒冷因素及局部循环障碍）。

③眼底动脉痉挛，静脉迂曲、扩张。

④尿量减少，每天少于 5 次或每小时少于 10 mL。

（8）肺炎合并多器官衰竭。肺炎发生器官衰竭规律：单器官衰竭多见呼吸衰竭；两个器官衰竭以心力衰竭加呼吸衰竭为多；三个器官衰竭以心力衰竭、呼吸衰竭加微循环衰竭最为常见。抢救时应注意观察有无胃液潴留、大便潜血试验是否阳性，因为全身微循环障碍的出现，胃肠功能可能相继出现衰竭。

（9）小儿肺炎高危群体。

①早产儿和低体重儿。

②出生时有窒息和羊水吸入史者。

③营养不良、佝偻病、贫血者。

④RRI。

⑤先天性心脏病等先天畸形者。

⑥出生 3 个月以内者。

⑦有心音低钝、心率增快、心电图 ST－T 改变、嗜睡或烦躁不安、腹泻、腹胀、鼻导管吸氧>2 L/min 等情况者。

四、治疗

（1）一般处理。

①原则：紧急纠正缺氧，有效控制并发症，积极治疗病因。

②关键：保持气道通畅，加强气道管理，防止反流窒息。

（2）抗生素。

①合理应用抗生素。根据肺炎的病原学特点，一般来说，普通肺炎先用青霉素即可，但重症肺炎宜选择β－内酰胺类等较强、较广谱的抗生素，且需用至体温恢复正常后5～7天停药。支原体等病原感染时应及时调整为大环内酯类抗生素。

②抗病毒药物的选择。利巴韦林（病毒唑）经超声雾化局部应用可减轻其不良反应，抗病毒中药静脉制剂由于纯度、工艺等多方面因素，可致过敏等毒副反应，应慎重选用。

（3）抗炎及辅助疗法。

①布洛芬：5～10 mg/kg，每天3或4次，连用3～5天。

②激素：DXM 0.25 mg/kg，每天不超过2次。

③静脉丙种球蛋白：在重症感染和全身炎症反应剧烈时，静脉丙种球蛋白的应用能发挥很好作用，对于控制病情发展、促进疾病恢复有效。200～400 mg/kg，每天1次或隔天1次。

（4）合并心力衰竭。

①一般治疗，如镇静、吸氧。

②必要时应用呋塞米。

③如肺部啰音多，可考虑选用血管扩张剂如酚妥拉明、多巴胺联用。

④强心剂的应用。

毛花苷C：静脉给药后10～30分钟出现作用，2～4日作用逐渐消失，完全洋地黄化时间大约12小时，然后给予维持量。

毒毛旋花子苷K：静脉用药后3～10分钟出现作用，24小时作用逐渐消失，优点是用量可一次给予，危重者4～8小时可重复应用。

地高辛：静脉用药后10分钟见效，1～2小时达最高效应，3～6天后作用消失，可静脉、肌内注射。

⑤血管紧张素转化酶抑制剂：卡托普利0.5 mg/kg，每天3次，以后增加至2 mg/kg，每天3次。合用利尿剂呋塞米。

（5）合并中毒性脑病。

①抗惊厥：地西泮，每次0.25～5 mg/kg，静脉注射，1～2小时可重复。

②脱水、治疗脑水肿。

③扩血管药物。

④纳洛酮：<5岁，首剂0.1 mg/kg；>5岁，每次2 mg，肌内注射。

（6）合并胃肠功能障碍。

①肛管排气，可用酚妥拉明、山莨菪碱。

②胃应激性溃疡出血，可用去甲肾上腺素8 mg加0.9%氯化钠注射液100 mL。

③20%甘露醇10～20 mL口服每天3次～每天4次，可减轻肠壁水肿，增加肠蠕动。

④胃管观察胃排空情况有无变化，以尽早发现胃肠衰竭。

(7) 合并呼吸衰竭。

①给氧。

②激素。

③患儿烦躁时应选用对呼吸抑制作用较小的镇静剂。

④慎用呼吸兴奋剂。

⑤必要时气管插管或切开，机械通气（痰稠、气道梗阻，经口吸痰困难；频发呼吸暂停和/或喉痉挛；呼吸浅慢需加压给氧）。

(8) 合并 DIC。可采用脉通、山莨菪碱、东莨菪碱、酚妥拉明；低分子量肝素 0.5～0.75 mg/kg，间隔 6 小时或更长。

(9) 合并 ARDS。肾上腺皮质激素早期短疗程（3～5 天），改善肺循环（可用山莨菪碱）；控制液体入量，早期用葡萄糖，后期提高胶体渗透压可用血浆或白蛋白。

(10) 肺炎合并微循环障碍。山莨菪碱按 0.1～0.3 mg/kg，初起每 15 分钟 1 次；面色转红、肢端温暖、尿量增加、呼吸改善、心搏有力后改 30～45 分钟 1 次；以后再延长至 1～2 小时 1 次；用 2 次后，改 4 小时 1 次，剂量改为 0.5 mg/kg。维持 24 小时，若用 10 次后无效，应检查扩容、纠酸及心功能情况，或改用多巴胺。

五、注意

(1) 翻身拍背和定期吸痰。重症肺炎时由于气道分泌物增加，易致呼吸道不通畅，甚至导致气道梗阻和肺不张，尤其在机械通气的过程中，重症肺炎也是导致撤机失败和死亡的重要原因。应当加强呼吸道管理，定时做好翻身、拍背和吸痰，特别注意操作的规范性和有效性，熟练操作技巧，改善患儿的通气。

(2) 血气监测。重症肺炎的重要病理生理环节是缺氧和二氧化碳潴留，血气分析能够准确反应血氧分压和血二氧化碳水平，因此，有效的动态监测血气分析能及时诊断呼吸衰竭，把握气管插管时机，评价机械通气效率和机体内环境状态。

(3) 液体疗法与输液速度控制。重症肺炎尤其合并心功能不全等并发症时，液体疗法十分重要，应根据患者病情程度计算好液体入量和输入成分，记录出入量。

第八节　婴儿哭闹鉴别

一、生理原因的哭闹

(1) 哭声特色：如果婴儿的哭声强劲有力、富有节奏又不太响亮，往往是生理需求没有得到满足。

(2) 哭泣原因：饥饿、环境太嘈杂、尿布湿了、太热或太冷。

(3) 应对策略：及时检查宝宝的身体，并观察周围环境，找出给宝宝造成不适的原因，并尽快逐一解决。

二、心理原因的哭闹

(1) 哭声特色：当宝宝因为心理需求得不到满足而哭泣时，哭声中会穿插一些行为来吸引大人的注意，如微笑、发出声响或做出别的小动作等。

（2）哭泣原因：没有安全感、感觉害怕或疲倦、需要安抚。

（3）应对策略：当婴儿哭泣时，如果父母能够及时满足其需求，就会增强其对世界的信任感，进而感到身处一个安全的环境中，为未来良好人格的养成奠定基础。

三、病理原因的哭闹

（1）哭声特色：如果宝宝的哭闹比较异常，哭声比平时凄厉而尖锐，难以安抚，甚至有握拳、蹬腿的动作，就很有可能存在病理性因素所引起的不适。

（2）哭泣原因：发热、肠绞痛、腹胀、便秘、肠梗阻、肠套叠、肠胃炎、呼吸道疾病、中耳炎、皮疹等。

（3）应对策略：应尽早找出原因，对因、对症处理。

第十九章　传染病急诊

第一节　流行性感冒

一、病因

流行性感冒，简称流感，是由流感病毒引起的急性呼吸道传染病，以飞沫传染，具有高度传染性。流感病毒极易变异，人群对变异后的新毒株缺乏免疫力，易引起暴发流行或大流行。

二、诊断要点

（1）流行病学特点。

①传染源主要是流感患者和隐性感染者。

②主要经飞沫传播。

③人群普遍易感，病后有一定的免疫力。

④甲型流感常呈暴发或小流行、大流行或世界大流行；乙型流感呈暴发或小流行；丙型流感常为散发。

（2）临床表现。

潜伏期为数小时至 4 天，起病急骤，以全身中毒症状为主，呼吸道症状轻微或不明显。

①单纯型最常见，似普通感冒，病程 1 周。

②肺炎型以肺炎症状为主，多见于婴幼儿、老人及体弱者，有剧咳、气促、发绀、血性痰，双肺湿啰音等体征。

③中毒型可侵犯神经系统和心血管系统而引起中毒症状，可有高热、昏迷、谵妄、抽搐等体征，脑膜刺激征呈阳性等，个别患者出现血压下降或者休克。

（3）实验室检查。

①白细胞总数减少，淋巴细胞相对增多，如有继发性感染时，白细胞总数及中性粒细胞增多。

②3 天内可经咽拭子培养分离出病毒。

③用鼻甲黏膜印片法或荧光抗体检查可见阳性反应。

④取双份血清行血凝抑制试验或补体结合试验，抗体效价升高 4 倍以上有诊断价值。

三、急救原则

应对症处理。对病情危重或发展迅猛的患者进行积极的器官功能的检查和支持，如循环支持、呼吸支持等。

四、一般治疗

（1）抗病毒治疗。如使用扎那米韦治疗甲、乙型流感。

（2）解热止痛。对中毒型患者可用免疫调节剂，如白细胞介素、干扰素等。

五、预防

（1）隔离患者，控制和管理传染源。

（2）切断传播途径。

（3）接种针对流行病毒的流感疫苗。

（4）服用抗病毒药物。

（5）讲究卫生，如保持室内通风等。

第二节　流行性腮腺炎

一、病因

流行性腮腺炎是由腮腺炎病毒引起的急性呼吸道传染病。主要发生在儿童和青少年，表现为腮腺非化脓性肿胀、疼痛，发热，咀嚼功能常受累等，尚能引起脑膜炎、睾丸炎、卵巢炎、胰腺炎和其他器官的炎症。

二、诊断要点

（1）流行病学特点。早期患者和隐性感染者为传染源，通过飞沫传染，四季散发，冬春季是高峰，幼儿园、学校等易流行。

（2）临床表现。

①有发热、头痛、食欲不振、呕吐等前驱症状。

②腮腺肿大的特点：一侧或两侧先后肿大，以耳垂为中心向四周扩展至下颌骨，边界不清，有弹性，表面发热有触痛但不化脓；腮腺管肿胀、发炎、部分阻塞；颌下腺或舌下腺可同时受累，重症可出现吞咽困难；肿大持续 4～5 天后逐渐消退，病程为 1～2 周。

③并发症中以脑膜炎、脑膜脑炎较常见，可累及睾丸或卵巢、胰腺等。

（3）实验室检查。白细胞大多正常，有并发症时增高。

三、鉴别诊断

应与化脓性腮腺炎、耳前淋巴结炎等疾病鉴别。

四、急救原则

依病情和并发症的情况给予抢救和对症处理。

五、处理方法

(1) 一般处理。隔离患者，卧床休息，注意口腔卫生。

(2) 抗病毒治疗。利巴韦林：成人 1 g/d，儿童 15 mg/(kg·d)，静脉滴注或肌内注射，疗程为 5~7 天。

(3) 激素。对重症腮腺炎或并发脑膜脑炎、心肌炎、睾丸炎等疾病时可用地塞米松或氢化可的松治疗。

(4) 中草药治疗。可用中药青黛、如意金黄散醋调外涂腮腺。

(5) 对症处理。

六、预防

(1) 隔离患者。

(2) 居室通风、勤晒衣被和玩具等，不去公共场所。

(3) 保护易感人群，接种减毒活疫苗或麻风腮疫苗。

第三节 霍乱

一、病因

霍乱是由霍乱弧菌引起的烈性肠道传染病，也包括由埃托生物型霍乱弧菌所致的副霍乱，属于甲类传染病。由于其传染性极强，极易造成扩散流行，必须尽快做出初步诊断，及时采取必要的控制措施，防止进一步传播。

二、诊断要点

(1) 流行病学特点。患者和带菌者是主要传染源，通过被污染的水源和食物等途径传播；人群普遍易感，高峰在 7~8 月；霍乱的潜伏期通常为 1~3 天。

(2) 临床表现。

①起病急骤。

②呕吐、腹泻。典型者有剧烈的吐泻，大便为稀水样或米泔样，每天 10~20 次不等或大便失禁。

③患者易出现脱水、电解质紊乱、周围循环衰竭、肾衰竭等。

④常有腓肠肌、腹直肌痉挛。

⑤轻症患者的临床表现与一般的急性胃肠炎极其相似。

(3) 并发症。包括急性肾衰竭、低钾综合征、抽搐、流产或死胎等。

三、鉴别诊断

应与食物中毒性胃肠炎、急性细菌性痢疾、大肠埃希菌性肺炎等疾病相鉴别。

四、急救原则

(1) 建立顺畅的静脉通路（必要时开通多条静脉通路）。

(2) 快速补液，迅速纠正水、电解质、酸碱平衡紊乱。

(3) 开始补液均以 0.9%氯化钠注射液为主，补液速度视病情的轻重、脱水程度、尿量和循环状态而定，待血压回升后，则按一定比例输入含糖、电解质的碱性液体。

五、处理方法

(1) 一般治疗。就地隔离、输液等。

(2) 液体疗法。补液原则是损失多少补多少，纠酸补钙，见尿补钾，可给予 0.9%氯化钠注射液或复方氯化钠注射液等。严重者可补 8000～12000 mL/d，一般可补 4000～8000 mL/d。

(3) 抗菌疗法。可选用喹诺酮类（诺氟沙星 200 mg，每天 3 次；环丙沙星 0.25 g，每天 2 次），也可应用四环素、多西环素等口服治疗。

(4) 对症治疗。纠正酸中毒、低血钾、休克、肾衰竭等。

(5) 抗肠毒素治疗。可用氯丙嗪、小檗碱、泼尼松等治疗。

六、预防

(1) 控制传染源。设肠道门诊，及时检出霍乱患者及带菌者，尽早隔离治疗，建立疫情报告制度。

(2) 切断传播途径。加强饮水消毒和食品管理，对患者和带菌者的排泄物进行彻底消毒、灭蝇、杀蛆等处理。

(3) 提高人群免疫力。注意卫生，开展霍乱疫苗的接种工作等。

♥由于感染霍乱的人的表现有明显的轻症化趋向，而轻症患者的临床表现与一般的急性胃肠炎极其相似，常给急诊诊断带来较大的困难，易造成漏诊，从而使其有进一步传播的潜在危险。因此，来自疫区的急性腹泻患者，特别是流行季节的急性腹泻患者，应强调粪便病原学检测的重要性。

第四节　狂犬病

一、病因

狂犬病是由狂犬病病毒侵入神经系统引起的人类病死率极高的急性传染病。通常由病兽以咬伤方式传给人，属人兽共患的自然疫源性传染病。患病表现为特有的恐水、怕风、恐惧不安、咽肌痉挛、进行性瘫痪，又称恐水病。

二、诊断要点

(1) 流行病学特点。以病犬、病猫为主要传染源，次为病狼、牛、马、猪等；主要是病兽唾液和气溶胶通过被咬伤的伤口、破损黏膜感染人；人群普遍易感，以青壮年和儿童多见。

(2) 临床表现。

①潜伏期短者 4 天，长者数年以上。

②主要表现。初期类似感冒，之后对声、光、风等刺激敏感，喉头有紧缩感，伤口有

痒感和蚁行感，继之出现高度兴奋、极度恐惧、恐水、流涎；重症患者有全身肌肉阵发性抽搐、呼吸困难、发绀、狂躁、谵妄、咬人、挣扎，最后进入昏迷状态，全身迟缓性瘫痪，最终因呼吸肌麻痹和循环衰竭死亡；全程平均 6 天。

③狂犬病早期诊断要点：有被动物咬伤史；被咬伤部位有痒感或蚁行感；有轻度发热，体温 38 ℃左右；白细胞总数轻度升高；脑脊液细胞数轻度增高、蛋白略升高。

三、急救原则

本病病情严重，一旦发病后病情进展迅速，迄今尚无特效治疗方法，病死率达 100%，采用对症及支持疗法可延长患者生命。

四、处理方法

（1）对症治疗。避免光、声、风等刺激，防止患者逃跑伤人；躁狂者给予镇静剂（如地西泮、氯丙嗪等）；补给液体、热量及营养液，维持水、电解质平衡。

（2）免疫抗病毒治疗。可选用人狂犬病免疫球蛋白 20 U/kg，其中半量伤口周围浸润注射，半量肌内注射；抗狂犬病血清 0.5 mL/kg，用法同免疫球蛋白；狂犬病单克隆抗体 40 U/kg，静脉注射。以上药物可与狂犬病疫苗联合应用。

五、预防

凡被病犬、病畜咬伤后均需给予反复、彻底清洗伤口，用碘附（碘伏）消毒，并分别在第 0、3、7、14、28 日注射狂犬疫苗 2.5 IU。

第五节　流行性出血热

一、病因

流行性出血热属于病毒性出血热中的肾综合征出血热，是由汉坦病毒属病毒引起的以鼠类为主要传染源的急性自然疫源性疾病，以发热、休克、出血和肾损害为主要临床特征。汉坦病毒属单链 RNA 病毒。

二、诊断要点

（1）流行病学特点。

①传染源为黑线姬鼠、褐家鼠。

②本病经直接接触或经皮入血途径感染。

③本病流行有地区性，以鼠类繁殖期或收获季节为流行高峰。

④青壮年、农民、野外工作者多见，男性多于女性。

（2）临床表现。

①三大主征：典型表现为发热、出血与肾损害。出血可表现为皮肤出血点和瘀斑，重者有咯血、血尿及腔道大出血。肾损害表现为少尿或尿闭、急性肾衰竭、蛋白尿、管型尿或尿中条索状膜状物等。并可有面部、四肢水肿等外渗表现。

②三痛、三红征：三痛即头痛、腰痛和眼眶痛；三红即面部及颈、上胸部充血潮红，

似醉酒貌。

③五期过程：发热期、低血压休克期、少尿期、多尿期、恢复期。

④血常规检查可见异型淋巴细胞增多（15%以上），血小板减少；可有尿素氮、肌酐升高、血钾升高等。

⑤血清特异性抗体 IgM 间隔 1 周的双份抗体滴度 4 倍以上增加有诊断意义。

三、急救原则

本病起病急骤、病情进展快。危重病伴有腔道大出血、颅内出血、休克、DIC、ARDS 者，需积极抢救。

四、处理方法

（1）抗病毒治疗。利巴韦林：首剂 33 mg/kg；之后按 15 mg/(kg・d)，分 4 次静脉滴注；4 天后按 10 mg/(kg・d)，分 3 次静脉滴注；总疗程为 7 天。

（2）按照不同的病期给予相应的治疗。

①低血压休克期予以扩容、纠酸，并适当应用肾上腺皮质激素。

②少尿期，治疗的重点是防止肾衰竭，控制入量，加强利尿，必要时可进行透析疗法以处理明显的氮质血症、高血钾及高血容量综合征。另外，此阶段极易出现如腔道出血、肺水肿、ARDS 及继发感染等并发症，应高度重视，并给予及时治疗。

③多尿期主要注意水、电解质平衡及继发感染。

五、预防

（1）开展灭鼠、灭螨等，消灭动物传染源。

（2）加强个人防护。

（3）保护易感人群，可进行疫苗接种。

第六节　肺结核病

一、病因

肺结核是由结核杆菌感染肺部引起的一种慢性传染病。主要表现为低热、盗汗、咳嗽、咳痰，肺部 X 线检查有粟粒状结节影、斑片浸润影、空洞形成等。

二、诊断要点

（1）流行病学特点。

①传染源主要是继发性肺结核患者。

②飞沫传播是肺结核最重要的传播途径。

③易感人群：除机体对结核分枝杆菌的抵抗力低者，还包括生活贫困、居住拥挤、营养不良者等，以及婴幼儿、老年人、HIV 感染者、免疫抑制剂使用者、慢性病患者等。

（2）临床表现。

①症状：缓慢起病，有午后低热、盗汗、食欲不振、体重减轻等全身性症状；可有高

热、咳嗽、咳痰、咯血、胸痛、呼吸困难等呼吸系统症状；女性常有月经不调或闭经。

②体征：取决于病变性质和范围，病变范围较大或存在干酪样坏死时可有肺实变体征；有较大范围纤维条索形成时，气管可向健侧移位，患侧胸廓塌陷。

(3) 实验室及其他检查。

①白细胞正常或稍高，可有贫血和血沉增快。

②影像学检查可以发现早期的轻微的结核病变，确定病变范围、部位、形态、密度、与周围组织的关系、病变阴影的伴随影像等。

③痰结核分枝杆菌检查是确诊肺结核的主要方法，包括痰涂片、痰培养及PCR等。

④纤维支气管镜检查用于支气管结核和淋巴结支气管瘘的诊断。

⑤结核菌素试验用来检出结核分枝杆菌的感染（而非结核病）。试验后24～72小时观察和记录结果。结果判断：硬结直径≤4 mm为阴性；5～9 mm为弱阳性；10～19 mm为阳性；≥20 mm或虽然<20 mm但是局部出现水疱和淋巴管炎为强阳性。

三、鉴别诊断

应与肺炎、慢性阻塞性肺疾病、支气管扩张、肺癌、肺脓肿等鉴别。

四、急救原则

肺结核合并大咯血时应进行紧急处理。

五、处理方法

(1) 抗结核化疗。

(2) 对症处理。

(3) 手术治疗。

第七节　病毒性肝炎

一、病因

病毒性肝炎是由多种肝炎病毒引起的，以肝损害为主的一组全身性传染病。按病原学可分为甲、乙、丙、丁、戊型及非甲～戊型肝炎等。其中的甲型和戊型经粪－口途径传播，表现为急性肝炎；乙、丙、丁型肝炎主要经血液、体液等途径传播，表现为慢性肝炎。

二、诊断要点

(1) 一般病毒性肝炎起病缓慢，初起时症状如普通感冒，不易诊断。急性临床表现均以乏力、食欲缺乏、腹胀为特点。体征主要是巩膜皮肤黄染及肝肿大有触痛。重型病毒性肝炎起病较急，发展迅猛，除黄疸迅速加深外，可迅速出现腹水、出血和不同程度的意识障碍等。

(2) 实验室检查。

①血常规，白细胞：急性肝炎初期的白细胞正常或略高，黄疸期正常或稍低，重症肝

炎时可升高，红细胞下降，血红蛋白下降，肝硬化脾功能亢进时可有三系减低。

②尿常规：尿胆红素和尿胆原是早期发现肝炎简易有效的方法，同时有利于黄疸的鉴别诊断。

③肝功能检查：主要有丙氨酸转氨酶（ALT）和天冬氨酸转氨酶（AST）的升高。血清 ALT 升高，对肝病诊断的特异性比 AST 高。黄疸型肝炎时，血清胆红素升高。凝血酶原活动度与肝损程度成反比，小于<40％是诊断重症肝炎的重要依据，也是判断重症肝炎预后的敏感指标。血氨的升高多见于重症肝炎和肝性脑病。

④病原学检查：抗 HAV IgM、抗 HAV IgG 是诊断甲型肝炎的依据；乙肝五项检查中的 HBsAg 、HBeAg、抗－HBe 以及 HBV DNA，对乙型肝炎的诊断具有重要作用；HCV IgM、IgG 以及 HCV RNA 是丙型肝炎感染的标志。

⑤影像学检查：B 超有助于鉴别阻塞性黄疸、脂肪肝、肝硬化、肝癌，并可确定脾大、腹水、门静脉的情况等；CT、MRI 检查也可选择。

⑥病毒性肝炎的并发症包括肝性脑病、上消化道出血、肝肾综合征、感染等。

三、急诊处理

对重症肝炎患者以及存在肝性脑病、上消化道出血等并发症的患者要进行重症监护，做好积极支持治疗。

四、处理方法

（1）急性肝炎。一般多能自限，做对症支持治疗。

（2）重症肝炎。

①一般支持疗法；促进肝细胞再生疗法（胰高血糖素－胰岛素疗法、肝细胞生长因子）。

②并发症的防治。

（3）慢性肝炎。应进行专科治疗，包括一般治疗、药物治疗（如改善和恢复肝功能治疗、免疫调节治疗；抗纤维化和抗病毒治疗等）。

第八节　痢疾

一、急性细菌性痢疾

（一）病因

细菌性痢疾是由痢疾杆菌引起的急性肠道传染病。

（二）诊断要点

（1）发病多在夏秋季，有进食不洁食物或与痢疾患者的接触史。

（2）发热、腹痛、脓性便。

（3）粪便镜检可见白细胞或脓细胞及红细胞，可做初步诊断，大便病原学检查发现志贺菌属细菌（痢疾杆菌）即可确诊；或做温盐水灌肠，用棉拭子于肛门内采集标本。

（三）急救原则

（1）对症治疗。

①降温镇静措施，如体温不降伴躁动者，可行亚冬眠疗法。

②积极抗休克治疗。

（2）抗病原菌治疗。静脉应用两种有效抗生素。

（四）处理方法

（1）抗病原菌治疗。可选用喹诺酮类等有效抗生素治疗。

（2）对症治疗。

二、阿米巴痢疾

临床表现同细菌性痢疾。不同之处如下：

（1）病原菌是阿米巴滴虫。

（2）全身中毒症状轻。

（3）大便呈果酱样，大便涂片镜检可见阿米巴滋养体。

（4）治疗可应用甲硝唑 0.4～0.8 g，每天 3 次，重症 0.6～0.8，每天 3 次；儿童患者 35 mg/(kg · d)，分 3 次服用。

第九节　中枢神经系统的传染病

一、流行性脑脊髓膜炎

（一）病因

流行性脑脊髓膜炎（简称流脑）是脑膜炎奈瑟菌引起的，经呼吸道传播的化脓性脑膜炎，主要累及脑脊髓膜。

（二）诊断要点

（1）全年均可发病，多发生在冬春季（11 月～翌年 5 月，3～4 月为高峰）。

（2）有发热、头痛、呕吐和突出的脑膜刺激征症状。

（3）外周血血中白细胞计数明显增高，中性粒细胞所占比例超过 0.8，重者出现类白血病反应。

（4）脑脊液压力增高，呈典型化脓性改变，白细胞数超过 1×10^9/L，多为中性粒细胞，蛋白明显升高（≥1.0 g/L），糖减少（≤2.4 mmol/L），氯化物降低。

（5）细菌学检查。直接涂片染色，可见革兰阴性奈瑟菌或培养分离到脑膜炎双球菌可确诊。

（三）急救原则

早期诊断，就地隔离治疗，必须积极控制感染，解除中毒症状，改善微循环，纠正酸中毒，密切观察病情变化。

（四）处理方法

（1）对症、支持治疗。

①抗休克：补液，纠正酸中毒；解除微血管障碍选用山莨菪碱，一般每次 0.3～0.5 mg/kg（开始），每 15～30 分钟 1 次，剂量根据患者反应情况逐步增加至病情改善；可应用糖皮质激素，如氢化可的松 300～500 mg/d。

②抗 DIC。

③降低颅内压：20%甘露醇，可加地塞米松 20～40 mg/d。

（2）抗菌治疗。疗程为 5～7 天。

①青霉素，30 万 U/(kg・d) 至 2 000 万 U/d，分 3 或 4 次静脉滴注。

②氨苄西林，150～200 mg/(kg・d) 至 12 g/d，分 3 或 4 次静脉滴注。

③头孢曲松，20～50 mg/(kg・d)，分 2 次静脉滴注。

④氯霉素，用于β-内酰胺类药物过敏者，50～75 mg/(kg・d)，分 2 次静脉滴注。

二、流行性乙型脑炎

（一）病因

流行性乙型脑炎是乙型脑炎病毒引起的，经蚊虫传播的急性传染病。

（二）诊断要点

（1）夏秋季（7～9 月）多发，以 10 岁以下儿童较常见。

（2）临床表现有高热、抽搐、昏迷、脑水肿、呼吸衰竭等。

（3）血常规：白细胞及中性粒细胞均升高；脑脊液呈非化脓性改变，细菌性检查呈阴性。

（4）血清学检查，有补体结合试验、血凝抑制试验、特异性乙脑 IgM 抗体测定等。

（三）急救原则

乙脑起病急、病情变化快、病死率高，应尽早采用综合对症治疗和抗病毒治疗。重点处理好高热、抽搐、中枢性呼吸衰竭，防止继发感染等并发症的发生。

（四）处理方法

（1）一般治疗。住院隔离患者，防蚊；昏迷者保持呼吸道通畅；补充液体和热量，成人补液 1000～1500 mL/d，儿童补液 50～80 mL/(kg・d)，以 1/4～1/5 张力为宜；并补充维生素；控制高热，物理降温结合药物降温，高热伴抽搐者，可用亚冬眠疗法；抗惊厥或抽搐，应用 20%甘露醇，可同时用肾上腺皮质激素、地西泮 10 mg，小儿每次 0.1～0.3 mg/kg（每次不超过 10 mg）肌内注射或缓慢静脉注射；防治呼吸衰竭，应用东莨菪碱、呼吸兴奋剂［如洛贝林（山梗菜碱）］，必要时进行气管插管或气管切开，行机械辅助通气。

（2）抗病毒治疗。利巴韦林 10～15 mg/(kg・d)，静脉滴注或肌内注射，5～7 天为 1 个疗程。也可应用乙脑单克隆抗体等。

（3）对症治疗。治疗高热、抽搐患者用地西泮每次 10～20 mg，缓慢静脉注射或肌内注射，或用水合氯醛等。有脑水肿时应用 20%甘露醇，每次 1.0～1.5 g/kg，可与呋塞米、氢化可的松或 50%葡萄糖注射液等交替使用。治疗呼吸衰竭：吸氧，采用呼吸兴奋剂，必要时进行气管插管或气管切开，行人工或机械通气。治疗循环衰竭、心功能不全等。

（4）中草药治疗。如安宫牛黄丸、至宝丹、醒脑静等。

第十节　出疹类传染病

一、病因

出疹类传染病包括风疹、水痘、猩红热、天花（已绝迹）、麻疹、伤寒与斑疹伤寒等。此类传染病的共同特点是除发热外，最重要和常见的临床表现是皮疹。

风疹、水痘、天花、麻疹分别由风疹病毒、水痘病毒、天花病毒、麻疹病毒经呼吸道传染；猩红热为溶血性链球菌经呼吸道传染；伤寒由伤寒沙门菌经胃肠传染；而斑疹伤寒则是由普氏立克次体经体虱传播。

二、诊断要点

皮疹的出疹时间和皮疹的形态对诊断此类传染病具有重要意义。

（1）此类传染病以儿童多发。

（2）多伴发热。

（3）出疹（最早）距离发热（刚开始）的时间分别是：风疹、水痘一般在发热的当天出疹；猩红热一般在发热后第二天出疹；麻疹的出疹时间多在发热的第 3～5 天；斑疹伤寒多在发热后的第 4～6 天出疹；伤寒则多在发病后的第 7 天出疹。

（4）皮疹的形态特点。水痘疹是经丘疹、水疱、结痂的皮疹过程，具体特点见表 19-1。

表 19-1　皮疹的特点

皮疹	病原	传播途径	发热到出疹时间	皮疹特征	诊断要点	治疗
风疹	风疹病毒	呼吸道	当天	丘疹、斑丘疹、全身分布、不脱屑、不留痕迹	1. 从细胞培养中分离风疹病毒可确诊 2. 血清中抗风疹抗体滴度显著升高或前后 2 次检测效价升高 4 倍以上	目前尚无特效抗风疹药物。先天性风疹对胎儿造成严重损害，预防风疹的意义重大
水痘	水痘病毒	呼吸道	当天	丘疹、水疱、结痂、全身散在	1. 疱疹刮片见多核巨细胞或细胞核内包涵体 2. 病毒分离 3. 免疫学检测抗体高滴度或双份血清抗体滴度升高 4 倍以上 4. 病毒 DNA 检测	1. 一般治疗与对症治疗。局部用药；应用维生素 B_{12} 500～100 μg，肌内注射，每天 1 次；镇静、止痛药物等 2. 抗病毒治疗适用病情较严重者 3. 防治并发症如脑炎、肺炎、带状疱疹等
猩红热	乙型溶血性链球菌	呼吸道	2 天	丘疹、全身弥散性、典型脱屑	草莓舌、环口苍白圈等	青霉素，也可选用红霉素、林可霉素、头孢菌素类药物

续表19－1

皮疹	病原	传播途径	发热到出疹时间	皮疹特征	诊断要点	治疗
天花	天花病毒	呼吸道	2天		已经在全球绝迹	
麻疹	麻疹病毒	呼吸道	3～5天	丘疹、斑丘疹、全身分布	口腔麻疹黏膜斑	1. 对症治疗 2. 中草药 3. 并发症治疗
斑疹伤寒	立克次体	体虱或鼠蚤	4～6天	出血性瘀点或瘀斑，以四肢多见，遗留色素沉着	可持续剧烈头痛和脾大。 外斐反应OX19凝集试验血清效价在1∶160或双份血清效价呈4倍以上升高者有诊断价值 其他检测，如病原体分离、核酸检测等	1. 一般治疗 2. 抗病原治疗，早期应用四环素和多西环素 3. 对症治疗
伤寒、副伤寒	伤寒沙门菌	消化道	7天	斑丘疹、数量少、颜色淡、多在前胸、上腹	1. 稽留热、脾大、白细胞正常或偏低 2. 血清学检查：肥达反应“O”抗体凝集效价≥1∶80；“H”抗体凝集效价≥1∶160；急性期和恢复期效价明显增高4倍以上 3. 病原学检查：血培养、骨髓培养、大便及尿培养	1. 对症治疗 2. 抗病原治疗：疗程为14天。①首选喹诺酮类；氧氟沙星200 mg，每8～12小时1次静脉滴注或300 mg，每天2次口服，或应用环丙沙星、依诺沙星等；②头孢菌素类（Ⅱ、Ⅲ类），如头孢曲松、头孢噻肟钠；③氯霉素；④氨苄西林或阿莫西林；⑤并发症，如肠出血、肠穿孔等

第二十章 危重病监测与支持

第一节 概述

监护是指在各种仪器的监测、监视下，医护人员对危重患者的各器官功能进行严密观察，及时发现、处理各类异常状态，使危重伤病员转危为安的医护实践过程。重症监护室又称重病监护单元（Intensive care unit，ICU），是指收容患有呼吸、循环、代谢或其他器官衰竭患者，并对其进行强有力的多项功能管理、监护、治疗，使病情好转稳定的医疗单元。ICU 是医院内以先进医学理论和理念为基础，采用最新的检测和诊断技术手段，集中管理和有效治疗危重病患者的现代化专业科室。

一、ICU 的类型

ICU 按监护项目及其专业特点分为一般 ICU 和特殊 ICU 两类。特殊 ICU 包括心脏重症监护室（CCU）、呼吸重症监护室、肾脏疾病重症监护室等。设立在急诊科的 ICU，为急诊重症监护室（EICU）。

二、收治病种范围

ICU 收治患者病种的范围尚无明确规定，一般包括下述几类：

（1）意识障碍、昏迷和频繁抽搐者。

（2）急性呼吸衰竭者。

（3）急性心力衰竭者，包括冠心病急性心肌梗死、严重心律失常、重型心肌炎等。

（4）各类型休克患者，传染病所致者例外。

（5）各种急性重症中毒者，如镇静催眠药中毒、有机磷农药中毒、一氧化碳中毒、食物中毒等。

（6）代谢性疾病危象和重症患者，如甲状腺危象、糖尿病酮症酸中毒、高渗高血糖昏迷、肝衰竭、急性肾衰竭等。

（7）重大手术后或全麻患者的苏醒。

（8）心肺复苏成功后的患者。

（9）其他如多发性外伤，尤其颅脑损伤者，急性感染性多发性神经根炎等。

三、仪器设备要求

ICU 的各种仪器设备应具有技术先进，性能良好，监测项目连续、准确、实时、直观；另外，还应操作方便、安全可靠、易于维修保养。

（1）一般病房应有的基本设施。如吸氧、吸痰设备（应具备中心供氧、中心吸氧条件）、电子测体温仪、电子测血压计、输液、抢救药品车、多功能抢救床等。

（2）必备的五机。

呼吸机、心电图机、洗胃机、心电监护仪、心脏电除颤仪，以上为急诊科必备的五机，在ICU亦为必备。

（3）其他仪器。包括气管插管、气管切开设备，开胸设备，心肺复苏机，床边X线摄影机，简易呼吸功能测定仪，ICU必备的检验设备和快速化验设备，电子计算机终端设备，人工肾血透机、人工肺、内镜、B超检查仪、脑电图仪、脑压自动监测仪、血气分析仪等酌情配备，电话通信系统。各种仪器应用时均应注意与患者绝缘，并有良好接地和漏电报警与保护装置。

四、监护项目

施行心肺复苏程序，对心搏呼吸骤停的患者进行心肺复苏，实施基本生命支持和进一步生命支持之后，常在急诊ICU内施行复苏后生命支持。基本项目包括：①呼吸；②循环；③氧输送；④体液和电解质；⑤血液；⑥代谢；⑦肝功能；⑧肾功能；⑨消化；⑩神经系统。

第二节　体温监测

急诊患者的体温常有变化，感染、创伤或手术后患者的体温多有升高，而极度重危患者，临终的患者体温多下降。体温过高或过低对病情发展不利，轻则延迟康复，重则危及生命。

一、测温部位

（1）皮肤温度。皮肤温度比体内温度低。在环境温度恒定条件下，皮温降低提示血流减少，反之为血流增多，可以观察外周灌注状态。

（2）口腔温度。置体温计于舌下，可测口腔温度。这种方法虽有缺点，仍可作为意识清醒患者的测温方式，但对需要连续监测体温或昏迷不能合作者不使用。

（3）直肠温度。经肛门测试直肠温度亦称肛温。测量直肠温度时需注意体温计置入肛门深度以5～10 cm为宜。直肠温度受肠腔内粪便影响，体温变化快时，直肠温度的反应较慢。对脑缺氧患者进行头部降温时，肛温与脑温在开始可有4 ℃左右的温差，随着降温时间的延长，其温差趋于缩小。

（4）腋窝温度。这是传统常用的测温部位，一般来说该温度比口腔温度低0.5 ℃左右，但用热敏电阻探头置于腋动脉部位，则测出的温度可近似中心温度。危重患者意识不清或不能合作时常用腋窝测温。

二、测温装置

常用测温装置有普通玻璃温度计及电温度计。

（1）玻璃管型汞温度计。虽有易碎、汞吸收中毒及交叉感染等缺点，但目前仍常用。测量前必须把汞柱甩到规定水平以下，测量期间不应张口呼吸，测前不应进食冷热食物及饮料，测量时间不宜太短，才可避免误差。

(2) 电温度计。最常用的为电阻温度计和温差电偶温度计。电温度计可同时测定多处体温，比较方便，已广泛用于患者体温的监测。

三、体温过高与体温过低

急诊危重患者不仅有不同程度的体温调节中枢功能失常，且由于系统功能失调（如循环、内分泌代谢和水电解质失衡等）常存在体温过高或过低，使病情更趋恶化。

(1) 体温过高。发热常给机体带来不良影响，尤其高热或持久发热。发热使神经系统兴奋性增大，导致患者烦躁、谵妄、幻觉甚至惊厥，发热加速代谢，加重机体消耗，对循环、呼吸、肝、肾功能都有不利影响。根据病因发热分为如下两类：

①感染性发热：除原发感染导致病情危重外，由于危重患者抗感染能力下降，常可继发或并发病毒、细菌、霉菌感染，病原体的代谢物或毒素作用于白细胞而释放出致热原导致发热。

②非感染性发热：急诊患者常见于下列原因：中枢神经系统疾病，以脑血管意外、脑外伤、镇静催眠药中毒、中暑多见，它直接损害体温调节中枢，从而使体温升高；无菌性坏死物质的吸收，如大面积烧伤、大手术后组织损伤；内分泌与代谢失常，如甲状腺功能亢进产热过多、重度失水散热过少。

(2) 体温过低。人体温度在 34～36 ℃时为轻度低温，低于 34 ℃则为中度低温，在低温状态下，应激反应、免疫、造血、循环、呼吸以及肝肾功能都发生明显障碍。危重患者失去控制热丢失和产生足够热量的能力，低体温病死率显著升高。创伤严重程度与中心和平均体温呈负相关，同一创伤级别，体温越低病死率越高。休克时低体温则病死率更高。

第三节　循环功能监测

一、无创监测

(1) 心电监护。可监测心率、心律，并可以分析心律失常和 ST－T 改变。

(2) 无创血压。

(3) 脉搏血氧饱和度（SpO_2）监测。SpO_2 可以反映血红蛋白及氧合血红蛋白之间的关系，与 PaO_2 有良好的相关性，但受末端血液循环情况、外来光线、血红蛋白量、肤色和角质层厚度、指端位置变化和脉搏等因素的影响。

(4) 混合静脉血氧饱和度（SvO_2）。它是组织氧摄取情况的指标，可用以评估心排血量、动脉血氧饱和度、血红蛋白和机体氧耗的变化。

(5) 心排血量。其影响因素包括静脉回流血量、心包压高低、心率快慢、小动脉舒缩状态和心肌收缩力的大小等。

(6) 无创性心功能检测。

①超声心动图检测。它可动态观察不同超声轴面心脏结构变化，心脏各房室心肌收缩活动状态，各瓣膜及大血管的形态变化；测定心脏收缩/舒张末容积比，即心脏射血分数；判断心功能不全患者的预后。

②胸电阻抗法循环检测。它是利用心动周期中胸部电阻抗的变化来测定左心室收缩时

间和计算心搏量，具有无创、连续、操作简单、费用低，并能动态观察心排血量的变化趋势。但其抗干扰能力差，易受患者呼吸、手术操作以及心律失常的干扰，绝对值有时变化较大。

③其他，如 CO_2 部分重吸收法检测（NICO）等。

二、有创性检测

（1）中心静脉压（CVP）监测。它是指血液流经右心房及上、下腔静脉段的压力，正常值为 6～12 cmH_2O，是衡量右心室前负荷和右心功能状态的指标。在左心功能良好时，能提示机体血容量的多少和能够耐受输液（血）的速度，同时监测血压，共同分析。中心静脉置入导管还可用作静脉输液通路。中心静脉压的临床意义见表 20－1。

表 20－1　中心静脉压的临床意义

中心静脉压	血压	临床意义
降低	降低	有效血容量不足
升高	降低	心功能不全
升高	正常	血容量负荷过重
进行性升高	进行性降低	严重心功能不全或心脏压塞
正常	降低	心功能不全或血容量不足，可给予补液

（2）有创动脉压监测。一些监护仪具有监护有创动脉压的功能，可与 ECG 同步显示，两者联合分析可以评估心脏的电活动和机械功能状况以及外周循环状态。正常动脉波形包括收缩压、舒张压、脉压和平均压。

（3）肺动脉漂浮导管。它是用带有漂浮球囊的导管监测左心室的充盈压力，可直接监测右心房压力、肺动脉压力、肺动脉楔压，并计算心排血量、心脏指数等指标。肺毛细血管楔压是评价左心室前负荷与左心功能状态的指标，反应左心房压和左心室充盈压，其增高表示左心室功能不全。

（4）其他。

①尿量，是衡量心功能和心排血量是否正常的简便而有意义的重要临床标志。通过记录单位时间内的尿量来评价循环功能，如尿量少于 30 mL/h 提示血容量不足或心功能不全。

②胃黏膜 pH 值监测，是在 20 世纪 80 年代末正式用于临床的新的监测技术，胃肠血运能更敏感地反应循环变化。监测胃肠黏膜组织的酸度有可能成为反映其灌注和氧代谢的有效指标。另外，肢体皮肤温度和色泽也可反映血液末梢循环状况。

第四节　呼吸系统功能监测

一、呼吸基本参数的监测

（1）呼吸频率、节律、深度，是肺通气功能的重要参数。通过患者的症状、体征了解肺通气功能。

（2）经皮血气监测。

①SpO_2：为经皮无创性连续监测血氧饱和度的方法，与动脉血氧饱和度的相关性很好，可反映 PaO_2 情况，在 $PaO_2 < 99$ mmHg 时，SpO_2 可以灵敏地反映 PaO_2 的变化。但局部皮肤颜色、末梢灌注状态、皮肤角质层可影响 SpO_2 的测定值，应选择影响较小的部位如指尖、耳垂处。

②PaO_2：是反映氧合功能的重要指标，正常值 80～100 mmHg。

③氧合指数（PaO_2/FiO_2）：是监测肺换气功能的主要指标，当小于 300 时为急性肺损伤；$PaO_2/FiO_2 < 200$ 时为 ARDS。

④$PtcCO_2$：它是与动脉 CO_2 分压的关系，一般情况下 $PaCO_2 = PtcCO_2/1.55$，在末梢循环不良时，二者的相关性降低。

（3）肺顺应性监测，它反映肺组织弹性、动态顺应性，还反映气道阻力，与肺充血，肺水肿、气道痉挛和分泌物增多时肺泡表面活性物质有关。

（4）气道阻力监测。临床上常用食管压代替肺内压监测。在气道黏膜水肿、充血、气道痉挛和分泌物增多时，气道阻力升高。

（5）弥散功能监测。临床上多用一氧化碳进行弥散功能监测，但对危重病患者较难进行。

（6）通气血流比例（V/Q）监测，其为每分钟通气量与每分钟肺血流量之比，正常成人安静时约为 0.84。当比值增大时，说明未能很好利用通气；比值减小时，表明发生了功能性短路，未能很好利用肺血流。

（7）呼气末 CO_2 分压（$P_{ET}CO_2$），其可反映肺泡内 CO_2 分压（P_ACO_2），通气血流比例正常时，$PaCO_2$ 接近 P_ACO_2，可用 $P_{ET}CO_2$ 代替 $PaCO_2$。监测 $P_{ET}CO_2$ 能够反映患者通气功能及肺血流情况，并可确定气管插管的位置，调整呼吸机参数，指导撤机。

（8）呼吸力学监测，包括气道压力、气道阻力、肺顺应性、最大吸气压和最大呼气压等监测。

（9）呼吸波形监测，如流速—时间波形、压力—时间波形、容积—时间波形、压力—时间波形和压力—容积环等。

（10）呼吸功监测。根据压力—容积环能够了解呼吸机做功、患者呼吸功、机械附加功、生理呼吸功，指导和调整呼吸支持参数，为成功脱机提供帮助。

二、影像学监察

（1）胸部 X 线检查。床旁胸部 X 线检查操作方便，无须搬动患者，可很快得到检查结果，用以了解人工气道的位置、肺内有无感染、肺不张和气胸等病变。

（2）床旁超声检查。床旁便携式 B 超机操作简单，可以随时在床旁进行胸腔探查以及心功能等情况的诊断，还可以在 B 超引导下行床旁穿刺等操作。

三、肺功能监测

肺功能监测指标见表 20－2。

表 20－2　肺功能主要监测指标和临床意义

项目	正常值	临床意义
潮气量（VT）	5～7 mL/kg	<5 mL/kg 是进行人工通气的指征之一
肺活量（VC）	30～70 mL/kg	<15 mL/kg 是进行人工通气的指征之一 >15 mL/kg 是撤机指征之一
每分通气量（VE）	男 6.6 L/min 女 4.2 L/min	>10 L/min 提示通气过度 <3 L/min 提示通气不足
每分肺泡通气量（VA）	70 mL/s	VA 不足为低氧血症、高碳酸血症的主要原因
功能残气量（FRC）	20%～30%	严重降低可导致小气道狭窄、V/Q 失调、低氧血症
通气/血流比值（V/Q）	0.8	>0.8 表示肺灌流不足 <0.8 表示肺通气不足

第五节　肾功能监测

一、临床监测

注意患者有无水肿、少尿、血尿等。体格检查时应注意是否有血压的升高、水肿等。

二、实验室监测

（一）尿液检查

1. 尿量

24 小时尿量，正常成人尿量为 1000～2000 mL/24 h。

（1）超过 2500 mL 者为多尿，病理性多尿见于各种肾小管间质性损害、急性肾小管坏死多尿期、尿崩症、糖尿病等。

（2）少于 400 mL 或少于 17 mL/h 者为少尿；24 h 尿量少于 100 mL 者为无尿。病理性少尿主要见于急性肾衰竭综合征，包括肾前性、肾性和肾后性。

尿量记录的动态变化，对临床更为重要，特别在急性肾衰竭者。

2. 尿液上对密度

尿液相对密度反映肾的浓缩和吸收功能。正常值：成人在 1.015～1.025。尿相对密度测定简单便捷，在某些情况下，如在急性肾小管坏死的诊断与鉴别诊断时，有其颇重要的意义。

（1）尿相对密度增高：见于血容量不足性肾前性少尿、糖尿病、急性肾小球肾炎、肾病综合征等。

（2）尿相对密度降低：见于大量饮水、慢性肾小球肾炎、慢性肾衰竭、肾小管间质病变、尿崩症等。

3. 尿常规

（1）尿液外观变化。

①血尿：肉眼血尿，每升尿中含血量超过 1 mL；镜下血尿，镜检红细胞平均大于 3 个/高倍镜视野。血尿多见于泌尿系炎症、结石、肿瘤等。

②血红蛋白尿：见于严重的血管内溶血等。

③胆红素尿：尿内含有大量的结合胆红素，常见于阻塞性黄疸和肝细胞性黄疸。

④脓尿：见于泌尿系统感染。

⑤乳糜尿：见于肾周围淋巴管梗阻等。

（2）化学检验。

①尿蛋白。正常人的尿中蛋白含量为 0～80 mg/24 h，定性为阴性。超过 150 mg/24 h 时，称蛋白尿。定性尿蛋白：±～+，定量为 0.2～1.0 g/24 h；+～++，定量为 1～2 g/24 h；++++～+++，常多于 3 g/24 h。

临床意义：生理性蛋白尿，如发热、寒冷、精神紧张、交感神经兴奋、血管活性药物等刺激所致的血流动力学改变、肾血管痉挛、充血导致肾小球毛细血管通透性增加性蛋白尿；病理性蛋白尿，包括肾小球性蛋白尿、肾小管性蛋白尿、混合性蛋白尿等。

②尿糖。正常尿糖定性试验为阴性，定量为 0.56～5.0 mmol/24 h。定性试验呈阳性，称为糖尿。

临床意义：血糖增高性糖尿；血糖正常性糖尿，即肾糖阈降低产生的糖尿，又称肾性糖尿；暂时性糖尿，如生理性糖尿、应激性糖尿等。

③酮体。正常为阴性。

临床意义：糖尿病性酮症；非糖尿病性酮症，见于高热、严重呕吐、长期饥饿、禁食、酒精性肝炎等。

④尿钠。正常人尿钠为 130～260 mmol/24 h（3～5 g/24 h）。

临床意义：尿钠排出量减少，见于各种原因引起的低钠血症；一次性尿钠检测，尿钠>40 mmol/L，常因为急性肾小管坏死后对钠重吸收减少而呈急性少尿；而肾前性少尿时，尿钠<30 mmol/L。

尿钠排泄分数（FeNa）：

FeNa=（尿钠/血浆钠）÷（尿肌酐/血浆肌酐）×100%

FeNa 是目前常用的肾功能检测中特异性、准确性、敏感性都较高的指标。急性肾衰时，滤过钠排泄分数常大于 1；肾前性少尿者常小于 1。

（二）肾功能检测

（1）血尿素氮（BUN）。

正常值为 3.2～7.1 mmol/L，肾小球滤过率降至正常的 1/2 以下时，才会升高。受高热、高热、脱水、消化道出血、进食高蛋白饮食等因素影响。

（2）血肌酐（Scr）。

全血肌酐正常为 88.4～176 μmol/L。血肌酐与血尿素氮取决于机体氮的分解代谢和肾排泄功能。肾小球的滤过功能下降时，血肌酐即上升；当其降至正常人的 1/3 时，才明显上升。

（3）BUN/Scr（单位是 mg/dl）。

肾功能正常时 BUN/Scr 为 10/1。当 BUN>8.9 mmol/L 时即为氮质血症。若 BUN/Scr≤10/1，提示器质性肾衰竭；肾前性少尿时，BUN 升高而 Scr 不高，所以，BUN/ Scr>10/1。

（4）血/尿渗透压比值。

血/尿渗透压比值是反应肾小管浓缩功能的重要指标。正常范围：尿渗透压 600～1000 mOsm/L，血浆渗透压 280～310 mOsm/L，血/尿渗透压比值为 2.5±0.8。若禁水 8 小时后尿渗量<800 mOsm/kgH_2O，血/尿渗透压比值≤1，表明肾浓缩功能障碍。

（5）内生肌酐清除率（Ccr）。

Ccr 是临床常用于反映肾小球滤过功能的项目。计算公式如下：

$$\text{Ccr（mL/min）}=\frac{\text{尿肌酐浓度（}\mu\text{mol/L）}\times\text{每分钟尿量（mL/min）}}{\text{血浆肌酐浓度（}\mu\text{mol/L）}}$$

$$\text{Ccr（mL/min）}=\frac{\text{（140－年龄）}\times\text{体重（kg）}}{72\times\text{血肌酐浓度（mg/dl）}}\text{（男性）}$$

$$\text{Ccr（mL/min）}=\frac{\text{（140－年龄）}\times\text{体重（kg）}}{85\times\text{血肌酐浓度（mg/dl）}}\text{（女性）}$$

三、参考值

急性少尿的鉴别诊断见表 20－3。

表 20－3　急性少尿的鉴别

少尿	尿渗量（mOsm/kgH_2O）	尿相对密度	尿钠（mmol/L）	FeNa	BUN/Scr
肾前性	>500	>1.016	<20	>1	>10/1
肾性	<350	<1.014	>40	<1	≤10/1

第六节　脑功能监测

一、生命体征的监测

（略）

二、意识状态的监测

（一）意识状态

意识状态分为觉醒、嗜睡、昏睡、浅昏迷、深昏迷。

（二）意识状态内容

意识状态包括正常、意识模糊、谵妄状态等。

（1）意识模糊。是指意识水平轻度下降，认识外界和自身的能力下降，注意力、理解力、记忆力、判断力等也均减退，对时间、地点、人物的定向力有部分或完全障碍，表现为不知所处的地方、白昼黑夜颠倒、亲疏不分等。

（2）谵妄状态。是指患者除意识模糊的表现外，尚有明显的幻觉，以幻视和幻听为常见，常为恐怖内容，伴有运动性兴奋，语言多且不连贯。

（三）自主运动

（1）肌张力。当脊髓前角细胞及其传出神经损害、小脑病变、休克或深昏迷时，由于脊髓发射功能减弱，肌张力降低；锥体束或椎体外系损害时，可出现肌张力增高。

(2) 肌力分 0~5 级共 6 级。0 级：肌肉完全不能收缩。1 级：肌肉可收缩，但不能产生动作。2 级：肢体能在床面上移动，但不能对抗地心引力而抬起。3 级：肢体能抬离床面，但不能对抗阻力。4 级：能做对抗阻力的动作，但较正常为差。5 级：为正常肌力。

三、眼部检查

（一）眼及瞳孔改变

注意瞳孔大小、形状的变化及对光发射是否灵敏。双侧瞳孔对光发射消失常见于深度昏迷或缺氧性脑病；双侧瞳孔针尖样缩小，提示脑桥处病变，也可为药物中毒，如吗啡、哌替啶、有机磷中毒等；一侧瞳孔散大，直接、间接对光发射均消失，多为小脑幕切迹疝的征象。

（二）眼底检查

用眼底镜检查，应注意视乳头的形状、颜色、生理凹陷及边界是否清楚，动静脉管径的比例、血管的走行和反光等。视乳头水肿是颅内压增高的可靠客观体征。

（三）神经反射的监测

包括浅反射、深反射和病理反射。

(1) 深反射。

①降低或消失可见于运动系统的器质性损害或中枢神经系统的广泛性深度抑制。

②亢进多见于运动系统的病变。

(2) 浅反射。

以减弱或消失为多见。常见于锥体束或大脑皮质损伤、深度昏迷或麻醉状态下。

(3) 病理反射。

为脑干损伤的定位和预测以及预后提供简单易行的良好指标。

（四）颅内压的监测

根据颅内压的变化调整药物。安静状态下颅内压正常值为 1.33~2.0 kPa。

（五）脑电图监测

用于昏迷患者、麻醉监测、复苏后脑功能的恢复和预后以及脑死亡等方面的判断。正常成人在觉醒状态时的脑电图以 α 波为基本波形。

危重病患者脑电路的主要表现：

(1) 正常脑电活动减弱或消失。

(2) 发作性异常脑电活动表现为棘波、尖波、多棘波、棘慢波等病理波。

参考文献

［1］冯庚．院前急救预案：现场急救攻防策略［M］．北京：中国协和医科大学出版社，2010.

［2］李春盛．急诊科疾病临床诊疗思维［M］．北京：人民卫生出版社，2013.

［3］林方才．ICU 医师实用手册［M］．北京：人民军医出版社，2007.

［4］刘凤奎．急诊症状诊断与处理［M］．北京：人民卫生出版社，2007.

［5］茅志成．实用急诊鉴别诊断学［M］．北京：中国协和医科大学出版社，2000.

［6］孟庆义．急诊护理学［M］．北京：人民卫生出版社，2009.

［7］沈洪．急诊医学［M］．北京：人民卫生出版社，2008.

［8］石应康．急诊手册［M］．北京：人民卫生出版社，2005.

［9］王振杰，史继学．急诊医学［M］．北京：人民军医出版社，2013.